活学活用
中医药
养生经典

活学活用百草良方

HUOXUE HUOYONG ZHONGYIYAO YANGSHENG JINGDIAN

周芳 裴华 ●编著

长江出版传媒
Changjiang Publishing & Media

湖北科学技术出版社
HUBEI SCIENCE & TECHNOLOGY PRESS

图书在版编目（CIP）数据

活学活用百草良方 / 周芳, 裴华编著. — 武汉：
湖北科学技术出版社, 2018.8
（活学活用中医药养生经典 / 陈甲荣等主编）
ISBN 978-7-5706-0002-1

Ⅰ. ①活… Ⅱ. ①周… ②裴… Ⅲ. ①中草药–养生
(中医) Ⅳ. ①R212-64②R286-64

中国版本图书馆 CIP 数据核字（2018）第 001653 号

活学活用百草良方

策　　划：刘　玲　谢　宇
责任编辑：刘　芳　严　冰　　　　　　　　　封面设计：喻　杨

出版发行：湖北科学技术出版社　　　　　　电话：027-87679468
地　　址：武汉市雄楚大街 268 号　　　　　邮编：430070
　　　　　（湖北出版文化城 B 座 13–14 层）
网　　址：http://www.hbstp.com.cn

印　　刷：北京凯德印刷有限责任公司　　　　　　　邮编：101116

700×1000　1/16　　　　　　　　　　16 印张　　　　300 千字
2018 年 8 月第 1 版　　　　　　　　　2018 年 8 月第 1 次印刷
　　　　　　　　　　　　　　　　　　　　　　定价：68.00 元

编委会名单

前 言
PREFACE

　　我国中医文化历史悠久、源远流长，为中华民族的繁荣昌盛和人类的健康做出了巨大的贡献。中草药是中华民族的国粹之一，是大自然赋予人们的宝贵财富。从古至今，我国各族人民都能够充分利用各种草木、花果治疗各种疾病。"神农尝百草"的故事至今依然广为流传，也充分说明了我国民间使用中草药治疗各种疾患的历史十分悠久。历史各个时期民间医术名人辈出、名方广播，积累了十分丰富的中草药治疗经验。

　　中草药是中医预防疾病、治疗疾病的重要手段。中草药具有疗效确切、副作用小等特点，不仅对防治常见病、多发病有较好的疗效，而且还能治疗一些疑难病症，历来被人民群众认可。同时，由于中草药具有收集方便、使用便捷和经济实用等优点，有很多人应用中草药进行保健和治疗。

　　我国中草药种类繁多、分布广泛、资源丰富、应用历史悠久，作为天然药物，准确识别是合理使用中草药的前提，但一般群众往往只能认识几种到几十种中草药，这就极大地制约了中草药的广泛应用。为了更好地普及和应用中草药，继承和发掘中国医药文化遗产，使中草药在防治疾病中更好地为人类健康服务，我们本着安全、有效、简便、经济和药物易找、实用的原则，选择了现当代常用而且疗效确切的中草药品种，并以《中华人民共和国药典》（2015年版一部）为指导，撰写了《活学活用百草良方》一书。

本书精选了至今仍在全国各地常见的中草药，分别从别名、基原、形态特征、生境分布、精选验方等六个方面予以详细介绍。本书重点突出了这些中草药的原生形态，并配有高清彩色照片（药材为多来源的，配图均采用第一药源植物），图文并茂，使广大读者能够快速、准确地识别与鉴别这些中草药。

　　我们衷心希望本书在普及中草药科学知识、提高医疗保健、保障人民健康、保护和开发中草药资源方面产生积极作用。同时，也希望在开发利用中草药时，注意生态平衡，保护野生生物资源及物种。对那些疗效佳、用量大的野生中草药，应逐步引种栽培，建立种植生产基地、资源保护区，有计划轮采，使我国有限的中草药资源能永远延续下去，为人类造福。需要特别提醒的是：由于地区差异及个人身体素质差异，广大读者朋友在阅读和应用本书时，如果需要应用书中所列的验方，必须在专业医师的指导下使用，以免造成不必要的伤害！

　　希望本书的出版能够起到抛砖引玉的作用，期待有更多的有识之士加入我们的行列，为我国中医药文化的传承和传播尽一份力。另外，由于写作时间有限，加上作者知识水平所限，书中的错漏之处，敬请广大读者批评指正。读者交流邮箱：xywenhua@aliyun.com。

编委会

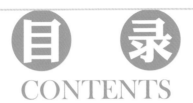

目 录
CONTENTS

第三章　根及根茎类

第四章　全草类

第五章　果实类

第六章　其他类

拼音索引

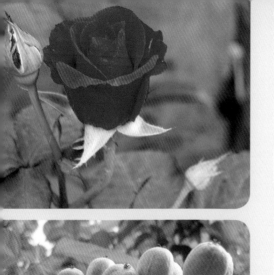
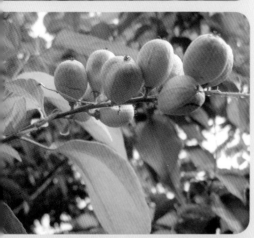
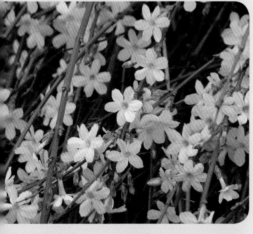
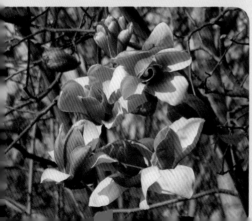

第一章

种子、花类

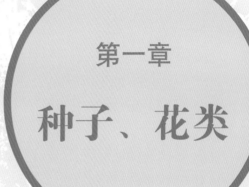

刀豆

【别名】挟剑豆、刀巴豆、大刀豆、刀豆角、刀鞘豆。

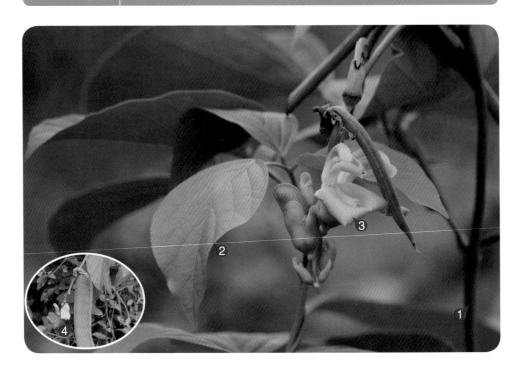

基原 本品为豆科植物刀豆 Canavalia gladiata (Jacq.) DC. 的干燥成熟种子。

形态特征 ①缠绕草质藤本，长数米。②三出复叶互生，叶柄长8～15厘米，小叶柄长约1厘米；小叶宽卵形，长8～20厘米，宽5～16厘米，先端渐尖，基部近圆形，两面无毛，侧生小叶偏斜。③淡红或淡紫色蝶形花，总状花序腋生，花疏生于花序轴隆起的节上；萼二唇形，上唇大，2裂，下唇3齿，卵形，旗瓣近圆形，大于其他瓣；雄蕊10，二体；子房有疏长硬毛。④荚果极长，窄长方形，略弯曲，长15～30厘米，先端有钩状短喙，边缘有明显凸出的隆脊；种子肾形，红色或褐色，长约3.5厘米，种脐和种子几乎等长。⑤花期夏季。

生境分布 生长于气候较温暖的地区，江苏、湖北、安徽、浙江、四川、广西等地广泛栽培。

精选验方

①**小儿疝气**：刀豆子适量。研粉，每次1.25克，开水冲服。②**落枕**：刀豆壳15克，羌活、防风各9克。水煎服，每日1剂。③**气滞呃逆、膈闷不舒**：刀豆（老而开口者）适量。每次服6～9克，以开水下。④**百日咳**：刀豆子10粒（打碎），甘草5克。加冰糖适量，用水300毫升，煎至200毫升，去渣，频服。⑤**肾虚腰痛**：刀豆子2粒。包于猪腰子内，外裹叶，烧熟食。

丁香

【别名】丁子香、公丁香（花蕾）。

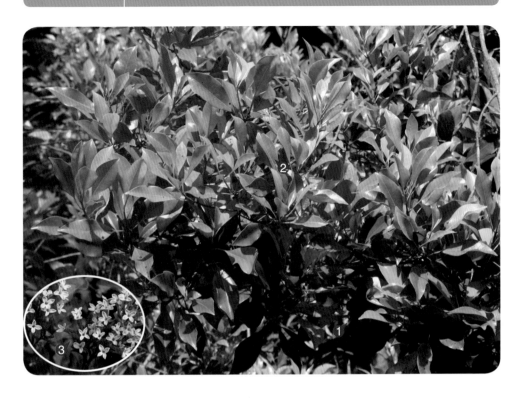

基原 本品为桃金娘科植物丁香 *Eugenia caryophyllata* Thunb. 的干燥花蕾。其果实（母丁香）、树皮（丁香树皮）、挥发油（丁香油）亦供药用。

形态特征 ①常绿乔木，高约10米。②叶对生，叶柄细长，向上渐短，叶片长方倒卵形或椭圆形，长5～10厘米，宽2.5～5厘米，先端渐尖，基部渐窄下延至柄，全缘。③花有浓香，聚伞圆锥花序顶生，花直径约6毫米；花萼肥厚，初为绿色后转紫红色，管状，先端4浅裂，裂片三角形，肥厚；花冠白色稍带淡紫，基部管状，较萼稍长，先端具4裂片；雄蕊多数；子房下位，顶端有粗厚花柱，柱头不明显。④浆果红棕色，稍有光泽，长方椭圆形，长1～1.6厘米，直径5～8毫米，先端有肥厚宿存花萼裂片，有香气；种子数粒，长方形。⑤花期秋季。

生境分布 主产于马来西亚、印度尼西亚及东非沿岸国家。我国海南省也有栽培。

精选验方

①胃寒呕逆：丁香5克，柿蒂10克。水煎服。②牙疼：丁香10粒。研为末，疼痛发作时将药末纳入牙缝中，严重者连续用2～3次。③呕逆膈气、反胃吐食：丁香、砂仁、胡椒、红豆各21粒。研为末，用姜汁糊丸，每次1丸，以大枣去核填药，面裹煨熟，去面后服食，每日3次。

马钱子

【别名】马前、番木鳖、大方八。

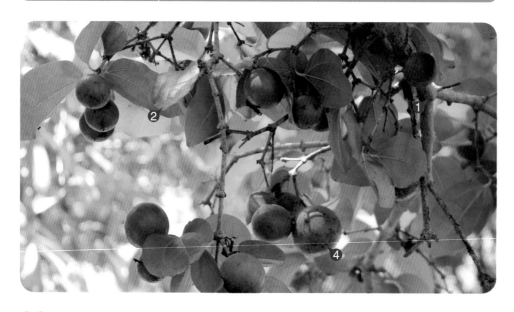

基原 本品为马钱科植物马钱 *Strychnos nux—vomica* L. 或云南马钱 *Strychnos Pierriana* A. W. Hill 的干燥成熟种子。

形态特征 ①乔木，高10~13米；树皮灰色，具皮孔，枝光滑。②叶对生，叶柄长4~6毫米；叶片革质，广卵形或近圆形，长6~15厘米，宽3~8.5厘米，先端急尖或微凹，基部广楔形或圆形，全缘，两面均光滑无毛，有光泽，基本脉3~5条，在背面凸起，两侧者较短，不达叶端，细脉呈不规则的网状；叶腋有短卷须。③聚伞花序顶生枝端，长3~5厘米，直径2.5~5厘米，被短柔毛；总苞片及小苞片均小，三角形，先端尖，被短柔毛；花白色，几乎无梗，花萼绿色，先端5裂，被短柔毛；花冠筒状，长10~12毫米，先端5裂，裂片卵形，长2.5~4毫米，内面密生短毛；雄蕊5，花药黄色，椭圆形，无花丝；子房卵形，光滑无毛，花柱细长，柱头头状。④浆果球形，直径6~13厘米，幼时绿色，成熟时橙色，表面光滑；种子3~5粒或更多，圆盘形，直径1.5~2.5厘米，表面灰黄色，密被银色茸毛；柄生于一面的中央，另一面略凹入。⑤花期春、夏季，果期8月至翌年1月。

生境分布 马钱主产于印度、越南、缅甸、泰国、锡兰等地。云南马钱主产于云南东南部及越南。

精选验方

①喉炎肿痛：马钱子、青木香、山豆根各等份。研末，吹入喉中。②缠喉风肿：马钱子1个，木香1.5克。同磨水，调熊胆1.5克，胆矾2.5克，以鸡毛扫患处。

巴豆

【别名】巴仁、巴果、江子、毒鱼子。

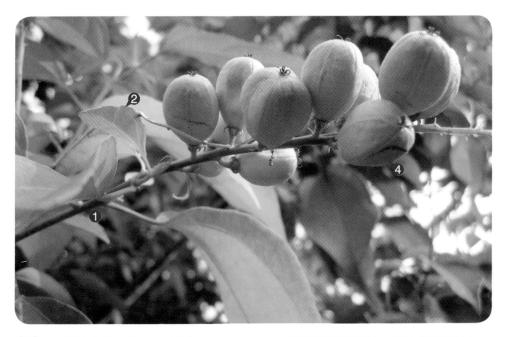

基原 本品为大戟科植物巴豆树 *Croton tiglium* L. 的干燥成熟果实。其叶（巴豆叶）亦供药用。

形态特征 ①常绿灌木或乔木，高2~7米。树皮深灰色，平滑。②单叶互生，具柄；叶片卵形或椭圆状卵形，上面深绿色，下面较淡。③总状花序顶生，花单性，雌雄同株，雌花在下，雄花在上。④蒴果倒卵形或长圆状，有3个钝角，无毛或有星状毛，3室，每室含种子1粒；种子略呈椭圆形或卵形，稍扁。⑤花期夏季。

生境分布 生长于山坡、溪边林中。分布于浙江、福建、台湾、湖北、湖南、广东、四川、贵州、云南等地。

精选验方

①**神经性皮炎**：巴豆（去壳）30克，雄黄0.3克。磨碎后用3~4层纱布包裹，每日擦患处3~4次，每次1~2分钟，直至痒感消失、红肿消退为止。②**喉梗阻**：生熟巴豆散0.15~0.21克。用喷粉器吹入咽部，观察2~3小时，如无呕吐、腹泻症状或呕吐腹泻次数不多，而梗阻症状尚未明显好转的，可再进行第2、3次喷咽，1日内喷咽不超过3次，必要时可连续喷2~3日；如果呕吐腹泻较重，应立即停止。③**支气管哮喘及哮喘性支气管炎**：取苹果1个洗净，用小刀挖1个三角形小洞，另取巴豆仁1粒放入小洞，把苹果盖严，隔水蒸30~60分钟，放凉，取出巴豆仁，吃苹果，喝苹果汤。成人每日吃1个，重症患者早、晚各吃1个，夜间喘息者临睡前吃，8岁以下小儿酌减；可连续服用数周。

木蝴蝶

【别名】千张纸、破布子、玉蝴蝶、白故纸。

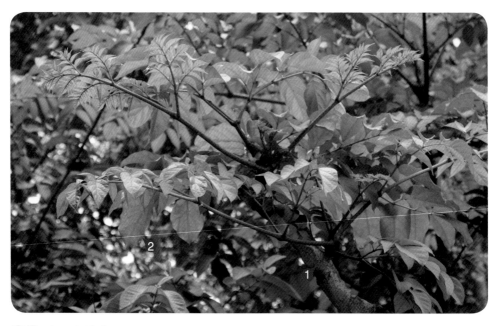

基原 本品为紫葳科植物木蝴蝶 *Oroxylum indicum* (L.) Vent. 的干燥成熟种子。其树皮（木蝴蝶树皮）亦供药用。

形态特征 ①落叶乔木，高7～12米。树皮灰色，厚而有皮孔，有细纵裂纹，小枝皮孔极多而凸起，叶痕明显而大。②叶交互对生，三至四回羽状复叶，长60～160厘米，宽20～80厘米；小叶柄长5～10毫米；小叶片椭圆形至宽卵形，长6～13厘米，宽4.5～10厘米，先端短，尾尖，基部圆形或宽楔形而偏斜。③总状花序顶生；花大钟形，花萼肉质；花冠橙红色，长约6.5厘米，裂片5；雄蕊5，伸出于花冠外，花丝基部被绵毛，第5个雄蕊较其他4个短，花柱长约6厘米，柱头为2个半圆形的薄片。④蒴果扁平，长30～90厘米，宽5～8.5厘米，厚约1厘米，边缘稍内弯似马刀，成熟时棕黄色，开裂成两片木质的果瓣；种子多数，薄而扁平，卵圆形，有白色透明的膜翅，似蝴蝶，故称"木蝴蝶"，又因其薄如纸，彼此重叠，又称"千张纸"。⑤花期夏、秋季。

生境分布 生长于热带及亚热带山坡、河谷、灌木丛、林旁、溪边。分布于福建、广西、广东、四川、贵州、云南等地。

精选验方

①**久咳喑哑**：木蝴蝶、桔梗、甘草各6克。水煎服。②**胁痛、胃脘疼痛**：木蝴蝶2克。研粉，好酒调服。③**慢性咽喉炎**：木蝴蝶3克，金银花、菊花、沙参、麦冬各9克。水煎当茶饮。

木鳖子

【别名】木蟹、木鳖瓜、土木鳖、藤桐子、漏苓子、鸭屎瓜子。

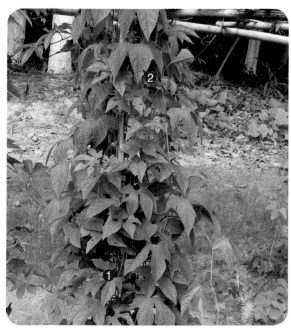

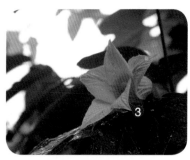

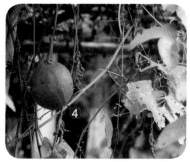

基原 本品为葫芦科植物木鳖 *Momordica cochinchinensis* (Lour.) Spreng. 的干燥成熟种子。其根（木鳖根）亦供药用。

形态特征 ①多年生草质藤本；块状根膨大；茎有纵棱；卷须粗壮，与叶对生。②叶互生，圆形至阔卵形，长7～14厘米，通常3浅裂或深裂，裂片略呈卵形或长卵形，全缘或具微齿，基部近心形，先端急尖，上面光滑，下面密生小乳突，三出掌状网脉；叶柄长5～10厘米，具纵棱，在中部或近叶片处具2～5腺体。③花单性，雌雄同株，单生叶腋，花梗细长，每花具1片大型苞片，黄绿色；雄花：萼片5，革质，粗糙，卵状披针形，基部连合，花瓣5，浅黄色，基部连合，雄蕊5；雌花：萼片线状披针形，花冠与雄花相似，子房下位。④瓠果椭圆形，成熟后红色，肉质，外被软质刺针；种子略呈扁圆形或近椭圆形，边缘四周具不规则的凸起，呈龟板状，灰棕色。⑤花期6—8月，果期9—11月。

生境分布 生长于林缘、山坡，以及土层较深厚的地方。分布于广西、四川等地。

精选验方

①**痔疮**：木鳖子、荆芥、朴硝各等份。上药煎汤，放入瓶内，熏患部后，以药汤温洗之。②**血管瘤**：鲜木鳖子适量。去壳研如泥，以醋调敷患处，每日3～5次。

野菊花

【别名】苦薏、黄菊花、山菊花、甘菊花、路边菊、千层菊。

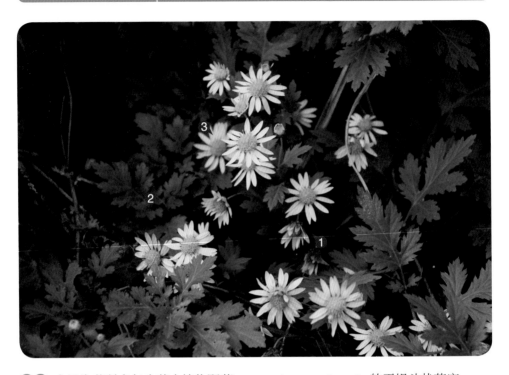

基原 本品为菊科多年生草本植物野菊 *Chrysanthemum indicum* L. 的干燥头状花序。

形态特征 ①多年生草本，高25～100厘米。根茎粗厚，分枝，有长或短的地下匍匐枝。茎直立或基部铺展。基生叶脱落；茎生叶卵形或长圆状卵形，长6～7厘米，宽1～2.5厘米，②羽状分裂或分裂不明显；顶裂片大；侧裂片常2对，卵形或长圆形，全部裂片边缘浅裂或有锯齿；上部叶渐小；全部叶上面有腺体及疏柔毛，下面灰绿色，毛较多，基部渐狭成具翅的叶柄；托叶具锯齿。③头状花序在茎枝顶端排成伞房状圆锥花序或不规则的伞房花序；总苞直径8～20毫米，长5～6毫米；总苞片边缘宽膜质；舌状花黄色，雌性；盘花两性，筒状。④瘦果有5条极细的纵肋，无冠状冠毛。⑤花期9—10月。

生境分布 生长于山坡、路旁、原野。全国各地均有分布。

精选验方

①**一切痈疽脓肿、耳鼻咽喉口腔诸阳证脓肿**：野菊花、蒲公英各80克，紫花地丁、石斛、连翘各50克。水煎，每日3次分服。②**夏令热疖及皮肤湿疮溃烂**：野菊花或其茎叶适量。煎浓汤洗涤，同时将药棉或纱布浸药汤外敷，每日数次。③**胃肠炎、肠鸣泄泻腹痛**：干野菊花15～20克。煎汤，每日分2～3次服。

决明子

【别名】马蹄决明、钝叶决明、假绿豆、草决明。

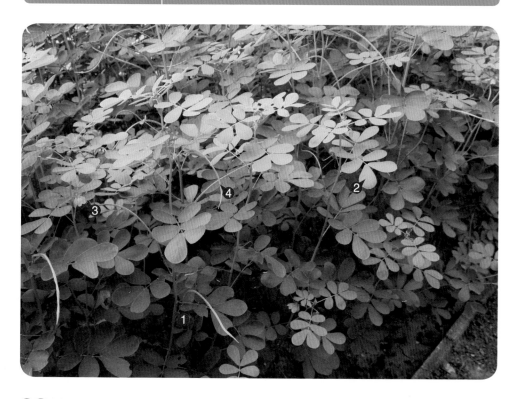

基原 本品为豆科植物决明 *Cassia obtusifolia* L. 或小决明 *Cassia tora* L. 的干燥成熟种子。其全草和叶亦供药用。

形态特征 ①一年生半灌木状草本，高者约2米，通体被有短柔毛。茎基部木质化。②偶数羽状复叶互生，托叶早落，有小叶2～4对，在下面两小叶之间的叶轴上有长形腺体；小叶片倒卵形，长1.5～6.5厘米，宽0.8～3厘米，先端圆形，有小突尖，基部楔形，全缘，幼时两面疏生柔毛，小叶柄短。③花成对腋生，小花梗长10～23毫米；萼片5，分离；花冠鲜黄色，花瓣5，下面2片稍长，倒卵状圆形，长约1.2厘米，有短爪；雄蕊10，长短不一，3个不育。④荚果长线形，微弯，质硬，稍四棱形，长15～24厘米，果柄长2～4厘米。种子多数，菱状方形，长3～4毫米，浅棕绿色，光亮，两侧面各有一条线形的浅色斜凹纹。⑤花期夏季。

生境分布 生于山坡、河边。分布于安徽、广西、四川、浙江、广东等地。

精选验方

①肥胖症：决明子、泽泻各12克，番泻叶1.5克。水煎取药汁，每日1剂，分2次服用。②夜盲症：决明子、枸杞子各9克，猪肝适量。水煎，食肝服汤。

合欢花

【别名】夜合花、鸟绒树。

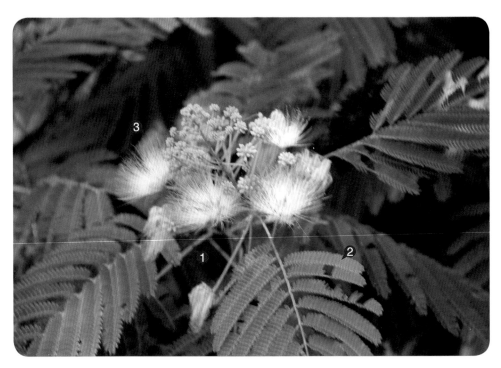

基原 本品为豆科植物合欢 *Albizzia julibrissin* Durazz. 的干燥花序或花蕾。其树皮（合欢皮）亦供药用。

形态特征 ①落叶乔木，高6～16米。树皮灰棕色，平滑；幼枝带棱角，被毛，散生黄棕色近圆形皮孔。②二回偶数羽状复叶互生；托叶细小，早落，羽片4～16对，每片有小叶10～30对，日开夜合；小叶片镰状长圆形，长6～12毫米，宽2～3毫米，全缘，叶缘及下面中脉有毛，小叶无柄。③头状花序簇生于叶腋或密集小枝先端而呈伞房状；花萼小，筒状；花冠狭漏斗形，淡红色，先端5裂；雄蕊多数，长于花冠，长者约4厘米，上部粉红色，下部色浅。④荚果长椭圆形，长9～15厘米，先端尖，边缘波状；种子小，多数扁椭圆形。⑤花期夏季。

生境分布 生长于山谷、林缘及坡地。分布于江苏、安徽、江西、福建、河南、湖北、湖南、广西、广东、四川、贵州、云南等地。

精选验方

①**心烦失眠：** 合欢皮9克，夜交藤15克。水煎服。②**夜盲症：** 合欢皮、千层塔各9克。水煎服。③**小儿撮口风：** 合欢花枝适量。煮成浓汁，揩洗口腔。④**疮痈肿痛：** 合欢皮、紫花地丁、蒲公英各10克。水煎服。

肉豆蔻

【别名】肉果、玉果、顶头肉。

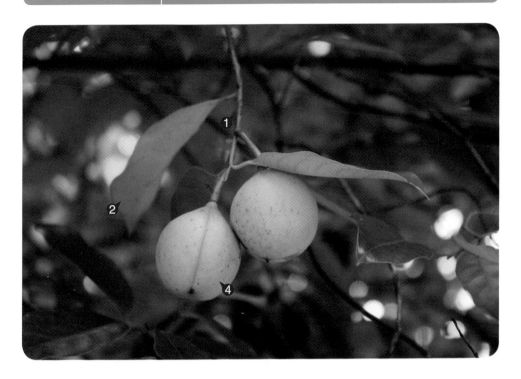

基原 本品为肉豆蔻科植物肉豆蔻 *Myristica fragrans* Houtt. 的干燥种仁。

形态特征 ①常绿大乔木，高可达15米。全株无毛。②叶革质；柄长6～12毫米；叶片椭圆状披针形或长圆状披针形，长4～8厘米，宽1.5～4厘米，先端短尾状，基部急尖，全缘，上面暗绿色，下面色较淡。③花单性，雌雄异株。雄花的总状花序长2.5～5厘米；花疏生，花被壶形，3裂，长约6毫米，下垂，雄蕊8～12，花丝连合成圆柱状有柄的柱，花药合生；雌花子房1室，柱头无柄。④果实梨形或近于圆球形，悬挂，直径3.5～5厘米，淡红色或淡黄色，成熟后纵裂成2瓣，显出绯红色不规则分裂的假种皮；种子卵圆形或长圆形，长2～3厘米，直径约2厘米；种仁红褐色至深棕色，质坚，有浅色纵行沟纹及不规则网状沟纹，断面显大理石样花纹，极芳香。

生境分布 生于热带地区。分布于印度尼西亚的马鲁古岛、爪哇、苏门答腊及新加坡、西印度群岛等地。

精选验方

①**脾虚泄泻、肠鸣不食**：肉豆蔻1枚。挖小孔，入乳香3小块在内，以面裹煨，面熟为度，去面，碾为细末。每次5克，米汤送下，小儿0.25克。②**五更泄泻**：肉豆蔻10克，吴茱萸、五味子各6克，补骨脂8克。水煎服。

密蒙花

【别名】蒙花、蒙花珠、糯米花、老蒙花、水锦花、鸡骨头花。

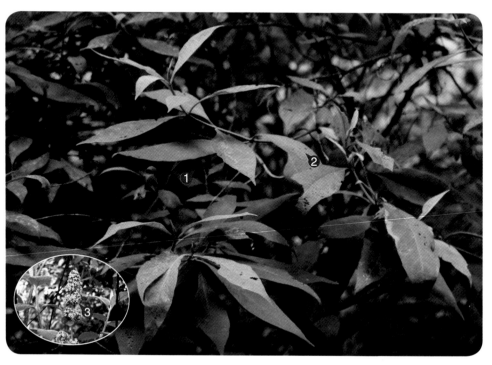

基原 本品为马钱科落叶灌木密蒙花 *Buddleja officinalis* Maxim. 的干燥花蕾及花序。

形态特征 ①本植物为灌木，高约3~6米。小枝微具四棱，枝及叶柄、叶背、花序等均密被白色至棕黄色星状毛及茸毛。②单叶对生，具柄；叶片矩圆状披针形至披针形，长5~12厘米，宽1~4.5厘米，先端渐尖，基部楔形，全缘或有小齿。③聚伞花序组成圆锥花序，顶生及腋生，长5~12厘米；花小，花萼及花冠密被毛茸；花萼钟形，4裂；花冠淡紫色至白色，微带黄色，筒状，长1~1.2厘米，直径2~3毫米，先端4裂，裂片卵圆形；雄蕊4，近无花丝，着生于花冠筒中部；子房上位，2室，被毛。④蒴果卵形，2瓣裂；种子多数，细小，具翅。⑤花期2—3月，果期7—8月。

生境分布 生长于山坡、杂木林地、河边和丘陵地带半阴处。分布于湖北、四川、陕西、河南、广东、广西、云南等地。

精选验方

①**眼翳**：密蒙花、黄柏根（洗，锉）各50克。共研末，炼蜜和丸如梧桐子大，每服10~15丸，食后睡前温开水下或煎汤下。②**角膜云翳**：密蒙花、石决明（先煎）各20克，木贼、菊花、蒺藜各15克。水煎服。③**眼目羞明、肝胆虚损、瞳仁不清**：密蒙花、羌活、菊花、蔓荆子、青葙子、木贼、石决明、蒺藜、枸杞子各等份。研细末，饭后清茶送下15克。

芡实

【别名】鸡头米、苏芡。

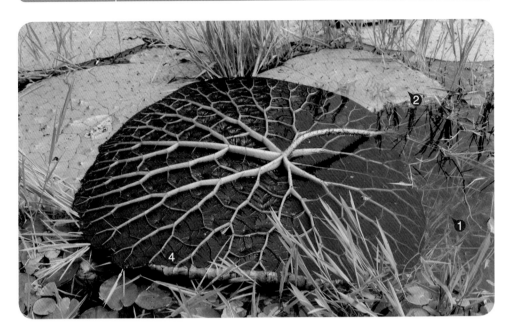

基原 本品为睡莲科植物芡 *Euryale ferox* Salisb. 的干燥成熟种仁。其根（芡实根）、叶（芡实叶）亦供药用。

形态特征 ①一年生水生草本，全株有很多尖刺。根茎粗壮而短，具白色须根及不明显的茎。②初生叶沉水，箭形；后生叶浮于水面，叶柄长，叶片稍带心形或圆状盾形，直径65～130厘米，上面深绿色，多皱褶，下面深紫色，叶脉凸起，边缘向上折。③紫色花，单生于花葶顶端，花葶粗长，部分伸出水面。花昼开夜闭。花萼4，花瓣多数；雄蕊多数；子房下位，心皮8，嵌入膨大的花托顶端，柱头圆盘状，扁平，略向下凹入。④浆果球形，海绵质，深紫红色，密生尖刺，与花蕾均形似鸡头，故俗称"鸡头米"；种子球形，黑色。⑤花期夏、秋季；果期秋末冬初。

生境分布 生长于池沼及湖泊中。分布于山东、江苏、江西、湖北、湖南、四川、贵州等地。

精选验方

①**带下白浊**：芡实、茯苓各适量。研末，煤蜜丸服。②**尿频**：芡实、桑螵蛸、益智仁各适量。水煎服。③**脾虚腹泻**：芡实、莲子肉、白术各20克，党参25克，茯苓15克。共研细粉，每服5～10克，每日2～3次。④**白带症**：芡实、桑螵蛸各30克，白芷20克。共为细末，以醋调敷脐部，每日1换，连用1周。⑤**肾炎**：芡实、生龙骨、生牡蛎各50克。水煎服，可消除肾炎蛋白尿。

芫花

【别名】南芫花、芫花条、药鱼草、莞花、头痛花、闷头花、老鼠花、癞头花、金腰带、浮胀草（根皮）。

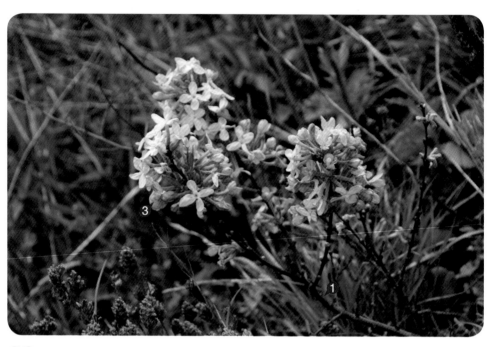

基原 本品为瑞香科植物芫花 *Daphne genkwa* Sieb. et Zucc. 的干燥花蕾。其根（芫花根）亦供药用。

形态特征 ①落叶灌木，高1～1.5米。根多分枝，外皮红棕色，内皮白色，富含纤维，韧性甚强。茎直立，多分枝，皮纤维性，不易折断，表面略带紫褐色，幼嫩时密被光亮短柔毛。②单叶对生，有时互生；具短柄或近无柄；叶片椭圆形至窄长椭圆形，长2.5～5厘米，宽0.5～2厘米，先端急尖，基部楔形，全缘，幼时叶两面密被短柔毛，老时渐脱落，仅下面沿脉上有柔毛。③先叶开淡紫色花，3～7朵排成聚伞花序，顶生及侧生，通常集于枝顶；两性花，无花瓣；花被管状，长约1.5厘米，外面密被绢柔毛，裂片4，卵形或椭圆形，先端圆形；雄蕊8，在花被管内成二轮排列，花丝极短；花盘杯状；子房卵形，被毛，花柱短或无。④核果长圆形，熟时白色。⑤花期春季。

生境分布 生长于路旁或山坡上。分布于河北、陕西、山东、江苏、安徽、湖北、湖南、四川等地。

精选验方

①**皮肤病**：芫花适量。研末或配雄黄，用猪油调敷。②**猝得咳嗽**：芫花50克。水3000毫升，煮汁1000毫升，加入14枚枣，煮至汁干。每日食枣5枚。③**水肿**：芫花1.5～3克。水煎服。

谷精草

【别名】戴星草、文星草、流星草、鼓槌革、衣钮草、谷精珠（头状花序）。

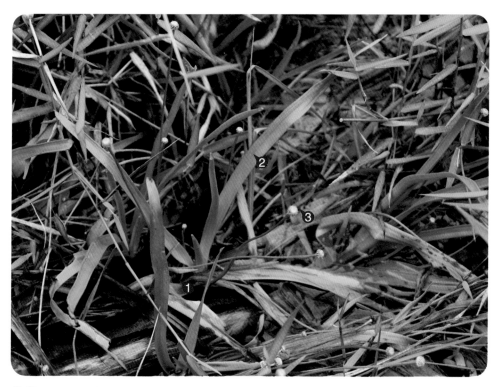

基原 本品为谷精草科植物谷精草 *Eriocaulon buergerianum* Koern. 的干燥带花茎的头状花序。

形态特征 ①一年生草本。须根细软、稠密。无茎。②叶丛生，条状披针形，长8～18厘米，基部最宽可达8毫米，叶片有明显横隔。花葶比叶长，从叶丛中生出，纤细，直立，干后有光泽，具纵棱，稍呈扭曲，基部有筒状叶鞘。③头状花序顶生，近圆球形，直径在5毫米以内；总苞片圆状倒卵形；小苞片楔形，膜质，长约2.2毫米，背面上部及边缘密生白毛。花单性，生于苞片腋内，雌雄花同生于头状花序之上；雄花少数，生于花序中央，有短花梗，雄蕊6，花药黑色；雌蕊多数，生于花序周围，几无花梗。④蒴果3裂。⑤花期6—8月。

生境分布 生长于水稻田中或浅水池沼边。分布于华东、华南、西南和陕西等地。

精选验方

①**偏正头痛**：谷精草适量。研为末，加白面糊调匀摊纸上贴痛处，干了再换。②**鼻血不止**：谷精草适量。研为末，每服10克，热面汤送下。③**夜盲症**：谷精草、苍术各15克，夜明砂9克，猪肝200克。同煮，空腹食肝喝汤。

鸡冠花

【别名】鸡公花、鸡髻花、鸡冠头。

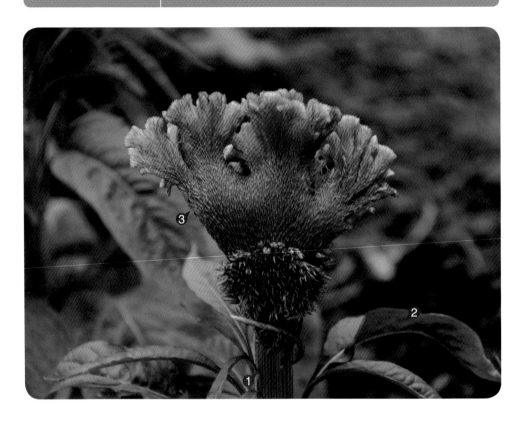

基原 本品为苋科植物鸡冠花 *Celosia cristata* L. 的干燥花序。

形态特征 ①一年生草本，高30~80厘米，全体无毛。茎直立，粗壮，稀分枝，近上部扁平，绿色或带红色，有棱纹凸起。②单叶互生，具柄；叶片长椭圆形至卵状披针形，长5~13厘米，宽2~6厘米，先端渐尖或长尖，基部渐窄成柄，全缘。③穗状花序扁平，顶生，如鸡冠状，中部以下多花，颜色多变，淡红色至紫红色、黄白色或白色；苞片、小苞片和花被片干膜质，宿存；花被片5，椭圆状卵形，先端尖；雄蕊5，花丝下部合生成杯状。④胞果卵形，长约3毫米，熟时盖裂，包于宿存花被内。⑤花期夏、秋季。

生境分布 生于温暖干燥的环境中，多为栽培品。分布于全国各地。

精选验方

①**荨麻疹**：鸡冠花全草适量。水煎，内服外洗。②**便血、痔血、痢疾**：鸡冠花9~15克。水煎服（配生槐米、生地榆效果更好）。③**月经闭止**：鲜鸡冠花20克，猪瘦肉50克。加水炖服，食肉饮汤。④**细菌性痢疾**：鸡冠花9克，马齿苋30克，白头翁15克。水煎服。

胖大海

【别名】通大海、安南子、大洞果。

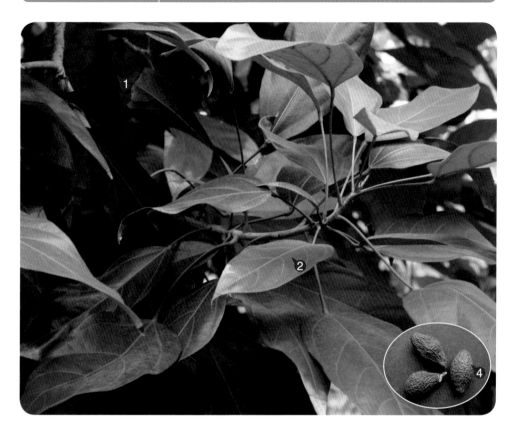

基原 本品为梧桐科植物胖大海 *Sterculia lychnophora* Hance 的干燥成熟种子。

形态特征 ①落叶乔木，高可达40米。②单叶互生，叶片革质，卵形或椭圆状披针形，通常3裂，全缘，光滑无毛。③圆锥花序顶生或腋生，花杂性同株；花萼钟状，深裂。④蓇葖果1～5个，着生于果梗，呈船形，长可达24厘米；种子棱形或倒卵形，深褐色。

生境分布 生长于热带地区。分布于广东、海南等地。

精选验方

①**肺热咳嗽、咽痛音哑**：胖大海2枚，桔梗10克，甘草6克。煎汤饮。②**肠道燥热、大便秘结**：胖大海4个，蜂蜜适量。沸水浸泡饮。③**急性扁桃体炎**：胖大海4～8枚。放入碗内，开水冲泡，加盖闷半小时左右，慢慢服完；间隔4小时，如法再泡服1次。④**急性咽炎**：胖大海2枚，金银花1.5克，玄参3克，生甘草2克。每日1包，代茶饮。⑤**肺热音哑**：胖大海3枚，金银花、麦冬各10克，蝉蜕5克。水煎服。⑥**慢性咽炎**：胖大海5克，杭菊花、生甘草各15克。水煎服。

洋金花

【别名】白曼陀罗、羊惊花、山茄花、风茄花、醉仙桃、大麻子花、大喇叭花。

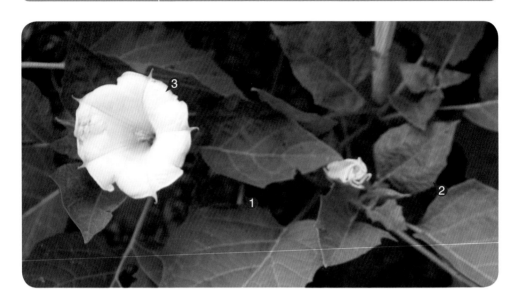

基原 本品为茄科植物白花曼陀罗 *Datura metel* L. 的干燥花。其叶（白曼陀罗叶）、种子（白曼陀罗子）和根（白曼陀罗根）亦供药用。

形态特征 ①一年生草本，有臭气，高30～60厘米，高者可1米以上。茎基部木质化，粗壮，上部呈二叉状分枝，无毛，或在幼嫩部分有短毛。②叶互生，有长柄；宽卵形或宽椭圆形，长8～16厘米，宽4～10厘米；边缘有不整齐的波状齿。③夏季开大花，花单生于叶腋或枝的分叉处；花萼长2.5～3.5厘米，萼裂长约0.5厘米，卵状披针形；花冠漏斗状，白色，长7～15厘米，口部直径2.5～7.5厘米；雄蕊5；子房2室，有时为假4室。④蒴果生于直立向上的果梗上，卵形或卵状球形，密生粗壮而较硬的刺，成熟后4瓣开裂；种子多数；黑色或淡褐色。⑤花期3—11月，果期4—11月。

生境分布 生长于山坡草地或住宅附近，多为栽培。白花曼陀罗的花称南洋金花，主要分布于江苏、福建、广东；毛曼陀罗的花称北洋金花，主要分布于河北、山东、河南。

精选验方

①**慢性气管炎**：洋金花0.09克，金银花、远志、甘草各0.48克（每丸含量）。共研为细末，加适量蜂蜜制成蜜丸。每次服1丸，每日2次，连服30日。②**哮喘**：洋金花、烟叶各等份。搓碎作烟吸，喘止即停。此法限于成年人、老年人哮喘；作为临时平喘用，用量0.1～0.4克，不可过量，以防中毒；儿童忌用。

旋覆花

【别名】金沸花、六月菊、鼓子花、小黄花子、金钱花、驴儿菜。

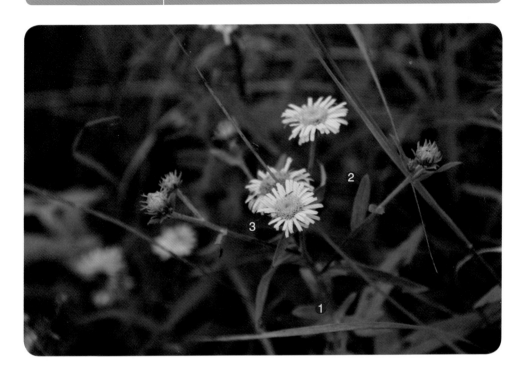

基原 本品为菊科植物欧亚旋覆花 *Inula britannica* L. 和旋覆花 *Inula japonica* Thunb. 的干燥头状花序。其全草（金沸草）亦供药用。

形态特征 ①多年生草本，高20～60厘米。有蔓延的地下茎，全株被有细毛。茎直立，单生，不分枝或上部有分枝。②基生叶长方椭圆形，稍呈莲座丛状，花时渐枯萎；茎生叶互生，无柄；叶片披针形、长椭圆状披针形或长椭圆形，长5～10厘米，宽1～3厘米，茎上部叶基部急窄，稍呈耳状，半抱茎，边缘有细齿，两面均有毛。③头状花序直径约3厘米，有花梗，顶生及腋生，基部具苞叶，总苞半球形，苞片绿黄色，具缘毛，花黄色，外围舌状花1轮，中央为密集管状花。④瘦果圆柱形，冠毛白色。⑤花期7—10月，果期8—11月。

生境分布 生长于路旁、河边、沙质地、沼泽地及庭园内。分布于长江流域各省，西至青海、新疆，北至黑龙江等广大地区。

精选验方

①神经性呕吐：旋覆花、代赭石、制半夏各15克，党参、生甘草各10克，生姜3片，大枣5枚。水煎服。②慢性气管炎：旋覆花、桔梗、败酱草各5克，蜂蜜15毫升。上药共制成2丸，为1日量，早、晚各服1丸，10日为1个疗程，间隔5日服第2个疗程，共服3个疗程。

菊花

【别名】白菊、亳菊、滁菊、贡菊、怀菊、祁菊、川菊、杭白菊、白茶菊、黄菊花、黄甘菊。

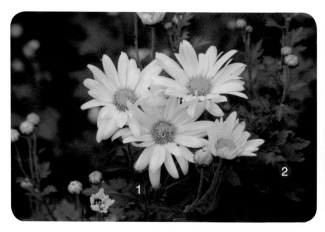

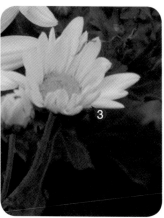

基原 本品为菊科植物菊 *Chrysanthemum morifolium* Ramat. 的干燥头状花序。其叶（菊花叶）亦供药用。

形态特征 菊：①多年生草本，茎直立，具毛，上部多分枝，高60～150厘米。②单叶互生，具叶柄；叶片卵形至卵状披针形，长3.5～5厘米，宽3～4厘米，边缘有粗锯齿或深裂成羽状，基部心形，下面有白色茸毛。③瘦果矩圆形，具4棱，顶端平截，光滑无毛。④花期9—11月，果期10—11月。

亳菊：花序倒圆锥形，常压扁呈扁形，直径1.5～3厘米。总苞蝶状，总苞片3～4层，卵形或椭圆形，黄绿色或淡绿褐色，外被柔毛，边缘膜质；外围舌状花数层，类白色，纵向皱缩；中央管状花黄色，顶端5齿裂。

滁菊：类球形，直径1.5～2.5厘米。苞片淡褐色或灰绿色；舌状花白色，不规则扭曲，内卷，边缘皱缩。

贡菊：形似滁菊，直径1.5～2.5厘米。总苞草绿色，舌状花白色或类白色，边缘稍内卷而皱缩；管状花少，黄色。

杭菊：呈蝶形或扁球形，直径2.5～4厘米。

怀菊、川菊：花大，舌状花多为白色微带紫色，有散瓣，管状花小，淡黄色至黄色。

生境分布 生于气候温暖湿润、阳光充足的环境。分布于安徽、浙江、河南、四川等地。

精选验方

眼目昏暗： 菊花120克，枸杞子90克，肉苁蓉60克，巴戟天30克。上药研为细末，炼蜜为丸，每次6克，温开水送下。

菟丝子

【别名】豆寄生、无根草、黄丝。

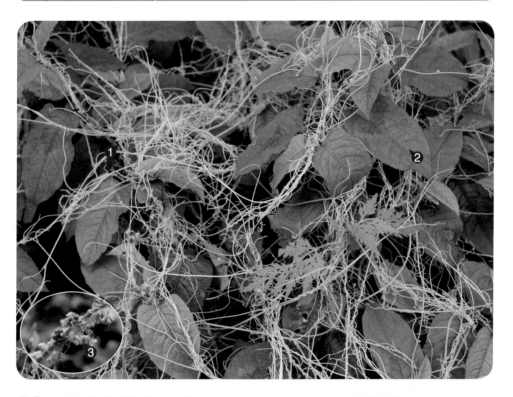

基原 本品为旋花科植物南方菟丝子 *Cuscuta australis* R. Br. 或菟丝子 *Cuscuta chinensis* Lam. 的干燥成熟种子。

形态特征 ①一年生寄生藤本，长者约1米。茎蔓生，左旋，细弱，丝状，直径不足1毫米，随处生寄生根伸入寄主体内。②叶退化成少数鳞片状叶。③花多数，簇生成球形，花梗粗壮；花冠白色，短钟状，长2～3毫米，5裂；雄蕊5，花丝极短，着生于花冠裂片之间，下有鳞片5；花柱2，宿存。④蒴果球形；种子2～4粒，径1～1.5毫米，淡褐色，表面粗糙。⑤花期7—9月，果期8—10月。

生境分布 生长于灌木丛、草丛、路旁沟边，多寄生于豆科及菊科植物上。在我国主要分布于东北、华北及陕西、甘肃、宁夏、江苏、湖北、四川、贵州、西藏等地。

精选验方

①肾虚阳痿、遗精及小便频数：菟丝子、枸杞子、覆盆子、五味子、车前子各9克。水煎服。
②乳汁不通：菟丝子15克。水煎服。③脾虚泄泻：菟丝子15克，生白术10克。水煎服。④腰膝酸软、遗精早泄、小便频数、带下过多：菟丝子适量，黑豆60粒，大枣5枚。水煎服。

西红花

【别名】番红花、藏红花。

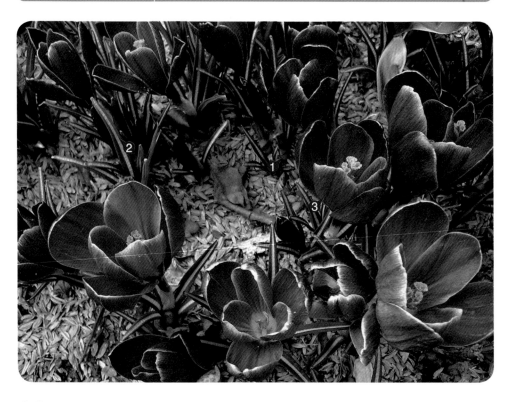

基原 本品为鸢尾科植物番红花 *Crocus sativus* L. 的干燥柱头。

形态特征 ①多年生草本。鳞茎扁球形，大小不一，直径0.5~10厘米，外被褐色膜质鳞叶。②自鳞茎生出2~14株丛，每丛有叶2~13片，基部为3~5片广阔鳞片，乌黑叶线形，长15~35厘米，宽2~4毫米，边缘反卷，具细毛。③花顶生；花被片6，倒卵圆形，淡紫色，花筒细管状；雄蕊3，花药基部箭形；子房下位，3室，花柱细长，黄色，柱头3，膨大成漏斗状，伸出花被筒外而下垂，深红色。④蒴果长圆形，具三钝棱；种子多数，球形。⑤花期10—11月。

生境分布 生于冷凉湿润和半阴的环境。在我国主要分布于浙江、江苏、西藏、新疆等地。

精选验方

①**经闭、经痛、产后腰痛**：西红花2克，丹参15克，益母草30克，香附12克。水煎服。②**产后瘀血**：西红花2克，牡丹皮、当归、干荷叶各6克，大黄4.5克。研末，调服，每日3次，每次6克，开水送服。③**月经不调**：西红花3克，黑豆150克，红糖90克。水煎服。④**跌打损伤**：西红花3克。煎汁，加白酒少许，外洗患处。

款冬花

【别名】款冬、冬花。

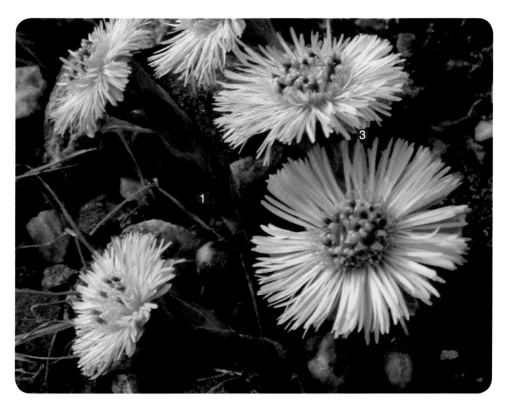

基原 本品为菊科植物款冬 *Tussilago farfara* L. 的干燥花蕾。

形态特征 ①多年生草本，高10～25厘米。②叶基生，具长柄；叶片圆心形或肾形，长7～10厘米，宽10～15厘米，先端近圆形或钝尖，基部心形，边缘有波状疏齿，上面暗绿色，光滑无毛，下面密生白色茸毛，具掌状网脉。③花先叶开放，花葶数枝，高5～10厘米，被茸毛；苞叶椭圆形，淡紫褐色，密集互生于花葶上；头状花序单一顶生，总苞片20～30片，排列成1～2层，被茸毛；边花舌状，雌性，雌蕊1，子房下位；中央花管状，雄性，花冠先端5裂，雄蕊5，聚药。④瘦果长椭圆形，有明显纵棱，具冠毛。⑤花期冬季。

生境分布 生长于河边沙地。分布于河南、甘肃、山西、陕西等地。

精选验方

①**肺痈（肺脓肿）**：款冬花、薏苡仁各10克，桔梗15克，炙甘草6克。水煎服。②**久咳不止**：款冬花、紫菀各150克。捣为粗末，每次15克，以水100毫升，入生姜0.5克，煎至六分，去滓温服，每日3～4次。③**肺结核久咳不已、咳唾痰血**：款冬花12克，百合30克。水煎服。

酸枣仁

【别名】枣仁、山枣仁、酸枣子。

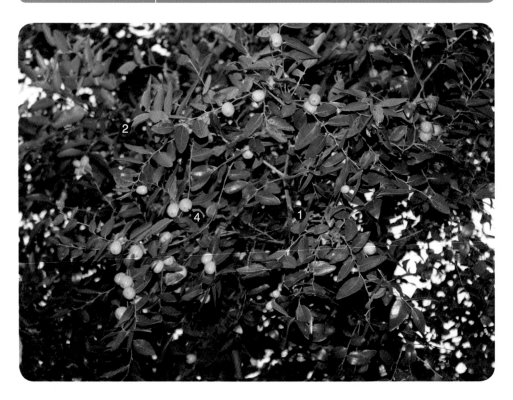

基原 本品为鼠李科植物酸枣 *Ziziphus jujuba* Mill. var. *spinosa* (Bunge) Hu ex H. F. Chou 的干燥成熟种子。

形态特征 ①落叶灌木或小乔木，枝上有两种刺：一为针状直形，长1～2厘米；一为向下反曲，长约5毫米。②单叶互生，叶片椭圆形至卵状披针形，托叶细长，针状。③花黄绿色，2～3朵簇生叶腋，花梗极短。④核果近球形，先端尖，具果柄，熟时暗红色。

生境分布 生长于阳坡或干燥瘠土处。分布于河北、河南、山西、山东、辽宁、内蒙古、陕西等地。

精选验方

①**心悸不眠**：酸枣仁适量。研末，每次6克，每日2次，用淡竹叶煎汤送服，连服1周。②**气虚自汗**：酸枣仁、党参各15克，黄芪30克，白术12克，五味子9克，大枣4枚。水煎，分3次服。③**胆气不足所致惊悸、恐惧、虚烦不寐**：酸枣仁、川贝母、知母各9克，茯苓15克，甘草6克。水煎服，每日1剂。④**心气亏虚、神志不安者**：酸枣仁、朱砂、人参、乳香各适量。共研为细末，炼蜜为丸服，每次9克，每日2～3次。

槟榔

【别名】榔玉、宾门、青仔、花槟榔。

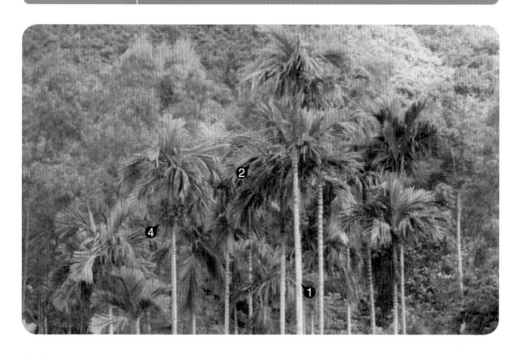

基原 本品为棕榈科植物槟榔 *Areca catechu* L. 的干燥成熟种子。其果皮（大腹皮）亦供药用。

形态特征 ①常绿乔木，干挺直，高10～20米，不分枝，有多数叶痕脱落后形成的环纹。②大型羽状复叶聚生于干的顶端，长1.2米以上，小叶片多数，条状披针形，长30～60厘米，先端有不规则的齿裂；总叶柄呈三棱形，具长叶鞘。③肉穗花序从叶束之下的茎上生出，基部托以黄绿色的佛焰苞，花序多分枝，分枝呈蜿蜒状；花单性，雌雄同株；雄花贴生于花序顶端，形似稻粒，多数，雄蕊3；雌花较大而少，着生于花序轴或分枝基部；花被2，绿黄色，雌蕊卵形，子房1室，胚珠倒生。④坚果卵圆形，长4～6厘米，红色，基部有花被宿存，中果皮厚，其纤维状部分即为"大腹皮"，中间有一卵形种子即为"槟榔"。⑤每年开花2次，花期3—8月，冬花不结果，果期12月至翌年2月。

生境分布 生长于热带地区，常栽植于阳光充足、湿度大的林间地上。分布于福建、台湾、广西、广东、海南等地。

精选验方

①**食积气滞、腹痛胀满**：槟榔、木香、青皮、陈皮、枳壳各15克，黄柏、三棱、香附、芒硝、大黄各10克。水煎服或制成丸剂，每服15克。②**绦虫病**：槟榔100克。水煎服。

薏苡仁

【别名】薏仁、苡米、薏仁米、沟子米。

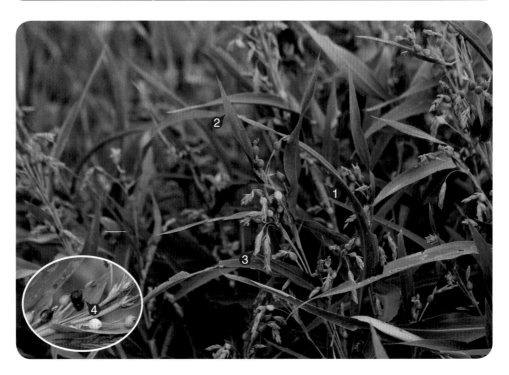

基原 本品为禾本科植物薏苡 *Coix lachryma—jobi* L. var. mayuen (Roman.) Stapf 的干燥成熟种仁。

形态特征 ①一年生或多年生草本。秆直立，高1～1.5米，丛生，多分枝，基部节上生根。②叶互生，长披针形，长10～40厘米，宽1.5～3厘米，先端渐尖，基部宽心形，鞘状抱茎，中脉粗厚而明显，两面光滑，边缘粗糙。③总状花序从上部叶鞘内抽出1至数个成束；雄小穗覆瓦状排列于穗轴之节上；雌小穗包于卵形硬质的总苞中，成熟时变成珠子状，灰白色或蓝紫色，坚硬而光滑，顶端尖，有孔，内有种仁即薏苡仁。④颖果藏于坚硬的总苞中，卵形或卵状球形。⑤花期7—9月，果期9—10月。

生境分布 生长于河边、溪涧边或阴湿山谷中。分布于我国南方。

精选验方

①**扁平疣**：生薏苡仁末30克，白糖30克。拌匀，每次1匙，开水冲服，每日3次，7～10日为1个疗程。②**尿路结石**：薏苡仁茎、叶、根适量（鲜品约250克，干品减半）。水煎去渣，每日2～3次。③**慢性结肠炎**：薏苡仁500克，山药100克。炒黄研粉，每次2匙，每日2次，温水、红糖水或蜂蜜水冲服。

千金子

【别名】续随子、打鼓子、一把伞、小巴豆、看园老。

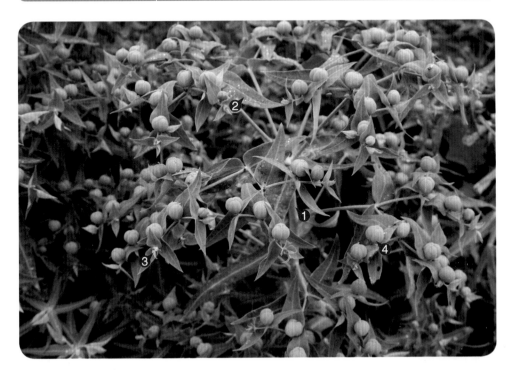

基原 本品为大戟科植物续随子 *Euphorbia lathyris* L. 的干燥成熟种子。

形态特征 ①二年生草本，高约1米，全株微被白霜，内含乳汁。茎直立，分枝多。②单叶交互对生；具短柄或近无柄；茎下部的叶较密，由下而上叶渐增大，线状披针形至阔披针形，长6~12厘米，宽0.8~1.3厘米，基部近截形，先端渐尖，全缘。③杯状聚伞花序，通常4枝排成伞状，基部轮生叶状苞片4，每枝再叉状分枝，分枝处对生卵形或卵状披钟形苞叶2；花单性，无花被；雄花多数1，和雌花1枚同生于萼状总苞内，总苞4~5裂；雄花仅具雄蕊1；雌花生于花序中央，雌蕊1，子房3室，花柱3，先端2歧。④蒴果近球形，表面有褐、黑两色相杂斑纹。⑤花期4—7月，果期7—8月。

生境分布 生于水田、低湿旱田及地边。分布于江苏、浙江、福建、台湾、湖南、四川、云南、贵州、广西等地。

精选验方

①**毒蛇咬伤**：千金子20~30粒（小儿用量酌减）。捣烂，用米泔水调服；神昏者加龙胆草30克煎服。②**晚期血吸虫病腹水**：新鲜千金子适量。去壳捣泥装入胶囊，根据腹围大小决定用量；腹围较大者，每次6~9克，早晨空腹服，5日服药1次。

车前子

【别名】车前实、虾蟆衣子、前仁、车轮菜子。

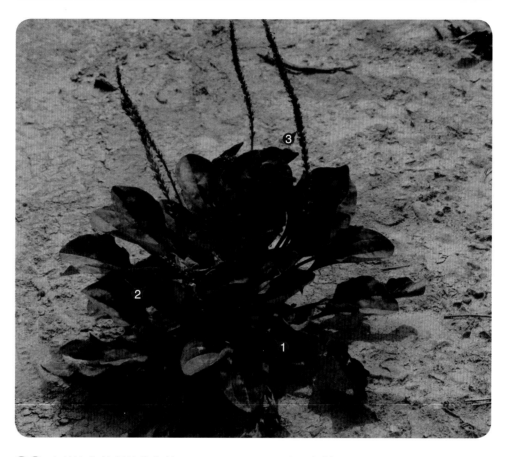

基原 本品为车前科植物车前 *Plantago asiatica* L. 或平车前 *Plantago depressa* Willd. 的干燥成熟种子。

形态特征 ①叶丛生，直立或展开，方卵形或宽卵形，长4～12厘米，宽4～9厘米，全缘或有不规则波状浅齿，弧形脉。②花茎长20～45厘米，顶生穗状花序。③蒴果卵状圆锥形，周裂。④花期6—9月，果期10月。

生境分布 生长于山野、路旁、沟旁及河边。分布于全国各地。

精选验方

①小便热秘不通：车前子30克，黄柏15克，白芍6克，甘草3克。水煎服。②小便赤涩，或癃闭不通、热淋血淋：车前子、瞿麦、萹蓄、滑石、山栀子仁、甘草（炙）、木通、大黄（面裹煨，去面，切，焙）各300克。上为散，每服6克，以水一盏，入灯心草煎至七分，去渣温服，食后临卧。③小便血淋作痛：车前子适量。晒干为末，每服6克，车前叶煎汤下。

王不留行

【别名】奶米、王不留、不留子、禁宫花、剪金花、金盏银台。

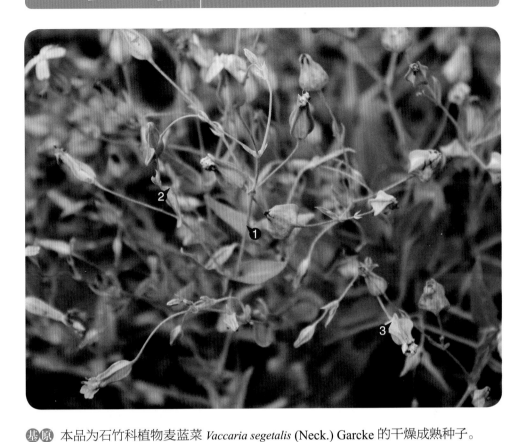

基原 本品为石竹科植物麦蓝菜 *Vaccaria segetalis* (Neck.) Garcke 的干燥成熟种子。

形态特征 ①一年或二年生草本，高30～70厘米，全株无毛。茎直立，节略膨大。②叶对生，卵状椭圆形至卵状披针形，先端渐尖，基部圆形或近心形，全缘，无柄。③聚伞花序顶生，下有2枚鳞状苞片；花瓣粉红色，倒卵形，先端具不整齐小齿，基部具长爪。④蒴果卵形，包于宿萼内，成熟后先端十字开裂。⑤花期4—5月，果期6月。

生境分布 生于山地、路旁及田间。分布于江苏、河北、河南、陕西、山东等地。河北产量最大，习惯认为产于河北邢台者质优。

精选验方

①**妇人因气奶汁绝少**：王不留行、瞿麦穗、麦冬（去心）、龙骨、穿山甲（炮黄）各等份。上五味为末，每服3克，热酒调下；后食猪蹄羹少许，投药，用木梳于左右乳上各梳30梳；每日服羹汤3次，梳乳3次。②**难产逆生、胎死腹中**：王不留行、酸浆草（死胎焙用）、茺蔚子、白蒺藜（去刺）、五灵脂（俱生用）各等份。为散，每服9克，取利即止。

白果

【别名】灵眼、银杏核、公孙树子、鸭脚。

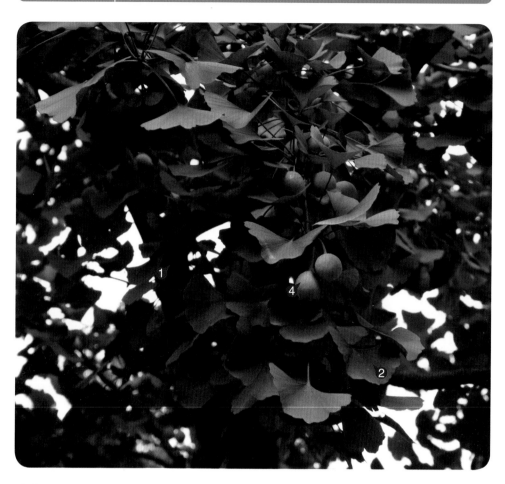

基原 本品为银杏科植物银杏 *Ginkgo biloba* L. 的干燥成熟种子。

形态特征 ①落叶乔木，高者约40米。②叶扁圆，鸭脚形，叶脉平行，至秋则变黄色而脱落。③夏季开淡黄色花。④结果如杏桃状，生时青色，熟呈淡黄色，核有2棱或3棱，中有绿白色仁肉，霜降后采集。⑤花期4—5月，果期7—10月。

生境分布 生于海拔500～1000米的酸性土壤，排水良好地带的天然林中。分布于广西、四川、河南、山东等地。

精选验方

①**哮喘**：白果仁7枚。捣烂，开水冲泡，每日1次，于清晨空腹服。②**神经性头痛、眩晕**：生白果3枚。捣烂，开水冲服，连服3～5日。③**赤白带下、下元虚惫**：白果、莲肉、江米各15克。研末，用乌骨鸡1只，去肠脏后将上药纳入鸡腹中，煮烂，空腹食。

草豆蔻

【别名】草蔻、草蔻仁。

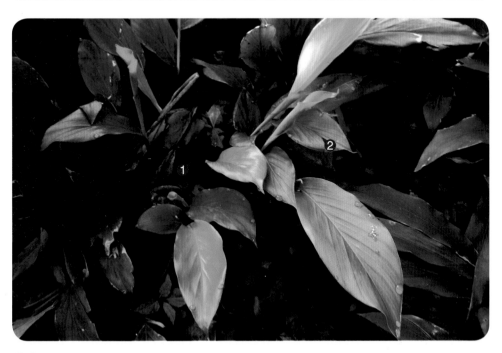

基原 本品为姜科植物草豆蔻 *Alpinia katsumadai* Hayata 的干燥近成熟种子。

形态特征 ①多年生草本，高1~2米。②叶2列；叶舌卵形，革质，长3~8厘米，密被粗柔毛；叶片狭椭圆形至披针形，长30~55厘米，宽6~9厘米，先端渐尖；基部楔形，全缘；下面被茸毛。③总状花序顶生，总花梗密被黄白色长硬毛；花疏生，花梗长约3毫米，被柔毛；小苞片阔而大，紧包花芽，外被粗毛，花开后苞片脱落；花萼筒状，白色，长1.5~2厘米，先端有3钝齿，外被疏长柔毛，宿存；花冠白色，先端3裂，裂片为长圆形或长椭圆形；唇瓣阔卵形，先端有浅圆裂片3，白色，前部具红色或红黑色条纹，后部具淡紫色或红色斑点；雄蕊1，花丝扁平，长约1.2厘米；子房下位，密被淡黄色绢状毛，上有二棒状附属体，花柱细长，柱头锥状。④蒴果圆球形，不开裂，直径约3.5厘米，外被粗毛，花萼宿存，熟时黄色；种子团呈类圆球形或长圆形，略呈钝三棱状。

生境分布 生长于林缘、灌木丛或山坡草丛中。分布于广东、广西等地。

精选验方

脾胃虚弱、不思饮食、呕吐满闷、心腹痛：草豆蔻肉240克，生姜（和皮切作片）1片，甘草（锉碎）120克。上三味和匀入银器内，以水没过药3厘米为宜，慢火熬，令水干，取出，焙干，杵为末，每服3克，沸汤点服。夏月煎取药汁，作冷汤服亦妙。

柏子仁

【别名】柏仁、柏子、柏实、侧柏仁。

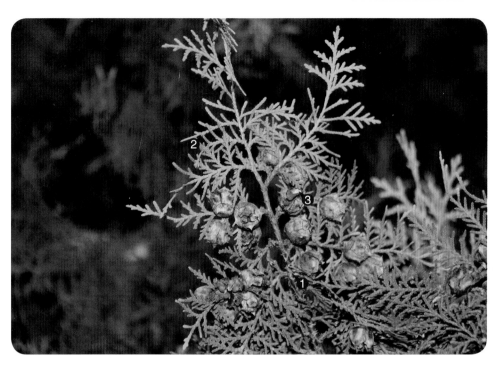

基原 本品为柏科植物侧柏 *Platycladus orientalis* (L.) Franco 的干燥成熟种仁。

形态特征 ①常绿乔木，高者约20米，胸径可达1米。树皮薄，浅灰褐色，纵裂成条片。小枝扁平，直展，排成一平面。②叶鳞形，交互对生，长1~3毫米，先端微钝，位于小枝上下两面之叶露出部分倒卵状菱形或斜方形，两侧的叶舌覆着上下之叶的基部两侧，呈龙骨状。叶背中部均有腺槽。③雌雄同株；球花单生于短枝顶端；雄球花黄色，卵圆形，长约2毫米。④球果当年成熟，卵圆形，长1.5~2厘米，熟前肉质，蓝绿色，被白粉；熟后木质，张开，红褐色；种鳞4对，扁平，背部近先端有反曲的尖头，中部种鳞各有种子1~2颗；种子卵圆形或长卵形，长4~6毫米，灰褐色或紫褐色，无翅或有棱脊，种脐大而明显。⑤花期3—4月，果期9—11月。

生境分布 生长于山地阳坡、半阳坡，以及轻盐碱地和沙地。全国大部分地区有产，分布于山东、河南、河北、江苏等地。

精选验方

①**老人虚秘**：柏子仁、大麻子仁、松子仁各等份。同研，熔白蜡丸梧桐子大，以少许黄丹汤服20~30丸，餐前服。②**肠风下血**：柏子仁14枚。燃破，纱囊贮，以好酒500毫升，煎至八分服用，初服反觉加多，再服立止；非饮酒而致此疾，以艾叶煎汤服之。

黑芝麻

【别名】芝麻、脂麻、乌麻子、乌芝麻、胡麻子。

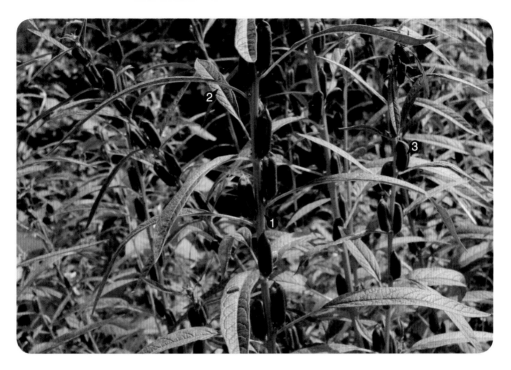

基原 本品为脂麻科植物脂麻 *Sesamum indicum* L. 的干燥成熟种子。

形态特征 ①一年生草本，高80~180厘米。茎直立，四棱形，棱角突出，基部稍木质化，不分枝，具短柔毛。②叶对生，或上部互生；叶柄长1~7厘米；叶片卵形、长圆形或披针形，长5~15厘米，宽1~8厘米，先端急尖或渐尖，基部楔形，全缘，有锯齿或下部叶3浅裂，表面绿色，背面淡绿色，两面无毛或稍被白色柔毛。③花单生，或2~3朵生长于叶腋，直径1~1.5厘米；花萼稍合生，绿色，5裂，裂片披针形，长5~10厘米，具柔毛；花冠筒状，唇形，长1.5~2.5厘米，白色，有紫色或黄色彩晕，裂片圆形，外侧被柔毛；雄蕊4，着生于花冠筒基部，花药黄色，呈矢形；雌蕊1，心皮2，子房圆锥形，初期呈假4室，成熟后为2室，花柱线形，柱头2裂。④蒴果椭圆形，长2~2.5厘米，多4棱或6、8棱，纵裂，初期绿色，成熟后黑褐色，具短柔毛；种子多数，卵形，两侧扁平，黑色。⑤花期5—9月，果期7—9月。

生境分布 生于夏季气温较高、气候干燥、排水良好的环境。分布于全国各地。

精选验方

①**风寒感冒**：黑芝麻适量。炒焦，趁热和酒饮用，暖卧出汗则愈。②**中暑**：黑芝麻适量。炒熟后摊冷研末，水调服9克。

辛夷

【别名】木兰、紫玉兰、木笔、望春花。

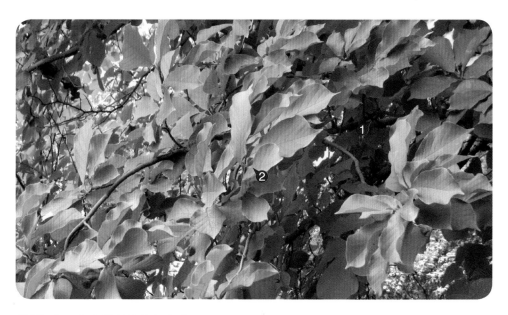

基原 本品为木兰科植物望春花 *Magnolia biondii* Pamp.、玉兰 *Magnolia denudata* Desr. 或武当玉兰 *Magnolia sprengeri* Pamp. 的干燥花蕾。

形态特征 望春花：①落叶乔木，干直立，小枝除枝梢外均无毛；芽卵形，密被淡黄色柔毛。②单叶互生，具短柄；叶片长圆状披针形或卵状披针形，长10～18厘米，宽3.5～6.5厘米，先端渐尖，基部圆形或楔形，全缘，两面均无毛，幼时下面脉上有毛。③花先叶开放，单生枝顶，直径6～8厘米，花萼线形，3枚；花瓣匙形，白色，6片，每3片排成1轮；雄蕊多数；心皮多数，分离。

武当玉兰：与望春花相似，但叶倒卵形或倒卵状长圆形，长7～15厘米，宽5～9厘米，先端钝或突尖，叶背面中脉两侧和脉腋密被白色长毛。花大，直径12～22厘米，萼片与花瓣共12片，二者无明显区别，外面粉红色，内面白色。

玉兰：叶片为倒卵形或倒卵状矩圆形，长10～18厘米，宽6～10厘米，先端宽而突尖，基部宽楔形，叶背面及脉上有细柔毛。春季开大型白色花，直径10～15厘米，萼片与花瓣共9片，大小近相等，且无显著区别，矩圆状倒卵形。

生境分布 生长于较温暖地区，野生者较少。分布于河南、四川、安徽、浙江、陕西、湖北等地。

精选验方

鼻渊：辛夷15克，苍耳子5克，香白芷30克，薄荷叶1.5克。将以上原料晒干，为细末，每服6克，煎葱汤或茶清汤食后调服。

金银花

【别名】忍冬花、银藤、金银藤、子风藤、鸳鸯藤、二色花藤。

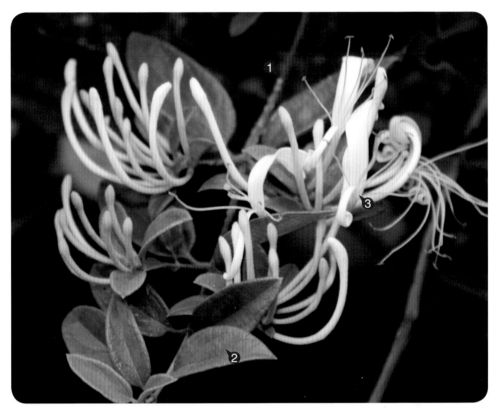

基原 本品为忍冬科植物忍冬 *Lonicera japonica* Thunb.的花蕾或带初开的花。

形态特征 ①为半常绿缠绕性藤本，全株密被短柔毛。②叶对生，卵圆形至长卵形，常绿。③花成对腋生，花冠二唇形，初开时呈白色，二三日后转变为黄色，所以称为金银花，外被柔毛及腺毛；花蕾呈棒状略弯曲，长1.5～3.5厘米，表面黄色至浅黄棕色，被短柔毛，花冠筒状，稍开裂，雄蕊5，雌蕊1。④浆果球形，成熟时呈黑色。

生境分布 生长于路旁、山坡灌木丛或疏林中。分布于全国各地，其中，山东产量大，河南新密产者质佳。

精选验方

①**预防乙脑、流脑：**金银花、连翘、大青根、芦根、甘草各9克。水煎代茶饮，每日1剂，连服3～5日。②**太阴风温、温热，冬温初起，但热不恶寒而渴者：**金银花、连翘各300克，桔梗、牛蒡子、薄荷各18克，淡竹叶200克，淡豆豉、生甘草各25克，荆芥穗12克。将以上原料研末，每服18克，用鲜苇根汤煎服。

玫瑰花

【别名】月月红、四季花、玫瑰花。

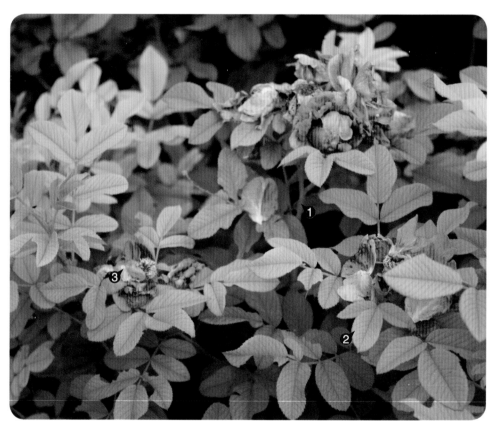

基原 本品为蔷薇科植物玫瑰 *Rosa chinensis* Thunb. 的花蕾。

形态特征 ①直立灌木，茎丛生，有茎刺。②奇数羽状复叶互生，椭圆形或椭圆状倒卵形，先端急尖或圆钝，叶柄和叶轴有茸毛，疏生小茎刺和刺毛。③花单生于叶腋或数朵聚生，苞片卵形，边缘有腺毛，花冠鲜艳，紫红色，芳香。④花期5—6月，果期8—9月。

生境分布 生于阳光充足的环境。分布于江苏、浙江、福建、山东、四川等地。

精选验方

①**肝胃气痛**：月季花适量。阴干，冲汤代茶服。②**肝郁吐血、月经不调**：月季花蕊（初开者，去心蒂）300朵。新汲水煎取浓汁，滤去渣，再煎，白冰糖500克收膏，早、晚开水冲服，瓷瓶密收，切勿泄气；如专调经，可用红糖收膏。③**肺病咳嗽吐血**：鲜月季花适量。捣汁炖冰糖服。④**新久风痹**：月季花（去净蕊蒂，阴干）9克，红花、全当归各15克。水煎去渣，好酒和服7剂。⑤**肝风头痛**：月季花4~5朵，蚕豆花9~12克。泡开水代茶频饮。

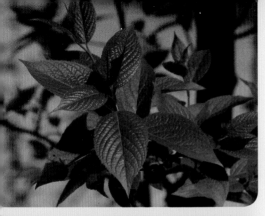

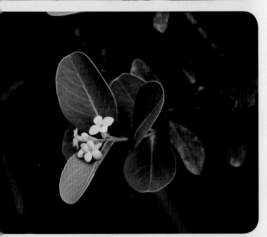

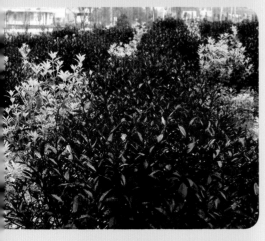

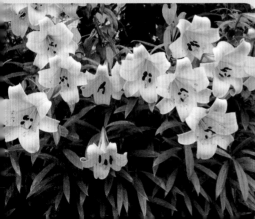

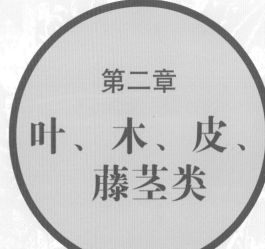

第二章

叶、木、皮、藤茎类

丁公藤

【别名】麻辣子、包公藤。

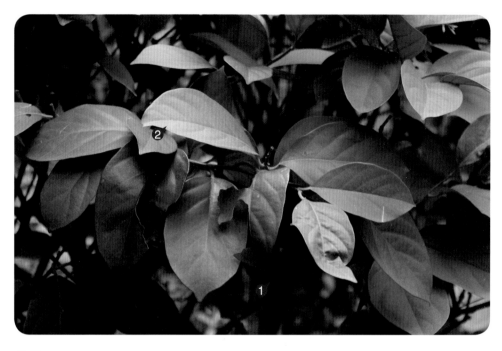

基原 本品为旋花科植物丁公藤 *Erycibe obtusifolia* Benth. 或光叶丁公藤 *Erycibe schmidtii* Carib 的干燥藤茎。

形态特征 丁公藤：①攀缘藤本，长10米以上。幼枝被密柔毛，老枝无毛。②单叶互生；叶柄长1～2厘米；叶片革质，椭圆形、长圆形或倒卵形，长5～15厘米，宽2～6厘米，先端钝尖、急尖或短渐尖，基部楔形，边全缘，两面均无毛；干时通常呈铁青色或暗绿色，下面有光泽，具小斑点，侧脉每边5～8条，在下面微凸起。③总状聚伞花序腋生或顶生，长2～8厘米，密被锈色短柔毛；花小，金黄色或黄白色，两性；萼片5，卵形或阔卵形，先端圆钝，外面被褐色柔毛，宿存；花冠浅钟状，长9～10毫米，5深裂，裂片2裂，外面密被紧贴的橙色柔毛；雄蕊5，着生于花冠管上，花药卵状三角形，顶端锥尖；子房1室，胚珠4。④浆果球形，直径1.5～2厘米；种子1粒。⑤花期6—8月，果期8—10月。

生境分布 生长于山地丛林中，常攀缘于树上。分布于广东等地。

精选验方

①**寒湿型骨质增生**：丁公藤、茜草各20克，炙马钱子、炙川乌各5克，威灵仙、川断续、桑寄生、赤芍各10克，乳香、没药各15克。将以上原料烘干后研为末，炼蜜为丸，每丸约10克，每日2丸，早、晚空腹服。②**跌打损伤**：丁公藤、三七、红花、乳香各适量。浸酒内服。

了哥王

【别名】九信草、石棉皮、雀仔麻、山埔崙、狗信药、消山药、桐皮子、大黄头树。

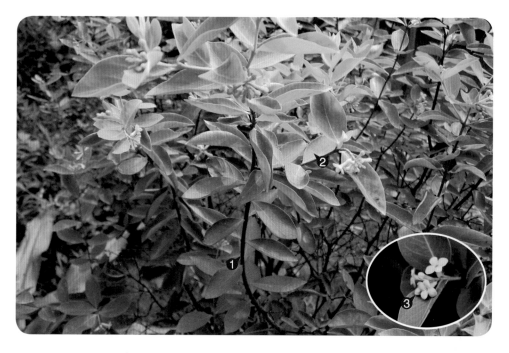

基原 本品为瑞香科植物了哥王 *Wikstroemia indica* (L.) C. A. Mey. 的茎叶。其果实（了哥王子）、根或根皮（了哥王根）亦供药用。

形态特征 ①半常绿小灌木，高约1米，全体平滑无毛。茎直立，多分枝，幼枝红褐色，根皮和茎皮富含绵状纤维，不易折断。②单叶对生，几无柄；叶片倒卵形至长椭圆形，长2～5厘米，宽0.8～1.5厘米，先端钝或短尖，全缘，基部楔形，侧脉多数，极纤细，干时褐色。③黄绿色花，数花簇生于枝顶，排成聚伞状伞形花序或呈近无柄的头状花序；花两性，无苞片；花被管状，先端4裂，无毛；雄蕊8，成上下两轮着生于花被管内，花丝短，花药椭圆形；子房下位，具圆头状柱头。④核果卵形，熟时鲜红色。⑤花期夏季。

生境分布 生长于山坡灌木丛中、路旁和村边。分布于浙江、江西、福建、台湾、湖南、广西、广东等地。

精选验方

①**跌打损伤**：了哥王根二层皮1.5克。研粉制成蜜丸，每日服1丸。②**子宫颈炎**：10％了哥王煎剂。作阴道冲洗和宫颈湿敷。③**外伤出血**：了哥王根、断肠草（钩吻）全草各等份。水煎2次，每次煎2小时，两次药液共浓缩至浸膏状，加入防腐剂，放冷，均匀地涂在滤纸上，晾干即成。用时剪小块，贴敷伤口，包扎。④**疮疡、乳腺炎**：了哥王叶适量。捣烂敷患处。

白鲜皮

【别名】八股牛、山牡丹、羊鲜草。

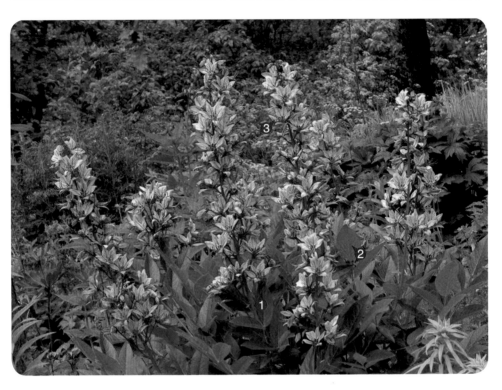

基原 本品为芸香科植物白鲜 *Dictamnus dasycarpus* Turcz. 的干燥根皮。

形态特征 ①多年生宿根草本，高者约1米，全株有强烈的香气。根斜出，肉质，淡黄白色，幼嫩部分密被白色长毛并着生水泡状凸起的腺点。茎下部木质化，上部多分枝。②奇数羽状复叶互生，有柄；小叶5～13，对生，纸质，无柄；卵形、卵状披针形或长圆状披针形，长3～9厘米，宽1.5～3厘米，先端渐尖或锐尖，基部宽楔形，稍不对称，边缘有锯齿，沿脉被毛；叶柄及叶轴两旁有窄翅。③白色或淡紫色花，总状花序顶生，密生细柔毛及凸起的油腺。萼片5，宿存；花瓣5，长约2厘米，稍不整齐；雄蕊10，花丝细长，伸出花瓣之外。④蒴果5裂，裂瓣先端呈锐尖的喙，表面密被棕黑色腺点、腺毛及白色细柔毛。⑤花期夏、秋季。

生境分布 生长于疏林或灌木丛中，或开阔多石的山坡以及平原草地上。分布于辽宁、河北、江苏、安徽、江西、河南、四川、贵州等地。

精选验方

①**外伤出血**：白鲜皮适量。研细粉，敷患处。②**痈黄**：白鲜皮、茵陈蒿各等份。水煎服，每日2次。

艾叶

【别名】艾蒿、家艾。

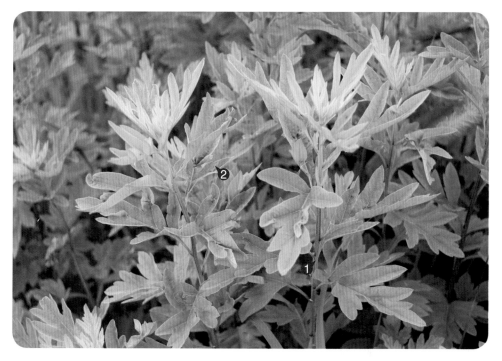

基原 本品为菊科植物艾 *Artemisia argyi* Lévl. et Vant. 的干燥叶。

形态特征 ①多年生草本，高45～120厘米。茎直立，圆形有沟棱，外被灰白色软毛，茎中部以上有分枝。②茎下部叶在开花时枯萎；中部叶不规则地互生，具短柄；叶片卵状椭圆形，羽状深裂，基部裂片常成假托叶，裂片椭圆形至披针形，边缘具粗锯齿，上面深绿色，有腺点和稀疏的白色软毛，下面灰绿色，有灰白色茸毛；上部叶无柄，顶端叶全缘，披针形或条状披针形。③头状花序，无梗，多数密集成总状，总苞密被白色绵毛；边花为雌花，常不发育，花冠细弱；中央为两性花，均为红色的管状花。④瘦果长圆形，无毛。⑤花期夏、秋季。

生境分布 普遍生长于路旁荒野、草地。除极干旱与高寒地区外，广泛分布于东北、华北、华东、西南及西北等地。

精选验方

①**脾胃冷痛**：艾叶10克。研为末，水煎服。②**鼻血不止**：艾叶适量。水煎服。③**风寒感冒咳嗽（轻症）**：艾叶、葱白、生姜各10克。水煎后温服。④**皮肤湿疹瘙痒**：艾叶30克。煎煮后用水洗患处。⑤**皮肤溃疡**：艾叶、茶叶、女贞子叶、皂角各15克。水煎外洗并以药渣湿敷患部，每日3次。

石斛

【别名】金钗、黄草、鲜石斛、川石斛、霍山石斛、耳环石斛、铁皮石斛。

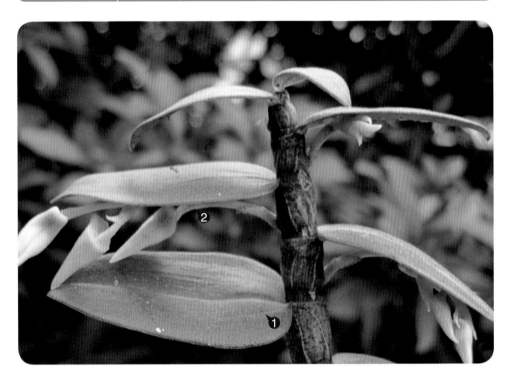

基原 本品为兰科植物金钗石斛 *Dendrobium nobile* Lindl.、鼓槌石斛 *Dendrobium chrysotoxum* Lindl. 或流苏石斛 *Dendrobium fimbriatum* Hook. 的栽培品同属植物近似种的新鲜或干燥茎。

形态特征 金钗石斛：①多年生附生草本。茎丛生，直立，通常高30～50厘米，多节，节间长2.5～4厘米，黄绿色，上部稍扁平而微弯曲上升，具纵槽纹，下部常收窄成圆柱状，基部膨大成蛇头状或卵球形。②叶无柄，皮纸质，长圆形，长6～10厘米，宽1.4～3厘米，先端有偏斜缺刻，基部稍窄，鞘状。③在上部茎上生出总状花序数个，每花序有花2～3朵，总梗基部有筒状膜质鞘一对；花大，下垂，直径约7厘米，花萼、花瓣均白色，先端淡红色；唇瓣卵圆形，与萼片等长，粉红色，近基部中央具一深紫色斑块。④蒴果。⑤花期夏季。

生境分布 附生于密林树干或岩石上。分布于长江以南各地。

精选验方

①**胃酸缺乏**：石斛、玄参各15克，白芍9克，麦冬、山楂各12克。水煎服，每日1剂。②**阴虚目暗、视物昏花**：石斛、熟地黄各15克，枸杞子、山药各12克，山茱萸9克，白菊花6克。水煎服，每日1剂。

龙眼肉

【别名】桂圆、圆眼。

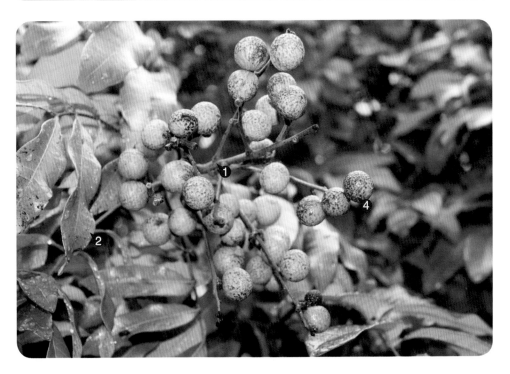

基原 本品为无患子科植物龙眼 *Duphoria longan* Lour. 的假种皮。其根（龙眼根）、叶（龙眼叶）、种子（龙眼核）亦供药用。

形态特征 ①常绿乔木，高达10米。树皮棕褐色，粗糙，片裂或纵裂。茎上部多分枝，小枝被有黄棕色短柔毛。②偶数羽状复叶互生，连柄长15～30厘米；小叶2～6对，近对生或互生，长椭圆形或长椭圆状披针形，长6～20厘米，宽2.5～5厘米，边全缘或波状，上面暗绿色，有光泽，下面粉绿色。③圆锥花序顶生或腋生，有锈色星状柔毛，花杂性；萼5裂；花瓣5；花盘被毛；雄蕊8；子房心形，2～3裂。④核果球形，不开裂，外皮黄褐色，粗糙，鲜假种皮白色透明，肉质，多汁，甘甜；种子球形，黑褐色，光亮。⑤花期春、夏季。

生境分布 生于低山丘陵台地，或栽培于堤岸和园圃。分布于福建、台湾、广西、广东、四川、贵州、云南等地。

精选验方

①**产后浮肿**：龙眼肉、大枣、生姜各等份。煎汤服。②**虚弱衰老**：龙眼肉30克。加白糖少许，一同蒸至稠膏状，分2次用沸水冲服。③**贫血、神经衰弱、心悸怔忡、自汗盗汗**：龙眼肉4～6枚，莲子、芡实各适量。加水炖汤于睡前服。

百合

【别名】野百合、喇叭筒、中逢花、摩罗。

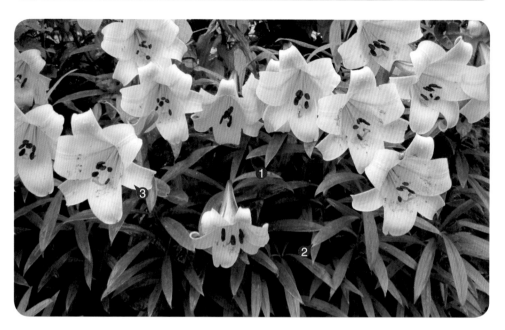

基原 本品为百合科植物卷丹 *Lilium lancifolium* Thunb.、百合 *Lilium brownii* F. E. Brown var. viridulum Baker 或细叶百合 *Lilium pumilum* DC. 的干燥肉质鳞叶。其种子（百合子）亦供药用。

形态特征 百合：①多年生草本，高70~150厘米。鳞茎球形，淡白色，其暴露部分带紫色，先端鳞叶常开放如荷花状，长3.5~5厘米，直径3~5厘米，下面生多数须根。茎圆柱形，直立，不分枝，光滑无毛，常带褐紫色斑点。②叶互生，无柄，披针形至椭圆披针形，长5~15厘米，宽1.5~2厘米，先端渐尖，基部渐窄，全缘或微波状，平行脉5条。③花大，极香，单生于茎顶，少有1朵以上者；花梗长3~10厘米；花被漏斗状，白色而背带褐色，裂片6，向外张开或稍反卷，长13~20厘米，宽2.5~3.5厘米，先端尖，基部渐窄；雄蕊6，花丝细长；子房上位，花柱细长，柱头3裂。④蒴果有多数种子；种子扁平。⑤花期6—7月。

生境分布 生长于山坡草地、林边及湿润肥沃的土壤中。广泛分布于全国大部分地区。

精选验方

①**神经衰弱、心烦失眠**：百合25克，菖蒲6克，酸枣仁12克。水煎服，每日1剂。②**天疱疮**：生百合适量。捣烂，敷于患处，每日1~2次。③**肺脓肿、化脓性肺炎**：百合30~60克。捣研绞汁，与白酒适量混合，以温开水饮服。

肉桂

【别名】玉桂、牡桂、菌桂、简桂、桂树。

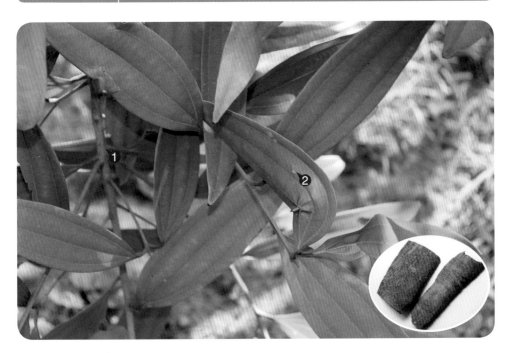

基原 本品为樟科植物肉桂 *Cinnamomum cassia Presl* 的干燥树皮。其嫩枝（桂枝）和果实（桂子）亦供药用。

形态特征 ①常绿乔木，高10～15米。树皮外表面灰棕色，有细皱纹及小裂纹，皮孔椭圆形，偶有凸起横纹及灰色花斑，内皮红棕色，芳香而味甜辛，幼枝有不规则的四棱，幼枝、芽、花序、叶柄均被褐色茸毛。②叶互生或近对生，革质，叶柄稍膨大；叶片长椭圆形或披针形，长8～20厘米，宽4～5.5厘米，全缘，具离基3出脉，上面绿色，有光泽，下面蓝绿色，微被柔毛。③黄绿色小花开于枝顶或叶腋，聚成圆锥花序；花被6，雄蕊9，退化雄蕊3，心形。④果实椭圆形，豌豆大，熟时暗紫色，基部有浅杯状的增大宿存花被，边缘截稀齿状。⑤花期5—7月，果期至翌年2—3月。

生境分布 原生于阔叶林中，现多为栽培。分布于广西、广东、云南、福建等地。

精选验方

①面赤口烂、腰痛足冷：肉桂、细辛各3克，玄参、熟地黄、知母各15克。水煎服。②心痛、烦闷：肉桂15克。研为末，以酒200毫升，煎至100毫升，去渣，稍热服。③肾阳虚所致的腰痛：肉桂粉适量。每次冲服5克，每日2次，3周为1个疗程。④小儿流涎：肉桂10克（每次量）。研成细末，醋调至糊饼状，每晚临睡前贴敷于双侧涌泉穴，胶布固定，次日早晨取下。

肉苁蓉

【别名】大芸、寸芸、苁蓉。

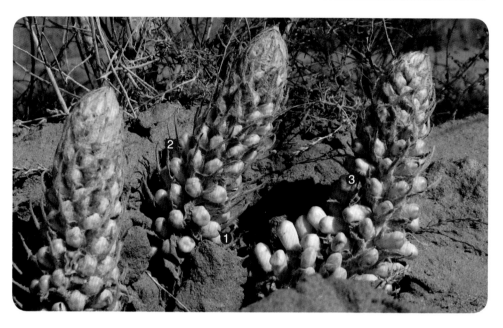

基原 本品为列当科植物肉苁蓉 *Cistanche deserticola* Y. C. Ma 或管花肉苁蓉 *Cistanche tubulosa* (Schenk) Wight 的干燥带鳞叶的肉质茎。

形态特征 ①多年生肉质寄生草本，高80~150厘米。茎肉质肥厚，扁平，不分枝，宽5~10厘米，厚2~5厘米。②叶密集，螺旋排列，肉质鳞片状，黄色，无叶柄；基部叶三角状卵形，长1~1.5厘米，最宽约1厘米；上部叶渐窄长，三角披针形，长达2厘米，背部被白色短毛，边缘毛稍长。③花茎由茎顶抽出，粗壮扁圆形，径3~7厘米，叶三角状窄披针形，较茎生叶稍稀疏，背部及叶缘均有白毛；穗状花序粗大，顶生，长10~20厘米，径5~8厘米，花下有苞片1，与叶同形，但毛被向上渐少，小苞片2，与花萼基部合生，椭圆窄线形，先端渐尖，背面被白毛；花萼5裂，有缘毛；花冠管状钟形，黄色，上部有5裂片，裂片蓝紫色；雄蕊2对，花丝基部有毛，花药箭形，被长毛；子房长卵形，花柱细长，柱头倒三角形。④蒴果2裂；种子极多，细小。⑤花期5月。

生境分布 生长于盐碱地、戈壁滩、干河沟沙地中，寄生在藜科植物梭梭、白梭梭等植物的根上。分布于内蒙古、陕西、甘肃、宁夏、新疆、青海等地。

精选验方

①**阳痿、遗精、腰膝痿软**：肉苁蓉、韭菜子各9克。水煎服。②**神经衰弱、健忘、听力减退**：肉苁蓉、枸杞子、五味子、麦冬、黄精、玉竹各适量。水煎服。

杜仲

【别名】丝仲、棉树皮、丝棉皮。

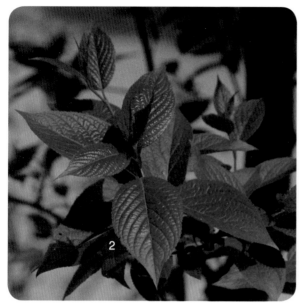
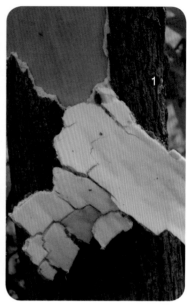

基原 本品为杜仲科植物杜仲 *Eucommia ulmoides* Oliv. 的干燥树皮。

形态特征 ①落叶乔木，高10～20米。枝、叶、树皮、果皮内含橡胶，折断后有很多银白色细丝，故俗称"扯丝皮"。树皮灰色。小枝淡褐色或黄褐色，具细小而明显的皮孔。②叶互生，具短柄；叶椭圆形或椭圆状卵形，长6～13厘米，宽3.5～7厘米，先端长渐尖，基部圆形或宽楔形，边缘具锯齿，有时略呈钩状。③花单性，雌雄异株，无花被，春、夏先叶开放或与叶同时开放，单生于小枝基部；雄花苞匙状倒卵形；雄蕊6～10，花药条形，花丝极短；雌花具短花梗，子房窄长，顶端有2叉状花柱。④翅果扁而薄，长椭圆形，具种子1粒。⑤早春开花，秋后果实成熟。

生境分布 生长于较温暖地区，普遍栽培，偶有野生。分布于陕西、甘肃、浙江、江西、河南、湖南、广西、广东、四川、贵州、云南等地。

精选验方

①**腰痛**：杜仲（炒去丝）、八角茴香各15克，川木香5克。水100毫升，酒50毫升，煎服，可再煎。②**小便淋漓、阴部湿痒**：杜仲15克，丹参10克，川芎、桂枝各6克，细辛3克。水煎服，每日1剂。③**早期高血压病**：生杜仲20克，桑寄生25克，生牡蛎30克，白菊花、枸杞子各15克。水煎服。④**预防流产**：杜仲、当归各10克，白术8克，泽泻6克。加水煎至150毫升，每日1剂，分3次服。⑤**筋脉挛急、腰膝无力**：杜仲15克，川芎6克，炙附子3克。水煎服，每日1剂。⑥**胎动不安**：杜仲（焙干）适量。研为细末，煮枣肉糊丸，每丸10克，早、晚各服1丸。

枇杷叶

【别名】杷叶、芦桔叶。

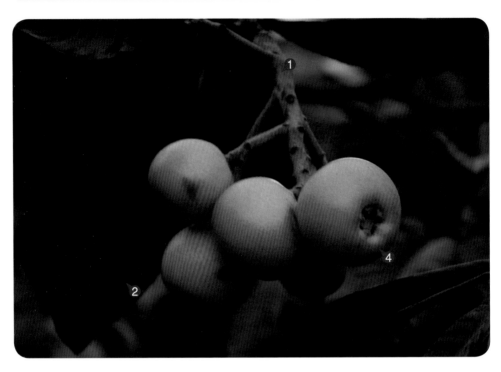

基原 本品为蔷薇科植物枇杷 *Eriobotrya japonica* (Thunb.) Lindl. 的干燥叶。

形态特征 ①常绿小乔木，高5～10米，小枝粗壮，密被锈色茸毛。②单叶互生，革质，倒卵状披针形或矩状椭圆形，叶片大，长12～30厘米，宽3～9厘米，先端短渐尖，基部楔形，下延成不明显的柄，上部边缘疏生浅齿，上面深绿色，多皱褶，有光泽，下面被锈色毛，以脉上为多，羽状侧脉12～21对，于下面明显凸出。③圆锥花序顶生，密被锈色茸毛，花密集；花萼壶形，5浅裂；花冠淡黄白色，直径约1.5厘米，5裂，花瓣卵形至椭圆形，长约8毫米；雄蕊约20；花柱5，离生。④梨果球形或椭圆形，直径2～5厘米，橙黄色；种子1～5粒，扁圆形，深棕色，光亮。⑤花期秋季。

生境分布 生于气候温暖、土壤排水良好的环境。分布于陕西、甘肃、江苏、安徽、浙江、江西、福建、河南、湖北、湖南、广西、广东、四川、贵州、云南等地。

精选验方

①**支气管炎：**枇杷叶、野菊花各25克，白茅根、墨旱莲、柏子仁各15克。水煎服，每日1剂。

②**上呼吸道感染：**枇杷叶、车前子、甘草各50克，南天竹40克。加水600毫升，煎取200毫升，每次15毫升，小儿每次3～5毫升，每日3次。

厚朴

【别名】川朴、紫油厚朴。

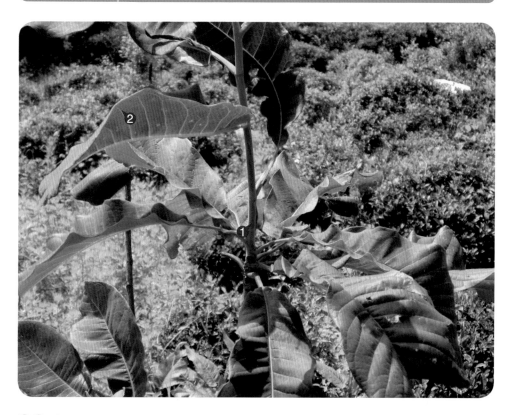

基原 本品为木兰科植物厚朴 *Magnolia officinalis* Rehd. et wils. 或凹叶厚朴 *Magnolia biloba* Rehd. et Wils. Var. biloba Rehd. et Wils. 的干燥树皮、干皮和根皮。

形态特征 ①落叶乔木，高7～15米。树皮紫褐色，油润而带辛辣味。小枝粗壮，幼时绿棕色，被绢毛，老枝灰棕色，无毛，皮孔大而显著。②单叶互生，具粗壮的叶柄，无毛；叶片革质，倒卵形或椭圆状倒卵形，长20～45厘米，宽10～20厘米，先端钝圆而有短尖头，基部常为楔形，全缘或微波状，上面绿色，无毛，下面在幼时有灰白色短柔毛，老时呈白粉状。③白色花，有香气，花与叶同时开放，单生于幼枝顶端，花梗粗壮而短，密被丝状白毛；花直径约15厘米；花被片9～12或更多。④聚合果长椭圆状卵形，长约12厘米；蓇葖果木质。⑤花期夏季。

生境分布 生长于温暖、湿润、土壤肥沃的山坡地。分布于长江流域，尤以四川、湖北为多，陕西、甘肃也有分布。

精选验方

细菌性痢疾：厚朴4.5～9克。水煎服，每日2～3次。

茵陈

【别名】茵陈蒿、白蒿、绒蒿、绵茵陈、猴子毛。

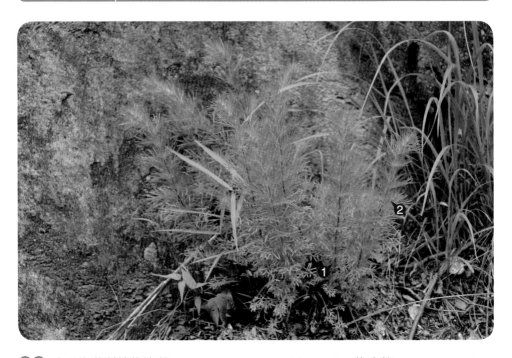

基原 本品为菊科植物滨蒿 *Artemisia scoparza* Waldst.et Kit. 茵陈蒿 *Artemisia capillaris* Thunb. 的干燥地上部分。春季彩收的习称"绵茵陈"，秋季采割的习称"花茵陈"。

形态特征 ①半灌木，高40～100厘米。茎直立，基部木质化，有纵条纹，紫色，多分枝，幼嫩枝被有灰白色细柔毛，老则脱落。②基生叶披散地上，有柄，较宽，二至三回羽状全裂，或掌状裂，小裂片线形或卵形，两面密被绢毛，下部叶开花时凋落。茎生叶无柄，裂片细线形或毛管状，基部抱茎，叶脉宽，被淡褐色毛，枝端叶渐短小，常无毛。③头状花序球形，直径约2毫米，多数集成圆锥状；总苞片外列较小，内列中央绿色较厚，围以膜质较宽边缘；花淡绿色，外层雌花6～10朵，能育，柱头2裂叉状；中部两性花2～7朵，不育，柱头头状不分裂。④瘦果长圆形，无毛。⑤花期秋、冬季。

生境分布 生长于山坡、河岸、路旁及低山坡地区。分布河北、陕西、山西等地。

精选验方

①**黄疸型传染性肝炎**：茵陈蒿、白茅根各30克。水煎服。②**病毒性肝炎**：茵陈蒿30克，丹参60克。水煎加红糖15克，浓缩至200毫升，分2次服。③**预防和治疗感冒、流感**：茵陈蒿6～10克。水煎服，每日1次，连服3～5日。④**高脂血症**：茵陈蒿适量。水煎代茶饮，每日15克。⑤**胆囊炎**：茵陈蒿、郁金、蒲公英各30克，姜黄12克。水煎服。

紫苏叶

【别名】赤苏、红苏、苏叶、皱苏。

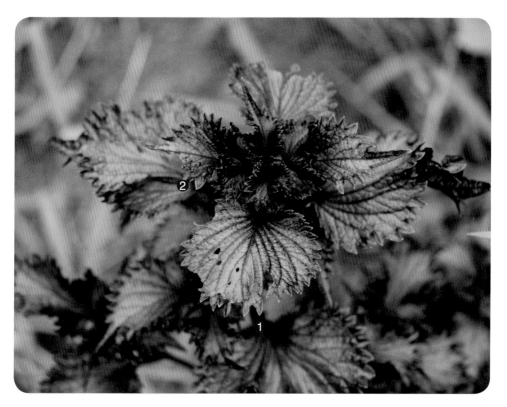

基原 本品为唇形科植物紫苏 *Perilla frutescens* (L.) Britt. 的干燥叶（或带嫩枝）。其茎
（紫苏梗）、果实（紫苏子）亦供药用。

形态特征 ①一年生草本，高30~100厘米，有香气。茎四棱形，紫色或绿紫色，多
分枝，有紫色或白色长柔毛。②叶对生，有长柄；叶片，卵形至宽卵形，长4~12厘
米，宽3.5~10厘米，先端突尖或渐尖，基部近圆形，边缘有粗圆齿，两面紫色或仅
下面紫色，两面均疏生柔毛，下面有细腺点。③聚伞花序排成顶生或腋生的穗状花
序，稍偏向一侧；苞卵状三角形，具缘毛；萼钟形，先端5裂，外面下部密生柔毛；
花冠二唇形，红色或淡红色；雄蕊4，2强；子房4裂，柱头2裂。④小坚果倒卵形，
灰棕色。⑤花期6—7月。

生境分布 生长于村边或路旁。分布于全国各地。

精选验方

①**寒泻**：紫苏叶15克。水煎，加红糖6克，冲服。②**解食鱼、鳖中毒**：紫苏叶60克。煎浓汁当茶
饮；或加姜汁10滴调服。③**子宫下垂**：紫苏叶60克。煎汤熏洗。

锁阳

【别名】不老药、地毛球、锈铁棒、锁严子。

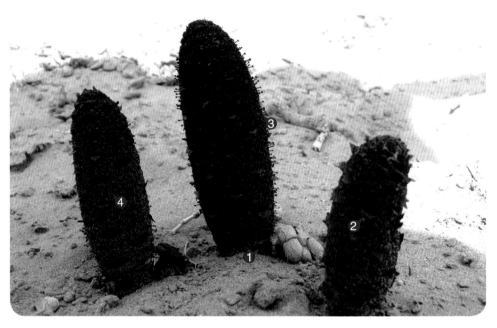

基原 本品为锁阳科植物锁阳 *Cynomorium songaricum* Rupr. 的干燥肉质茎。

形态特征 ①多年生肉质寄生草本。地下茎粗短，具有多数瘤突吸收根。茎圆柱形，暗紫红色，高20～100厘米，直径约3～6厘米，大部分埋于沙中，基部粗壮，具鳞片状叶。②鳞片状叶卵圆形、三角形或三角状卵形，长0.5～1厘米，宽不及1厘米，先端尖。③穗状花序顶生，棒状矩圆形，长5～15厘米，直径2.5～6厘米；生密集的花和鳞状苞片，花杂性，暗紫色，有香气。雄花有2种：一种具肉质花被5枚，长卵状楔形，雄蕊1，花丝短，退化子房棒状；另一种雄花具数枚线形、肉质总苞片，无花被，雄蕊1，花丝较长，无退化子房。雌花具数枚线状、肉质总苞片；其中有1枚较宽大，雌蕊1，子房近圆形，上部着生棒状退化雄蕊数枚，花柱棒状；两性花多先于雄花开放，具雄蕊雌蕊各1，雄蕊着生子房中部。④小坚果球形，有深色硬壳状果皮。⑤花期6—7月。

生境分布 生长于干燥多沙地带，多寄生于白刺的根上。分布于内蒙古、甘肃、青海等地。

精选验方

①**周围神经炎：**锁阳、黄柏、知母、炙龟板、枸杞子、五味子、干姜各适量。研末，酒糊为丸，盐汤送下。②**阳痿不孕：**锁阳、枸杞子、肉苁蓉各6克，淫羊藿15克，菟丝子9克。水煎服。

山慈菇

【别名】毛慈菇、冰球子、鹿蹄草。

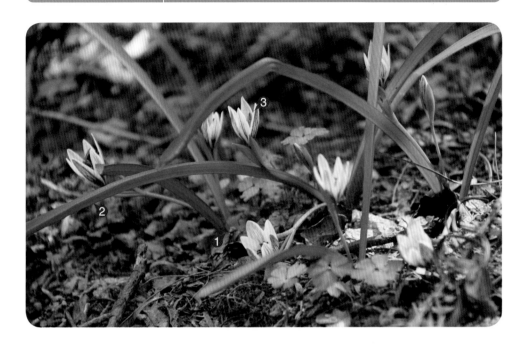

基原 本品为兰科植物杜鹃兰 *Cremastra appendiculata* (D. Don) Makino 、独蒜兰 *Pleione bulbocodioides* (Franch.) Rolfe 或云南独蒜兰 *Pleione yunnanensis* Rolfe 的干燥假鳞茎。

形态特征 杜鹃兰：①多年生草本。假球茎近于烧瓶状，长0.5～3厘米，基部宽5～15毫米，肉质，外表绿白色带粉红色，内面白色，黏质，下部生多数灰白色须根。每年早春从假球茎下部侧方生小假球茎，常常数个横生成串。②叶1片，顶生于假球茎之上，长披针形或椭圆形，通常长8～10厘米或更长，宽3～5厘米，先端渐尖，基部鞘状抱茎。③夏季抽叶开花（花叶同期），花葶生于假球茎顶端，直立；花1朵，俯垂，粉红色，长3～4厘米；花瓣与背萼片先端急尖，唇瓣前部边缘流苏状，其中间有3～5（少数为2）条呈波状或平直的褶片，先端近平截，有时有凹缺；子房较花短。④蒴果圆筒形，具棱。

生境分布 生长于山坡林下及岩石等阴湿处。分布于华东、华南、西南及陕西、甘肃、湖北等地。

精选验方

①颈椎病：山慈菇、昆布各10克，赤芍15克，夏枯草12克。每日1次，水煎服。②肺癌：山慈菇、猪苓各24克，败酱草、冬瓜仁、薏苡仁、白英、芦苇茎各30克，桃仁、法半夏各12克，茯苓、栝楼、莪术各15克。水煎服。

川贝母

【别名】贝母、川贝。

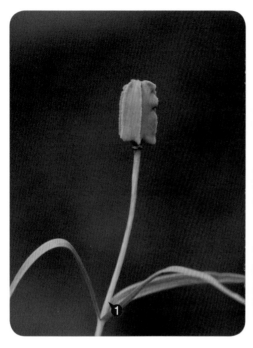

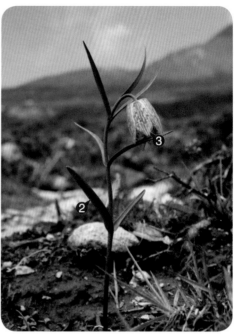

基原 本品为百合科植物川贝母 *Fritillaria cirrhosa* D. Don、暗紫贝母 *Fritillaria przewalskii* Maxim.、梭砂贝母 *Fritillaria delavayi* Franch. 等的干燥鳞茎。

形态特征 川贝母：①多年生草本。鳞茎粗1~1.5厘米，由3~4枚肥厚的鳞茎瓣组成。茎高20~45厘米，常中部以上具叶。②最下部2叶对生，狭长矩圆形至宽条形，钝头，长4~6厘米，宽0.4~1.2厘米，其余的3~5枚轮生或2枚对生，稀互生。狭披针状条形，渐尖，顶端多少卷曲，长6~10厘米，宽0.3~0.6厘米，最上部具3枚轮生的叶状苞片，条形，顶端卷曲，长5~9厘米，宽2~4毫米。③单花顶生，俯垂，钟状；花被片6，长3.5~4.5厘米，内轮的矩圆形，宽1.1~1.5厘米，绿黄色至黄色，具脉纹和紫色方格斑纹，基部上方具内陷的蜜腺；雄蕊长约为花被片的1/2，花丝平滑；花柱粗壮，柱头3裂，裂片长约5毫米。

生境分布 生长于温带高山、高原地带的针阔叶混交林、针叶林、高山灌丛中。分布于四川、青海。

精选验方

肺热咳嗽多痰、咽喉中干：贝母（去心）、杏仁（汤浸去皮、尖，炒）各45克，甘草（炙）0.09克。上药研为末，炼蜜丸如弹子大，含化咽津。

天山雪莲

【别名】寒雪草、天山雪莲花、新疆雪莲花。

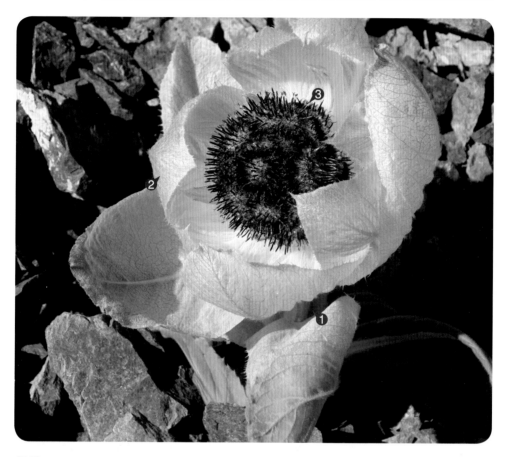

基原 本品为菊科植物天山雪莲 *Saussurea involucrata* (Kar. et Kin.) Sch.—Bip. 的干燥地上部分。

形态特征 ①多年生草本，高10～30厘米。茎粗壮，基部有许多棕褐色丝状残存叶片。②叶密集，无柄，叶片倒披针形，先端渐尖，基部抱茎，边缘有锯齿。③头状花序顶生，密集；总苞片叶状，卵形，多层，近似膜质，白色或淡绿黄色；花棕紫色，全为管状花。④瘦果，冠毛白色，刺毛状。⑤花期7月。

生境分布 生长于高山石缝、砾石和沙质河滩中。分布于新疆、青海、甘肃。

精选验方

风湿及类风湿性关节炎： 天山雪莲15克，枸杞、红花各10克，白酒2500毫升。密封于酒甄或大的酒瓶内，浸泡15日即可饮用；每日早、晚各服1次，每次10～20毫升。

木贼

【别名】擦草、锉草、无心草、节骨草、节节草。

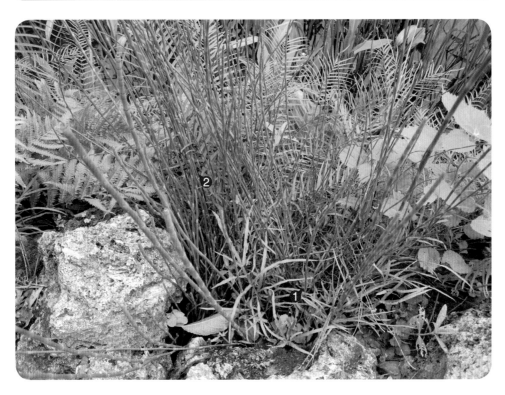

来源 本品为木贼科植物木贼 *Equisetum hyemale* L. 的干燥地上部分。

形态特征 ①一年或多年生草本植物，根茎短，棕黑色，匍匐丛生；植株高者约100厘米。枝端产生孢子叶球，矩形，顶端尖，形如毛笔头。地上茎单一不分枝，中空，有纵列的脊，脊上有疣状突起2行，极粗糙。②叶成鞘状，紧包节上，顶部及基部各有一黑圈，鞘上的齿极易脱落。③孢子囊生长于茎顶，长圆形，无柄，具小尖头。

生境分布 生长于河岸湿地、坡林下阴湿处、溪边等阴湿的环境。产于东北、华北和长江流域。

精选验方

①**目障昏蒙多泪**：木贼（去节）30克。为末，和羊肝捣为丸，早、晚食后各服6克，白汤下。②**目昏多泪**：木贼（去节）、苍术（泔浸）各30克。为末，每服6克，茶调下，或做成蜜丸服食。③**风寒湿邪，欲发汗者**：木贼（去节）30克，生姜、葱白各15克。水煎热饮，即发汗。④**肠风下血**：木贼（去节，炒）30克，木馒头（炒）、枳壳（制）、槐角（炒）、茯苓、荆芥各15克。上药研为末，每服6克，浓煎枣汤调下。⑤**血痢不止**：木贼15克。水煎温服，每日1次。

五倍子

【别名】角倍、肤杨树、盐肤子、盐酸白、五倍柴。

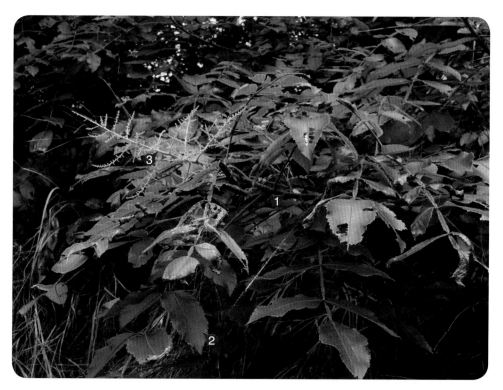

基原 本品为漆树科植物盐肤木 *Rhus chinensis* Mill.、青麸杨 *R. potaninii* Maxim. 或红麸杨 *R. punjabensis* Stew. var. Sinica (Diels) Rehd. et Wils. 叶上的虫瘿，主要由五倍子蚜 *Melaphos chinensis* (Bell) Baker 寄生而形成。角倍蚜的虫瘿，称为"角倍"，肚倍蚜的虫瘿，称为"肚倍"。

形态特征 角倍蚜：①成虫有翅型及无翅型两种。有翅成虫均为雌虫，全体灰黑色，长约2毫米，头部触角5节，第3节最长，感觉芽分界明显，缺缘毛。②翅2对，透明，前翅长约3毫米，痣纹长镰状。足3对。腹部略呈圆锥形。无翅成虫，雄者色绿，雌者色褐，口器退化。

肚倍蚜：形态及生活史与上种相似，唯秋季迁移蚜的触角，第3节较第5节略短，感觉芽境界不明；虫瘿蛋形。寄主植物为青麸杨及红麸杨。

生境分布 生长于向阳的山坡。分布于四川、贵州、湖北、陕西等地。

精选验方

①**泻痢不止**：五倍子30克。半生半烧，为末，糊丸梧桐子大，每服30丸；红痢烧酒下，白痢水酒下，水泄米汤下。②**脱肛不收**：五倍子末15克，白矾少许，水200毫升。煎汤洗之。

前胡

【别名】冬前胡、嫩前胡。

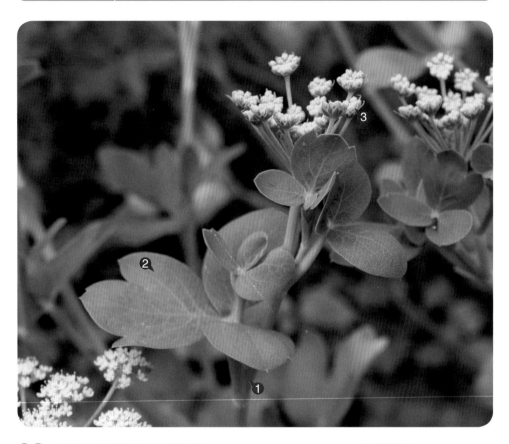

（基原）本品为伞形科植物白花前胡 *Peucedanum praeruptorum* Dunn 的干燥根。

（形态特征）①多年生草本，高30～120厘米。主根粗壮，根圆锥形。茎直立，上部呈叉状分枝。②基生叶为二至三回三出式羽状分裂，最终裂片菱状倒卵形，不规则羽状分裂，有圆锯齿；叶柄长，基部有宽鞘，抱茎；茎生叶较小，有短柄。③复伞形花序，无总苞片，小总苞片呈线状披针形，花瓣白色。④双悬果椭圆形或卵圆形，光滑无毛，背棱和中棱线状，侧棱有窄翅。⑤花期8—10月，果期10—11月。

（生境分布）生长于向阳山坡草丛中。分布于浙江、湖南、四川、江西、安徽、山西等地。

精选验方

咳嗽涕唾稠黏、心胸不利、时有烦热：前胡（去芦头）、贝母（煨微黄）、桑根白皮（锉）各50克，麦冬（去心）75克，杏仁（汤浸，去皮、尖，麸炒微黄）25克，甘草（炙微赤，锉）0.5克。上药捣筛为散，每服20克，以水150毫升，入生姜半分，煎至六分，去渣，不拘时温服。

柴胡

【别名】 地熏、茈胡、山菜、茹草、柴草。

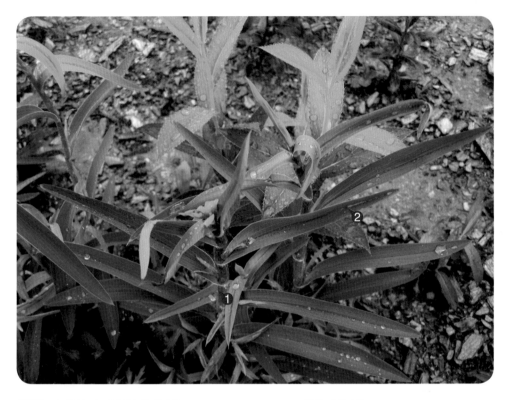

基原 本品为伞形科植物柴胡 *Bupleurum chinense* DC.或狭叶柴胡 *Bupleurum scorzonerifolium* Willd. 的干燥根。

形态特征 ①多年生草本植物。主根圆柱形。茎丛生或单生，实心，上部多分枝，略呈"之"字形弯曲。②基生叶倒披针形或狭椭圆形，早枯；中部叶倒披针形或宽条状披针形，长3～11厘米，下面具有粉霜。③复伞形花序腋生兼顶生，花鲜黄色。④双悬果椭圆形，棱狭翅状。⑤花期7—9月，果期9—11月。

生境分布 生长于较干燥的山坡、林中空隙地、草丛、路边、沟边。柴胡分布于辽宁、甘肃、河北、河南等地；狭叶柴胡分布于江苏、湖北、四川等地。

精选验方

①**胸腹郁热下痢**：柴胡、黄芩各15克。上药用酒水各半共200毫升，煎取100毫升，空腹冷饮。②**子宫脱垂、脱肛**：柴胡、升麻各3克，黄芪15克，当归、党参各10克。水煎服。③**月经不调、经来胸腹胀痛**：柴胡、白芍、当归、炒白术各10克。水煎服。④**肝郁胁肋之脐腹胀痛**：柴胡、白芍各10克，甘草、枳实（或枳壳）各3克。水煎服。⑤**疟疾或感冒所致的寒热阵发**：柴胡、姜半夏、黄芩各10克。水煎服。

麻黄

【别名】龙沙、狗骨、卑相、卑盐。

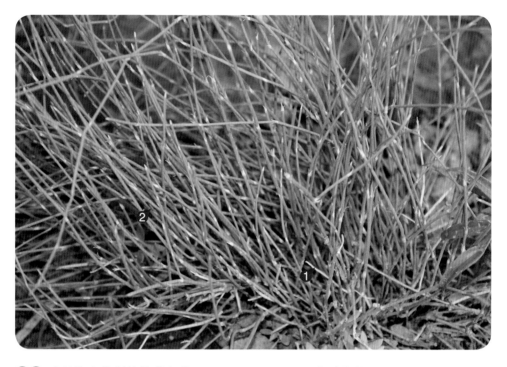

基原 本品为麻黄科植物草麻黄 *Ephedra sinica* stapf.、木贼麻黄 *Ephedra equisetina* Bge. 或中麻黄 *Ephedra intermedia* Schrenk et C. A. Mey. 的干燥草质茎。

形态特征 草麻黄：①多年生草本状小灌木，高30～70厘米。②鳞叶膜质，鞘状。③花为鳞球花序，雌雄异株，少有同株者；雄花序阔卵形，通常3～5个成复穗状，顶生及侧枝顶生，稀为单生；苞片3～5对，革质，边缘膜质，每苞片内各有1雄花；雄花具无色膜质倒卵形筒状假花被；雌花序成熟时苞片增大，肉质，红色，呈浆果状。④种子2枚，卵形。⑤花期5月，种子成熟期7月。

生境分布 生长于干燥的山冈、高地、山田或干枯的河床中。分布于吉林、辽宁、内蒙古、河北、河南、山西等地。

精选验方

①**慢性支气管炎**：麻黄6克，细辛、干姜各1.5克，姜半夏10克。水煎服。②**小儿腹泻**：麻黄4克，前胡8克。水煎后稍加白糖顿服，每日1剂。③**外感风寒、胃寒呕吐**：麻黄、生姜各9克，葛根12克，白芍、桂枝、甘草各6克。水煎服。④**小儿哮喘**：炙麻黄6克，海螵蛸9克，细辛1.5克。共研为细末，每日1剂，早、中、晚分3次服用。⑤**肺热喘咳**：麻黄、杏仁各6克，甘草3克，白茅根30克，生石膏（先煎）15克。水煎服。

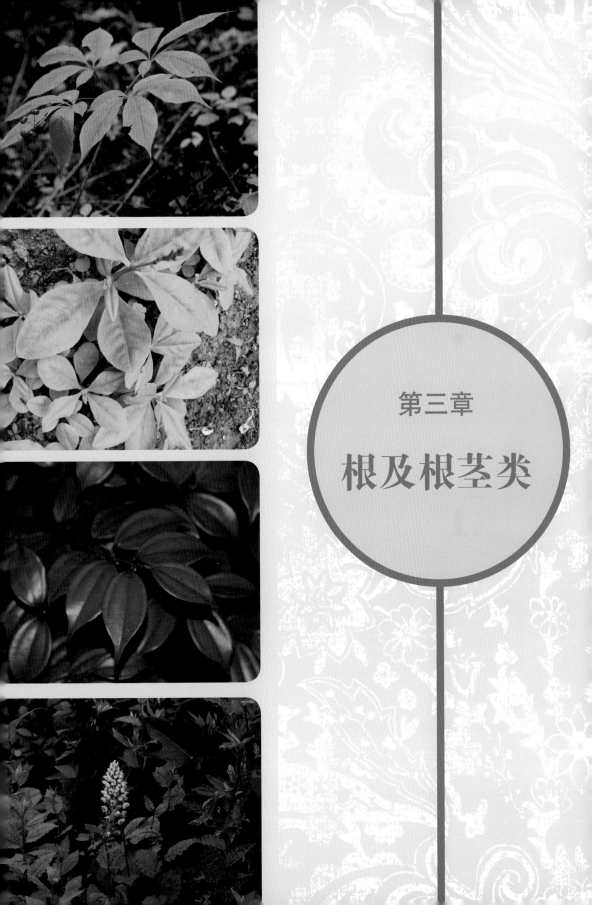

第三章

根及根茎类

重楼

【别名】蚤休、草河车、独脚莲。

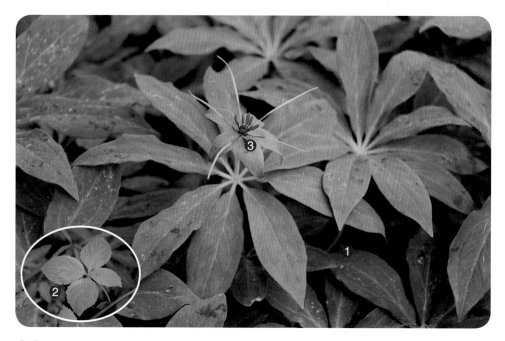

基原 本品为百合科植物云南重楼 *Paris polyphylla* Smith var. yunnanensis (Franch.) Hand.—Mazz. 或七叶一枝花 *Paris polyphylla* Smith var. chinensis (Franch.) Hara 的干燥根茎。

形态特征 七叶一枝花：①多年生草本。②叶6~10片轮生，叶柄长5~20毫米，叶片厚纸质，披针形、卵状长圆形至倒卵形，长5~11厘米，宽2~4.5厘米。③花梗从茎顶抽出，顶生一花；花两性，萼片披针形或长卵形，绿色，长3.5~6厘米；花被片线形而略带披针形，黄色，长为萼片的1/2左右至近等长，中部以上宽2~6毫米；雄蕊8~10，花药长1~1.5厘米，花丝比花药短，药隔突出部分1~2毫米。④花期6—7月，果期9—10月。

生境分布 生长于林下阴湿处。分布于长江流域及南方各地。

精选验方

①**流行性乙型脑炎**：重楼15克。冷开水磨汁为1日量，分3~4次服。②**疖肿**：鲜重楼、鱼腥草各50克。捣烂外敷患处，每日1次。③**腹部痉挛性疼痛**：重楼25克。水煎服或研末冲服，每次5克。④**无名肿毒**：重楼9克，蒲公英30克。水煎服。⑤**神经性皮炎**：重楼适量。研为细末，以香油调和，外敷患处；糜烂者可用干粉直接撒布，一般治疗2~3日。⑥**子宫颈糜烂**：重楼适量。研细末调甘油搽局部，每日2~3次。⑦**流行性腮腺炎**：重楼适量。磨醋外擦，每日4~5次；另用10~15克，水煎服，每日3次。

人参 【别名】棒锤、山参、园参、地精。

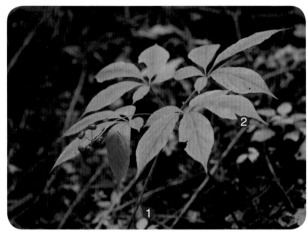

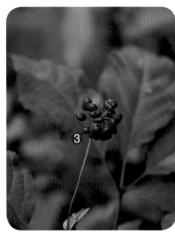

基原　本品为五加科植物人参 *Panax ginseng* C. A. Mey. 的干燥根和根茎。

形态特征　①多年生宿根草本，高30～60厘米。主根肥厚，肉质，黄白色，圆柱形或纺锤形，下面稍有分枝；根茎短，直立。茎圆柱形，不分枝。②一年生植株茎顶只有1叶，叶具3小叶，俗名"三花"；二年生茎仍只有1叶，但具5小叶，称"巴掌"；三年生者具有2个对生的5小叶的复叶，称"二甲子"；四年生者增至3个轮生复叶，称"灯台子"；五年生者增至4个轮生复叶，称"四匹叶"；六年生者茎顶有5个轮生复叶，称"五匹叶"。复叶掌状，小叶3～5片，中间3片近等大，有小叶柄；小叶片椭圆形或微呈倒卵形，长4～15厘米，宽2～6.5厘米，先端渐尖，基部楔形，边缘有细锯齿，上面脉上散生少数刚毛，下面无毛，最下1对小叶甚小，无小叶柄。③伞形花序单一，顶生于叶丛中，总花梗长者约30厘米，每花序有4～40余花，小花梗长约5毫米。苞片小，条状披针形；萼钟形，裂片5，绿色；花瓣5，卵形，全缘，淡黄绿色；雄蕊5，花丝短；雌蕊1，子房下位，2室，花柱2，上部分离，下部合生。④浆果扁圆形，成熟时鲜红色，内有两粒半圆形种子。⑤花期夏季。

生境分布　生长于山坡密林中。分布于我国东北诸省，辽宁和吉林有大量栽培，近年来河北、山西、陕西、甘肃、宁夏、湖北等地也有种植。

精选验方

①**大失血或一切急慢性疾病引起的虚脱、面色苍白、大汗肢冷、呼吸微弱**：人参25～50克。水煎服；或加制附子2～20克，水煎1小时以上服。②**气阴两伤、口渴多汗、气短喘促**：人参、五味子各5克，麦冬15克。水煎服。③**霍乱心烦躁**：人参25克（去芦头），桂心1克（末）。以水约200毫升煎至140毫升，去渣，分2次温服。

三七

【别名】田七、出漆、参三七。

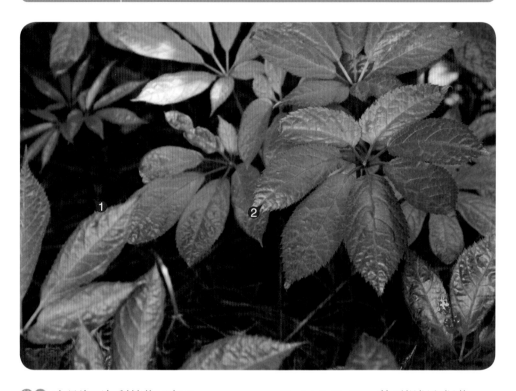

来原 本品为五加科植物三七 *Panax notoginseng* (Burk.) F. H. Chen 的干燥根和根茎。

形态特征 ①多年生草本，高者约60厘米。根茎短，茎直立，光滑无毛。②掌状复叶，具长柄，3～4片轮生于茎顶；小叶3～7，椭圆形或长圆状倒卵形，边缘有细锯齿。③伞形花序顶生，花序梗从茎顶中央抽出，花小，黄绿色。④核果浆果状，近肾形，熟时红色。⑤花期6—8月，果期8—10月。

生境分布 生长于山坡丛林下。分布于云南、广西等地。

精选验方

①**咯血**：三七粉0.5～1克。每日2～3次。②**外伤出血**：三七适量。研极细末外敷，加压包扎。
③**胃寒胃痛**：三七10克，玄胡5克，干姜3克。水煎代茶饮。④**慢性前列腺炎、阴部刺痛**：三七粉3克。水煎服，每日2次。⑤**肺、胃出血**：三七3克。研细末，淡盐汤或温开水送服。⑥**支气管扩张症、肺结核及肺脓肿等病引起的咯血**：三七粉0.6～1克。每日2～3次。⑦**大肠下血**：三七适量。研末，同淡白酒调3～6克服。⑧**心绞痛**：三七粉适量。每次口服0.45克，每日3次，重症加倍。⑨**赤痢血痢**：三七9克。研末，米泔水调服。⑩**跌打损伤**：三七末9克，热黄酒90毫升。用温开水、热黄酒睡时吞服，重者每日2次，轻者1次。⑪**无名肿毒、疼痛不止**：三七适量。磨米醋调涂；已破者，研末干涂。

土贝母

【别名】土贝、草贝、大贝母、地苦胆。

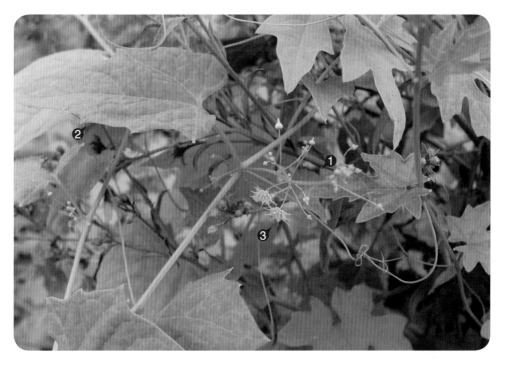

基原 本品为葫芦科植物土贝母 *Bolbostemma paniculatum* (Maxim.) Franquet 的干燥块茎。

形态特征 ①攀缘性蔓生草本。块茎肉质，白色，扁球形，或不规则球形，直径达3厘米。茎纤弱，有单生的卷须。②叶互生，具柄；叶片心形，长宽均4~7厘米，掌状深裂，裂片先端尖，表面及背面粗糙，微有柔毛，尤以叶缘为显著。③腋生疏圆锥花序；花单性，雌雄异株；花萼淡绿色，基部合生，上部5深裂，裂片窄长，先端渐尖，呈细长线状；花冠与花萼相似，但裂片较宽；雄蕊5，花丝1枚分离，其余4枚基部两两成对连合；雌花子房下位，3室，柱头6。④蒴果圆筒状，成熟后顶端盖裂；种子4枚，斜方形，表面棕黑色，先端具膜质翅。⑤花期6—7月，果期8—9月。

生境分布 生长于山坡或平地。分布于河南、河北、山东、山西、陕西、甘肃、云南等地。

精选验方

①**乳痈初起**：土贝母、白芷各等份。研为细末，每服9克，陈酒热服，护暖取汗即消，重者再服。②**热毒蕴结型乳腺癌**：土贝母500克，香附、甲珠各250克。共研为细粉，瓶装备用，口服，每日2次，每次3克。

土茯苓

【别名】冷饭团、红土苓、禹余粮、毛尾薯、山遗粮、山奇粮。

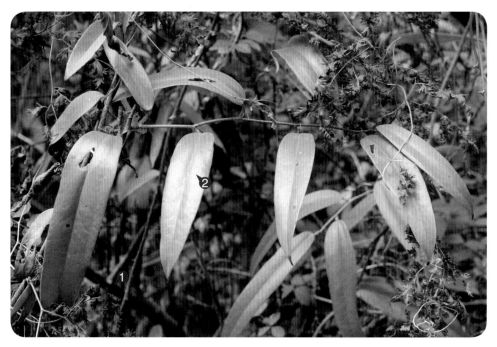

基原 本品为百合科植物光叶菝葜 *Smilax glabra* Roxb. 的干燥块根。

形态特征 ①多年生攀缘灌木，茎无刺。根茎横生于土中，细长，生多数须根，每隔一段间距就会生一肥厚的块状结节，块根状、根茎长5～15厘米，直径2～5厘米，深入土中可达1米余，质颇坚实，外皮坚硬，褐色、凹凸不平，内面肉质粉性，黄白色，密布淡红色小点。②单叶互生，革质，长圆形至椭圆状披针形，长5～12厘米，宽1～5厘米，先端渐尖，基部圆或楔形，全缘，表面绿色，下面有白粉，主脉3条，显著，细脉网状；叶柄长1～2厘米，托叶变为2条卷须。③花单性，雌雄异株，为腋生伞形花序，花序梗极短，长1～3毫米，小花梗纤细，长1～1.7厘米，基部有多枚宿存的三角形小苞片；花被裂片6，二轮；雄蕊6，花丝较花药短；子房上位，3室，柱头3，稍反曲。④浆果球形，熟时紫红色，外被白粉。⑤花期7—8月。

生境分布 生长于山坡林下、路旁丛林及山谷向阳处。分布于华东、中南、西南及陕西等地。

精选验方

①预防钩端螺旋体病：土茯苓、鱼腥草、车前草、大青、夏枯草、海金沙、贯众、马兰各15克。于流行季节每日1剂，煎水当茶饮。②钩端螺旋体病：土茯苓100克、甘草15克。水煎服，每日1剂；体质较好者，土茯苓可加至150克；若高热、症重者，应及时就医。

京大戟

【别名】大戟、龙虎草、天平一枝香、鼓胀草、将军草、震天雷。

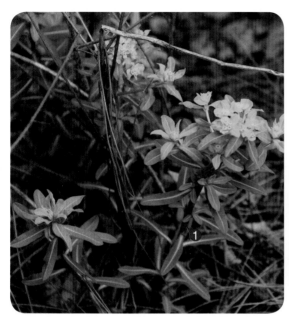
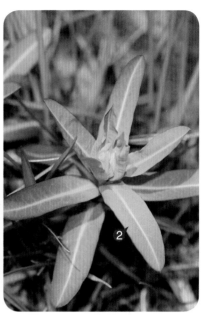

基原 本品为大戟科植物大戟 *Euphorbia pekinensis* Rupr. 的干燥根。

形态特征 ①多年生草本，高30～100厘米，富含白色乳汁。根圆锥状。茎直立，单一或上部分枝，被白色短柔毛。②单叶互生，近无柄，叶片长圆形以至长椭圆形或近于披针形，长3～8厘米，宽0.5～1.2厘米，先端尖，基部稍狭，边缘具细锯齿，下面苍白色，散生柔毛，茎顶5叶轮生而平展，较宽大。③总花序常有5伞梗，每伞梗再分3～4小枝，其基部着生4叶，对生如"十"字形，每小枝又作一至数回叉状分枝，其分叉处着生近圆形叶一对；夏季各小枝顶端开黄绿色小花，花单性同株，皆生于钟状总苞中；顶端4裂，腺体椭圆形，无花瓣状附属物；子房球形，3室；花柱3，顶端2裂。④蒴果三角状扁球形，表面具疣状突起；种子卵形光滑。⑤花期4—5月，果期6—7月。

生境分布 生长于路旁、山坡及原野湿润处。分布江苏、江西、四川、广西等地。

精选验方

①**温疟寒热腹胀**：京大戟25克，柴胡、姜制半夏各15克，广皮5克，生姜3片。水500毫升，煎七分服。②**通身肿满喘息、小便涩**：京大戟（去皮，细切，微妙）100克，干姜（炮）15克。研为末，用生姜汤调下15克，良久，温饮糯米汤，大小便利则止。③**水气肿胀**：京大戟50克，广木香25克。为末，于五更酒服1.25克，并煎取汁煮粥，忌咸物。④**腹水胀满、二便不通**：京大戟1.5克，牵牛子7.5克，大枣5枚。水煎服。

川木香

【别名】木香、铁杆木香、槽子木香。

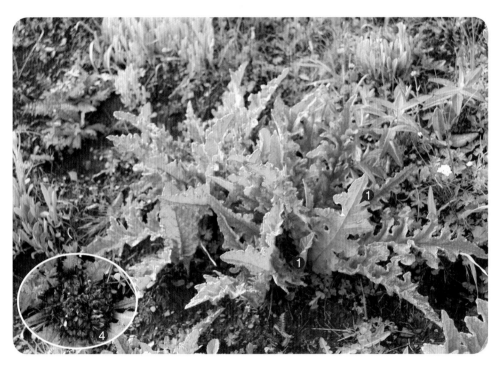

基原 本品为菊科植物川木香 *Vladimiria souliei* (Franch.) Ling 或灰毛川木香 *Vladimiria souliei* (Franch.) Ling var. *cinerea* Ling 的干燥根。

形态特征 ①多年生草本。主根圆柱形，直径1~2.5厘米，外皮褐色，少有分枝。②叶基生，呈莲座状平铺地面，叶柄长8~20厘米；叶片卵形或长圆状披针形，长20~30厘米，宽10~20厘米，通常5~7羽状分裂，裂片卵状披针形，有细锯齿，两面均被伏毛，下面并疏生蛛丝状毛和腺点。③头状花序单一或6~8个集生于枝顶，直径约3厘米，苞片有缺刻或齿裂，生于花序梗上，放射状排列在花序外围，总苞片4列，卵形至披针形；花全为管状花，紫色，长者约4厘米。雄蕊5，花药箭形，顶端有长尾，子房下位。④瘦果扁平，具三棱，有宿存冠毛；冠毛多层，芒状不等长，最外层皱曲，先向下曲后又向上反折。⑤花期7—8月，果期8—9月。

生境分布 生长于海拔3700~3800米的高山草地。主要分布于四川西部及西藏。

精选验方

①腰痛：川木香5克，杜仲（炒去丝）、八角茴香各15克。水1盏，酒半盏煎服，渣再煎。②肝炎：川木香适量。研末，每日9~18克，分3~4次服用。③痢疾腹痛：川木香6克，黄连12克。水煎服。④胆绞痛：川木香10克，生大黄10~20克。加开水300毫升浸泡10分钟，频频饮服。

川牛膝

【别名】肉牛膝、甜牛膝、天全牛膝、大牛膝、白牛膝、拐牛膝、龙牛膝。

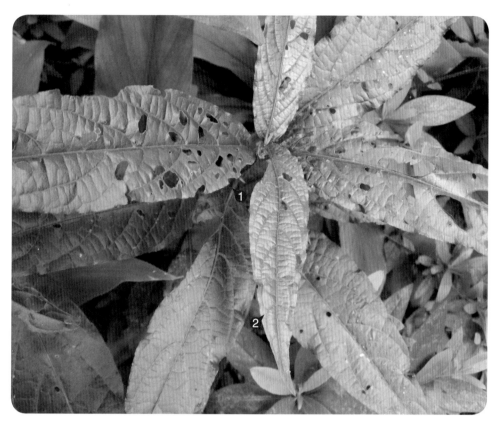

基原 本品为苋科植物川牛膝 *Cyathula officinalis* Kuan 的干燥根。

形态特征 ①多年生直立草本，高40～100厘米。枝由节部对生，亦近四棱形，具条纹或沟纹。②叶对生，有柄，叶片椭圆形或长椭圆形，上面深绿色，密生倒伏糙毛，下面灰绿色，密生长柔毛。③多数绿白色小花顶生或腋生，密集成圆头状，雄蕊与退化雄蕊的基部连合成鞘状，膜质。④胞果长椭圆形，略压扁，暗灰色；种子卵形，赤褐色。⑤花期秋季。

生境分布 生长于林缘或山坡高草丛中，多为栽培。分布于福建、四川、贵州、云南等地。

精选验方

①**大骨节病**：川牛膝、制草乌、制川乌各150克，红花500克。混合制成散剂，每服1.5克，每日3次，连服40日。②**小儿麻痹后遗症**：川牛膝15克，土鳖虫7个，马钱子（油炸黄）1.5克。共研为细末，分为7包，每晚临睡前服1包，黄酒送下。

川芎

【别名】芎藭、山鞠穷、胡藭。

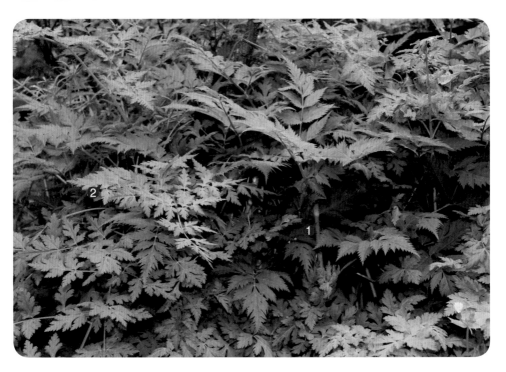

基原 本品为伞形科植物川芎 *Ligusticum chuanxiong* Hort. 的干燥根茎。

形态特征 ①多年生草本，高30～60厘米，根茎呈不规则的结节状拳形，结节顶端有茎基团块，外皮黄褐色，有香气。茎常数个丛生，直立，上部分枝，节间中空，下部的节明显膨大成盘状，易生根。②叶互生，二至三回羽状复叶，叶柄基部扩大抱茎，小叶3～5对，边缘成不整齐羽状全裂或深裂，裂片细小，两面无毛，仅脉上有短柔毛。③复伞形花序顶生，伞梗数十条，小伞梗细短，多数，顶端着生白色小花；花萼5，条形，有短柔毛；花瓣5，椭圆形，先端全缘，中央有短尖凸起，向内弯曲；雄蕊5，伸出花瓣外；子房下位。④双悬果卵圆形，5棱，有窄翅，背棱中有油管1个，侧棱中有2个，结合面有4个。⑤花期夏季。

生境分布 生长于肥沃、湿润、排水良好的土壤中。分布于四川、贵州、云南等地。

精选验方

①月经不调：川芎10克，当归、白芍各15克，熟地黄、香附、丹参各20克。水煎服。②**血虚头痛**：川芎、当归各15克。水煎服。③**头痛眩晕**：川芎10克，蔓荆子、菊花各15克，荆芥穗1.25克。水煎服。④**化脓性副鼻窦炎**：川芎25克，白芷、细辛、薄荷各10克，辛夷、黄连各15克，黄芩20克。水煎服，每日1剂。

川赤芍

【别名】山芍药、红芍、花叶红芍。

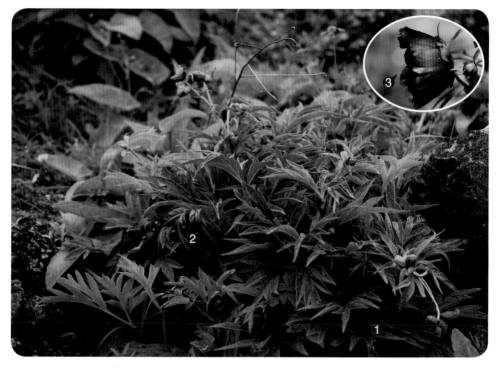

基原 本品为毛茛科植物川赤芍 *Paeonia. veitchii* Lynch 的干燥根。

形态特征 ①多年生草本。茎直立。②茎下部叶为二回三出复叶，小叶通常二回深裂，小裂片宽0.5～1.8厘米。③花2～4朵生于茎顶端和其下的叶腋；花瓣6～9，紫红色或粉红色；雄蕊多数；心皮2～5。④蓇葖果密被黄色茸毛。根为圆柱形，稍弯曲，表面暗褐色或暗棕色，粗糙，有横向突起的皮孔，手搓则外皮易破而脱落（俗称糟皮）。⑤花期5—6月，果期7—8月。

生境分布 生长于海拔2700～3700米的高山阴暗处、林下或林边。分布于山西、甘肃、青海、四川、西藏等地。

精选验方

①**冠心病、心绞痛**：赤芍10克，丹参20克，降香、川芎各15克。水煎服。②**血瘀疼痛、血瘀痛经**：赤芍、延胡索、香附、乌药、当归各6克。水煎服。③**胁肋瘀痛**：赤芍9克，青皮、郁金各6克。水煎服。④**血瘀头痛**：赤芍、川芎各9克，当归、白芷、羌活各6克。水煎服。⑤**鼻疮**：赤芍、玄参各12～15克，金银花20克，连翘10克。每日1剂，水煎分3次服，连服3～6日。⑥**胃十二指肠溃疡**：赤芍、白芍、川楝子各5～6克。每日1剂，水煎分2次服。

丹参

【别名】赤参、红丹参、紫丹参。

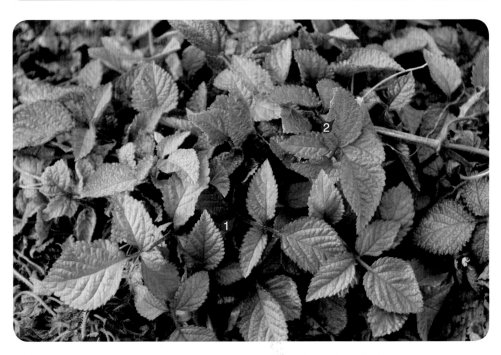

基原 本品为唇形科植物丹参 *Salvia miltiorrhiza* Bge. 的干燥根和根茎。

形态特征 ①多年生草本，高30～100厘米，全株密被淡黄色柔毛及腺毛。根细长，圆柱形，长10～25厘米，直径0.8～1.5厘米，外皮土红色。茎四棱形，上部分枝。②叶对生，奇数羽状复叶，小叶通常5，有时3或7，顶端小叶片最大，侧生小叶较小，具短柄或无柄；小叶片卵圆形至宽卵圆形，长2～7厘米，宽0.8～5厘米，先端急尖或渐尖，基部斜圆形，边缘有圆齿，两面密被白色柔毛。③顶生和腋生的轮伞花序，每轮有花3～10朵，多轮排成疏离的总状花序；花萼略成钟状，紫色；花冠二唇形，蓝紫色，长约2.5厘米，上唇直立，略呈镰刀状，先端微裂，下唇较上唇短，先端3裂，中央裂片较两侧裂片长且大，又作2浅裂；发育雄蕊2，伸出花冠管外而盖于上唇之下，退化雄蕊2，着生于上唇喉部的两侧，花药退化成花瓣状，花盘基生，一侧膨大；子房上位，4深裂，花柱较雄蕊长，柱头2裂，裂片不相等。④小坚果长圆形，熟时暗棕色或黑色，包于宿萼中。⑤花期夏季。

生境分布 生长于向阳山坡草丛、沟边、路旁或林边等。分布于全国大部地区。

精选验方

①月经不调、腹痛、腰背痛：丹参适量。研末，每次6克，每日2次。②慢性胃炎、胃及十二指肠溃疡、胃肠神经官能症对于气滞血瘀、上腹疼痛者：丹参30克，檀香、砂仁各5克。水煎服。

升麻

【别名】黑升麻、龙眼根、窟窿牙根。

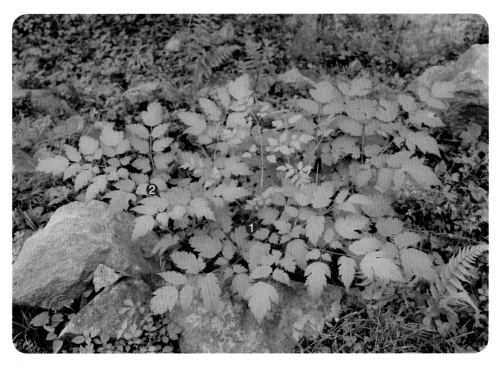

基原　本品为毛茛科植物大三叶升麻 *Cimicifuga heracleifolia* Kom.、兴安升麻*Cimicifuga dahurica* (Turcz.) Maxim . 或升麻 *C. foetida* L. 的干燥根茎。

形态特征　升麻：①多年生草本。根茎呈不规则长块状，黑褐色，有洞状茎痕，多须根。茎高1米左右，无毛或疏生柔毛。②下部茎生叶为二或三回三出复叶；叶柄长达17厘米；小叶宽菱形或窄卵形，长5～10厘米，宽3.5～9厘米，边缘有不规则锯齿。③花两性，退化雄蕊顶端微凹或2浅裂，无空花药；子房密生白色短柔毛；顶生小叶近菱形。④蓇葖果长7～8毫米。⑤花期7—8月。

生境分布　生于微酸或中性的富殖质土壤中。分布于山西、河南、陕西、甘肃、青海、四川、云南、西藏等地。

精选验方

①**麻疹、斑疹不透**：升麻、赤芍、甘草各5克，葛根10克。水煎服。②**喉痹作痛**：升麻片适量。含咽；或以15克煎服取吐。③**口热生疮**：升麻30株，黄连18株。上药研末，绵裹含，咽汁。
④**雷头风、头面疙瘩肿痛，以及憎寒壮热、状如伤寒**：升麻、苍术各25克，荷叶1片。水煎服。
⑤**咽喉闭塞、津液不通**：升麻25克，大蓟、白矾、马牙硝、玄参各0.5克。将上药捣罗为末，炼蜜和丸如楝子大，用薄绵裹，常含1丸咽津。

天南星

【别名】南星、生南星、生天南星。

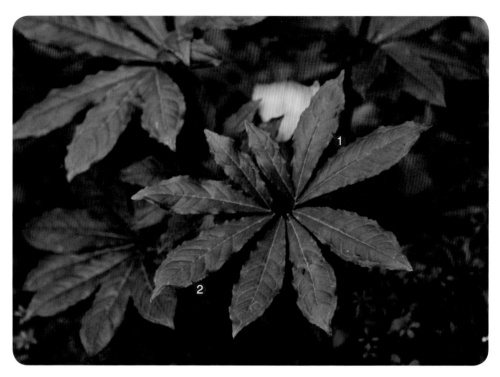

基原 本品为天南星科植物天南星 *Arisaema erubescens* (Wall.) Schott、异叶天南星 *Arisaema hcterophyllum* Bi. 或东北天南星 *Arisaema amurense* Maxim. 的干燥块茎。

形态特征 ①株高40~90厘米。②叶一枚基生，叶片放射状分裂，披针形至椭圆形，顶端具线形长尾尖，全缘，叶柄长，圆柱形，肉质，下部成鞘，具白色和散生紫色斑纹。③总花梗比叶柄短，佛焰苞绿色和紫色，肉穗花序单性，雌雄异株，雌花序具棒状附属器，下具多数中性花，无花被，子房卵圆形，雄花序的附属器下部光滑并有少数中性花。④浆果红色，球形。

生境分布 生长于丛林之下或山野阴湿处。天南星分布于河南、河北、四川等地；异叶天南星分布于江苏、浙江等地；东北天南星分布于辽宁、吉林等地。

精选验方

①**痰湿痹痛**：天南星、苍术各等份，生姜3片。水煎服。②**风痫**：天南星适量。九蒸九晒后研为末，姜汁糊丸如梧桐子大，煎人参、菖蒲汤或麦冬汤下20丸。③**诸风口噤**：天南星（炮、锉）适量，大人15克，小儿5克，生姜5片，紫苏叶5克。水煎减半，入雄猪胆汁少许，温服。④**身面疣子**：天南星末适量。醋调涂患处。⑤**中风**：天南星3克，冰片1.5克，乌梅6克。共研为细末搽牙齿。

天冬

【别名】天门冬、明天冬、天冬草。

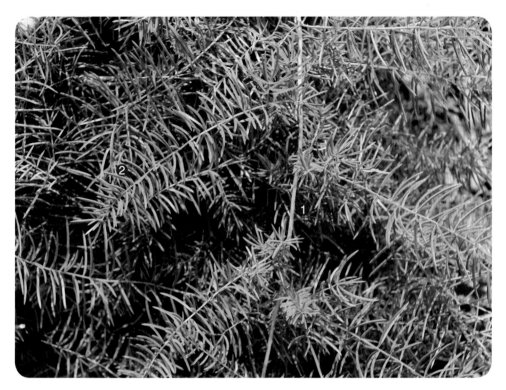

基原 本品为百合科植物天冬 *Asparagus cochinchinensis* (Lour.) Merr. 的干燥块根。

形态特征 ①多年生攀缘草本，全体光滑无毛。块根肉质，丛生，长椭圆形或纺锤形，长4~10厘米，外皮灰黄色。②茎细长，常扭曲，长1~2米，有很多分枝；叶状枝通常2~4丛生，扁平而具棱，条形或狭条形，长1~2.5厘米，少数达3厘米，宽1毫米左右，略伸直或稍弯曲，先端刺针状，叶退化成鳞片状，在主茎上变为下弯的短刺。③花黄白色或白色，杂性，1~3朵丛生，下垂，花梗中部有关节；花被6，排成二轮；雄蕊6，着生于花被管基部，花药呈丁字形；子房3室，柱头3歧。④浆果球形，熟时红色；种子1粒。⑤花期夏季。

生境分布 生长于阴湿的山野林边、山坡草丛中或丘陵地带灌木丛中，也有人工栽培。分布于华南、西南、华中及河南、山东等地。

精选验方

①**疝气**：鲜天冬25~50克（去皮）。水煎服，酒为引。②**催乳**：天冬100克。炖肉服。③**风癫发作，症见耳如蝉鸣、两胁牵痛**：天冬（去心、皮）适量。晒干捣为末，每次1匙，以酒送下，每日3次。④**心烦**：天冬、麦冬各15克，水杨柳9克。水煎服。

天名精

【别名】荆甄、豕首、麦句姜、蛤蟆蓝、天芜菁、玉门精、鼠颉、蟾蜍兰、地菘、天蔓菁、葵松。

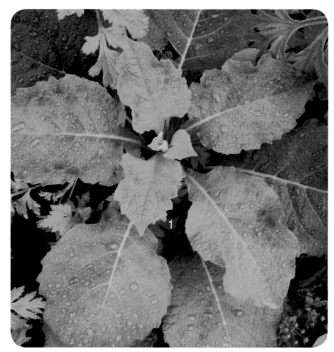
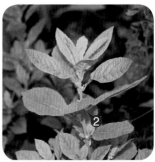
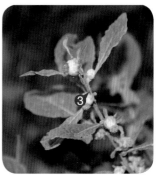

基原 本品为菊科植物天名精 *Carpesium abrotanoides* L. 的根及茎叶。

形态特征 ①多年生草本，高30～100厘米，有臭气。茎直立，幼时被细软毛，后渐脱落，上部二叉状分枝。②叶互生，有短柄，向上渐无柄；叶片卵状椭圆形至椭圆状披针形，长10～15厘米，宽5～8厘米，先端尖或钝，全缘或有不规则锯齿，深浅亦稍不等，两面疏生短毛，脉上较密，下面有腺点。③头状花序，直径6～8毫米，单独沿小枝叶腋密生，梗极短，初直立，开花时下垂；总苞钟形或稍带圆形，总苞片3列，外层苞片较短，卵圆形，中层和内层苞片长椭圆形，先端圆钝，花冠全为管状花，黄色，边缘为雌花，花管细长，先端5裂，中央为两性花；花管窄细，先端亦5裂，花后雌雄蕊均外露，柱头2裂，伸出花冠之外。④瘦果细长，顶端有柱状短喙，黑褐色，无冠毛，具纵沟，有黏汁。⑤花期夏季。

生境分布 生长于山坡、林下及路边草丛中。分布于陕西、江苏、浙江、福建、台湾、江西、河南、湖北、湖南、四川、贵州、云南等地。

精选验方

①咽喉肿塞、痰涎壅滞、喉肿水不可下者：天名精适量。捣汁，鹅翎扫入。②缠喉风：天名精适量。研细，生蜜和为丸如弹子大，噙化1～2丸。

天麻

【别名】赤箭、木浦、明天麻、定风草根、白龙皮。

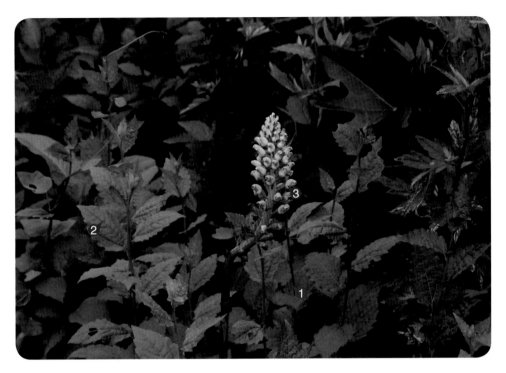

基原 本品为兰科植物天麻 *Gastrodia elata* Bl. 的干燥块茎。

形态特征 ①多年生寄生草本，高60～100厘米。地下块茎横生，肥厚，肉质长圆形或椭圆形，长约10厘米，径粗3～4.5厘米，形如马铃薯，有不明显的环节。茎单一，直立，圆柱形，黄赤色，稍带肉质。②叶呈鳞片状，淡黄褐色，膜质，长1～2厘米，基部成鞘状抱茎。③总状花序顶生，长10～30厘米；花多数，黄赤色；花冠不整齐，口部倾斜，基部膨大，呈歪壶状；苞片披针形至窄长圆形。④蒴果长圆形至长倒卵形，有短梗；种子多而细，粉尘状。⑤花期6—7月。

生境分布 生长于林下阴湿环境和腐殖质较厚的土壤上。分布于四川、云南、贵州、西藏等地，陕西、河北、安徽、江西、湖北及东北各地也有分布。

精选验方

①**头晕、肢体疼痛、皮肤瘙痒、偏头痛等**：天麻9克，川芎6克。水煎2次，混合药液，分早、晚服用，每日1次。②**风湿痹痛、四肢拘挛**：天麻25克，川芎100克。共研为末，炼蜜做成丸子如芡子大，每次嚼服1丸，饭后茶或酒送下。③**半身不遂、风湿痹痛、坐骨神经痛、慢性腰腿痛**：天麻、杜仲、牛膝各30克，枸杞子50克，羌活20克。上药分别切片放烧酒中，浸泡7日后取饮，每次服1小杯，每日2～3次。

巴戟天

【别名】鸡肠风、鸡眼藤、黑藤钻、兔仔肠、三角藤、糠藤。

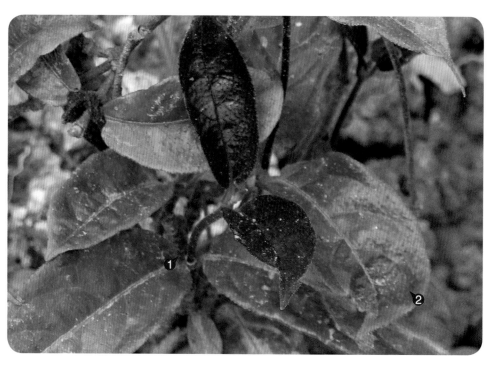

基原 本品为茜草科植物巴戟天 *Morinda officinalis* How 的干燥根。

形态特征 ①草质缠绕藤本。根肉质肥厚，圆柱形，有不规则的断续膨大部分，外皮黄褐色。茎有细纵条棱，幼时有褐色粗毛。②叶对生，叶柄长4～8毫米，有褐色粗毛；叶片长椭圆形，长3～13厘米，宽1.5～5厘米，先端短，渐尖，基部钝或圆形，稀为窄楔形，全缘，上面深绿色，嫩叶常呈紫色，并有稀疏短粗毛，老时光滑无毛，下面沿中脉上被短粗毛，叶缘有短睫毛；托叶膜质，鞘状。③花序头状，有小花3～10朵，常2～4朵成伞形排列于小枝顶端，稀为腋生；花萼倒圆锥形，不等分裂；花冠肉质漏斗状，白色，4深裂，长4～7毫米；雄蕊4，着生于花冠管内近基部，花药几无柄；雌蕊1，子房下位，花柱2深裂。④核果球形至扁球形，直径6～11毫米，熟时红色。⑤花期4—5月。

生境分布 生长于山谷、溪边或丘陵地疏林下。分布于福建、广西、广东等地。

精选验方

①**老人衰弱、足膝痿软**：巴戟天、熟地黄各10克，人参4克（或党参10克），菟丝子、补骨脂各6克，小茴香2克。水煎服，每日1剂。②**遗尿、小便不禁**：巴戟天、覆盆子各12克，益智仁10克。水煎服，每日1剂。

牛蒡

【别名】恶实、荔实、鼠粘、大力子、蒡翁菜、便牵牛、蝙蝠刺。

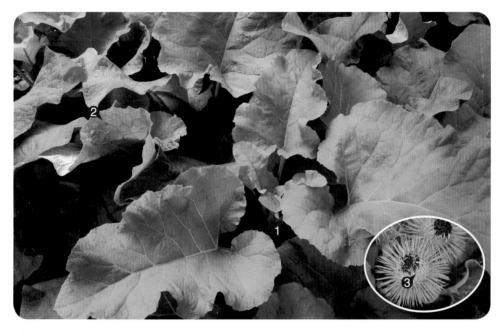

基原　本品为菊科植物牛蒡 *Arctium lappa* L. 的根。其果实（牛蒡子）亦供药用。

形态特征　①多年生草本，高1～2米。主根肉质，长30～60厘米。茎直立，多分枝，紫色，有微毛。②基生叶丛生，茎生叶互生，有长柄，向上柄渐短；叶片心状卵形至宽卵形，长40～50厘米，宽30～40厘米，先端圆钝，基部通常为心形，边缘带波状或具细锯齿，下面密被白色绵毛。③头状花序簇生茎顶，略呈伞房状，直径3～4厘米，有梗；总苞球形，密被钩刺状苞片；全为管状花，先端5裂，裂片窄长三角形，聚药雄蕊5，花药紫色；子房下位，花柱长，柱头线状。④瘦果，长椭圆形或倒卵形，略呈三棱状，具不明显棱线，长5～6毫米，宽约2.5毫米，表面灰褐色，上具斑点；冠毛短刺状，淡黄棕色。⑤花期夏季。

生境分布　生长于路旁、沟边或山坡草地，有栽培。全国各地均有分布。

精选验方

①**咽喉肿痛、咳嗽吐痰、儿童麻疹不透**：牛蒡根30克（研滤取汁100毫升），粳米50克。粳米煮成粥，临熟加入牛蒡根汁调匀服用。②**牙痛、齿龈肿**：牛蒡根500克。捣汁，加盐5克，在银器中熬成膏，涂牙龈。③**诸疮肿毒**：牛蒡根3条。洗净煮烂捣汁，加米煮粥，每次食用1碗。④**月经不通**：牛蒡根1000克。锉小，蒸3遍，装入布袋，用酒12000毫升泡5日，每次饭前温服1碗。⑤**一切风疾年久不愈**：牛蒡根1000克，生地黄、枸杞子、牛膝各3000克。装在袋子里，泡酒3000毫升，每日取饮适量。

牛膝

【别名】怀牛膝、牛髁膝、山苋菜、对节草、红牛膝、杜牛膝。

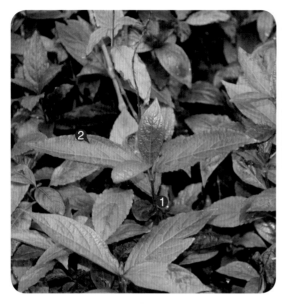

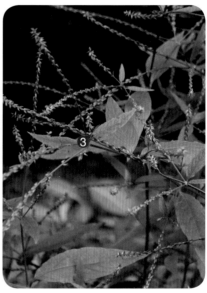

基原 本品为苋科植物牛膝 *Achyranthes bidentata* Bl. 的干燥根。

形态特征 ①多年生草本，高0.7～1.2米。根粗壮，圆柱形，栽培品长1米以上，土黄色。茎直立，四棱形，分枝，节膨大如牛膝盖，故名"牛膝"，被柔毛。②单叶对生，有柄；叶片膜质，椭圆形或椭圆状披针形，长5～12厘米，宽2～6厘米，先端渐尖，基部宽楔形，全缘，两面被柔毛。③穗状花序顶生或腋生，花后总梗延长，花序轴密被长柔毛，花开放后平展或下倾；苞片宽卵形，具芒，花后开展或反折；小苞片针刺状，近基部两侧具耳状边缘，花被5，雄蕊5，退化雄蕊舌状，边缘波状，短于花丝，顶端不撕裂。④胞果矩圆形，长约2.5毫米。⑤花期秋季。

生境分布 生长于屋旁、林缘、山坡草丛中。分布遍及全国，在有些地区则为大量栽培品种。河南产的怀牛膝，品质最佳。

精选验方

①**血瘀闭经**：牛膝、红花、桃仁、香附、当归各9克。水煎服。②**尿道结石**：牛膝30克，乳香9克。水煎服，重症每6小时服1剂，轻症每日1～2剂。③**功能性子宫出血**：牛膝30～45克。每日水煎服，或分2次服。④**乳糜尿**：牛膝90～120克，芹菜籽45～60克。水煎2次混匀，分2～3次服，一般连用3～4剂。⑤**术后肠粘连**：牛膝、木瓜各50克。浸泡于500毫升白酒中，7日后饮用，每晚睡前饮用1次，以能耐受为度。⑥**胎位不正**：牛膝、川芎、附子各10克，党参25克，当归15克，升麻3克。水煎服。⑦**轻度或中度白喉**：鲜牛膝30克，重楼、一枝黄花各10克。水煎服。

仙茅

【别名】独茅、山棕、地棕、千年棕、番龙草。

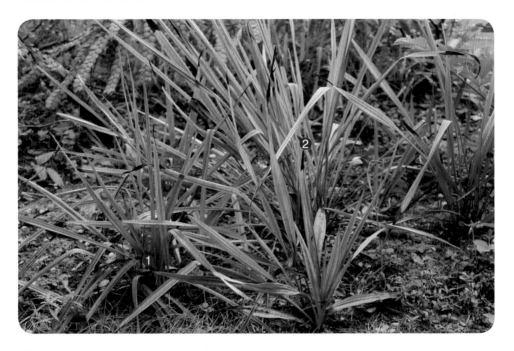

基原 本品为石蒜科植物仙茅 *Curculigo orchioides* Gaertn. 的根茎。

形态特征 ①多年生草本。根茎延长，粗壮，肉质，圆柱状，直立入地，长者约10厘米，外表棕褐色，内部肉白色。②叶基生，3～6枚，条状披针形至披针形，通常10～30厘米，宽1～2厘米，变化甚大，先端渐尖，基部下延成柄，柄基部扩大成鞘，鞘呈紫红色，平行脉明显，两面疏生柔毛。③花腋生，花梗长1～2.5厘米，藏于叶鞘内，不出土；花杂性，上部为雄花，下部为两性花；苞片披针形，长3～5厘米；绿色，膜质，被长柔毛，花的直径约1厘米，花被下部细长管状，长约2厘米或更长，上部6裂，裂片披针形，长8～12毫米，内面黄色，外面白色，有长柔毛；雄蕊6，花丝短；子房下位，其顶端有一凸出物，长可达2.5厘米，生有白长毛，柱头棒状，3深裂，其裂片比花柱长。④蒴果椭圆形，长约1.2厘米，不开裂；种子有光泽，黑色。⑤花期6—8月。

生境分布 生长于山坡、丘陵草丛中及灌木丛边。分布于华东、中南、西南等地。

精选验方

①**阳痿、耳鸣：**仙茅、金樱子根及金樱子各25克。炖肉吃。②**妇人崩漏下血：**仙茅15克（为末），全当归、蛇果草各等份。将后二味煎汤，点水、酒将仙茅末送下。③**老年遗尿：**仙茅50克。泡酒服。

冬葵

【别名】冬苋菜、滑滑菜、土黄芪、皱叶锦葵。

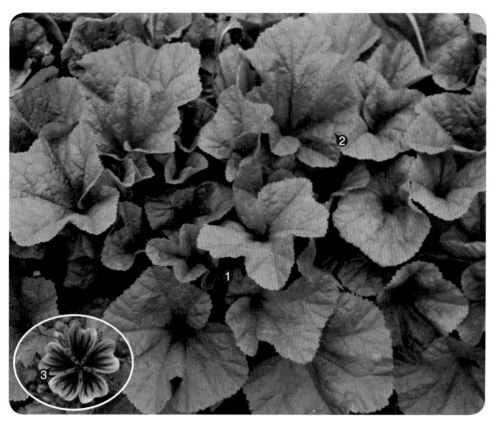

基原 本品为锦葵科植物冬葵 *Malva verticillata* L. 的根。

形态特征 ①一年生草本，高30～90厘米。茎直立，被疏毛或几无毛。②叶互生；掌状5～7浅裂，圆肾形或近圆形，基部心形，边缘具钝锯齿，掌状5～7脉，有长柄。③花小，丛生于叶腋，淡红色，小苞片3，广线形；萼5裂，裂片广三角形；花冠5，倒卵形，先端凹入；雄蕊多数，花丝合生；子房10～12室，每室有1个胚珠。④果实扁圆形，由10～12心皮组成，果熟时各心皮彼此分离，且与中轴脱离，心皮无毛，淡棕色。

生境分布 生长于平原、山野等处。多为栽培。分布于湖南、四川、江西、甘肃等地。

精选验方

①产后乳汁少：冬葵根100克。炖猪肉吃。②小儿褥疮：冬葵根适量。烧成末热敷。③口吻疮：冬葵根适量。烧成末热敷。④气虚浮肿：冬葵根50克。水煎，兑糖服。

半夏

【别名】地文、三叶老、三步跳、麻玉果、燕子尾。

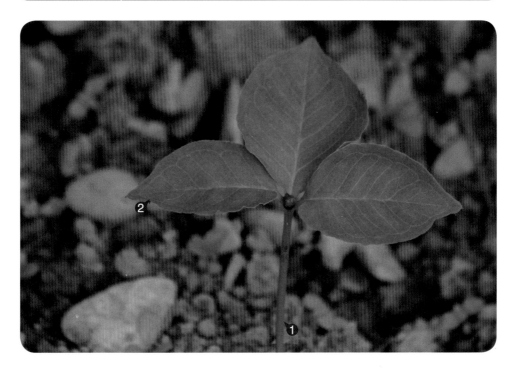

基原 本品为天南星科植物半夏 *Pinellia ternata* (Thunb.) Breit. 的干燥块茎。

形态特征 ①多年生草本，高15~30厘米。地下块茎球形或扁球形，直径1~2厘米，下部生多数须根。②叶从块茎顶端生出，幼苗时常具单叶，卵状心形；老株的叶为3小叶的复叶，小叶椭圆形至披针形，中间一片比较大，两边的比较小，先端锐尖，基部楔形，有短柄，叶脉为羽状网脉，侧脉在近边缘处连合；叶柄下部内侧面生1白色珠芽，有时叶端也有1枚，卵形。③花葶高出于叶，长约30厘米；佛焰苞下部细管状，绿色，内部黑紫色，上部片状，呈椭圆形；肉穗花序基部一侧与佛焰苞贴生，上生雄花，下生雌花，花序轴先端附属物延伸呈鼠尾状。④浆果熟时红色。⑤花期5—7月。

生境分布 生长于潮湿肥沃的沙质土上，多见于房前屋后、山野溪边及林下。主产于南方各地，东北、华北以及长江流域均有分布。

精选验方

①湿痰喘急、心痛：半夏适量。香油炒，研末，制成丸梧桐子大，每次30~50丸，姜汤下。②时气呕逆不下、吐呕：半夏15克，生姜、茯苓各10克。水煎服。③癫狂痛症：半夏15克，秫米30克，蜂蜜20毫升。水煎服。

玄参

【别名】元参、乌元参、黑参。

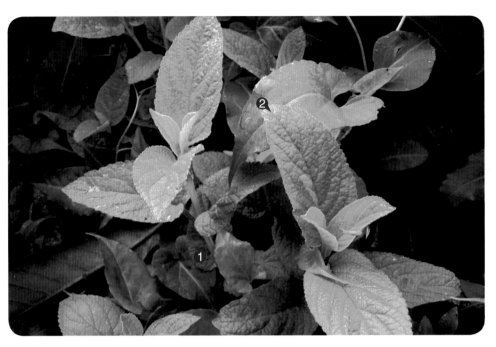

基原 本品为玄参科植物玄参 *Scrophularia ningpoensis* Hemsl. 的干燥根。

形态特征 ①多年生草本，高60～120厘米。根圆锥形或纺锤形，长者约15厘米，下部常分叉，外皮灰黄褐色，干时内部变黑。茎直立，四棱形，常带暗紫色，有腺状柔毛。②叶对生，近茎顶者互生，有柄，向上渐短；叶片卵形至卵状披针形，长7～20厘米，宽3.5～12厘米，先端略呈渐尖状，基部圆形或宽楔形，边缘具细密锯齿，无毛或下面脉上有毛。③花序顶生，聚伞花序疏散开展，呈圆锥状；花梗细长，有腺毛，萼钟形，5裂；花冠管壶状，有5个圆形裂片，雄蕊4，2个强，另1个退化雄蕊呈鳞片状，贴生在花冠管上；雌蕊1，子房上位，花柱细长，柱头短裂。④蒴果卵圆形，端有喙，稍超出宿萼之外。⑤花期7—8月。

生境分布 生长于竹林、溪旁、丛林及草丛中。主要分布于长江流域和贵州、福建等地。

精选验方

①慢性咽喉肿痛：玄参、生地黄各15克，连翘、麦冬各10克。水煎服。②**热毒壅盛、气血两燔、高热神昏、发斑发疹**：玄参、甘草各10克，石膏30克，知母12克，水牛角60克，粳米9克。水煎服。③**瘰疬、颈部淋巴结肿大**：玄参、牡蛎、贝母各等份。研为粉，炼蜜为丸，每服9克，每日2次。

玉竹

【别名】萎蕤、玉参、尾参、铃哨菜、甜草根、靠山竹。

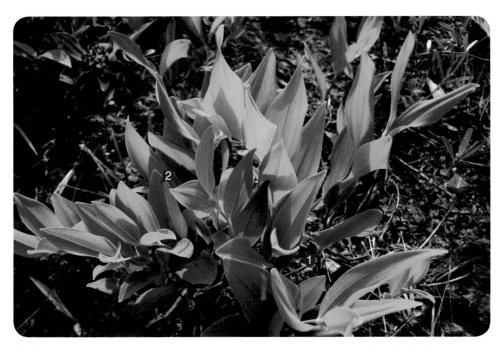

基原 本品为百合科植物玉竹 *Polygonatum odoratum* (Mill.) Druce 的干燥根茎。

形态特征 ①多年生草本，高30～60厘米。根茎横生。肥厚，黄白色，长柱形，直径10～15毫米，多节，节间长，密生多数须根。茎单一，稍斜立，具纵棱，光滑无毛，绿色，有时稍带紫红色。②单叶互生，呈两列；叶柄短或几无柄；叶片椭圆形或窄椭圆形，长6～12厘米，宽3～5厘米，先端钝尖，基部楔形，全缘，上面绿色，下面粉绿色，中脉隆起。③花腋生，单一或两朵生于长梗顶端，花梗俯垂，长12～15毫米，无苞片；花被管窄钟形，绿白色，先端裂片6；雄蕊6，花丝白色，花药黄色，不外露；子房上位，3室，花柱单一，线形。④浆果熟时紫黑色。⑤花期夏季。

生境分布 生长于山野阴湿处、林下及灌木丛中。分布于东北、华北、西北及山东、安徽、河南、湖北、四川等地。

精选验方

①虚咳：玉竹25～50克。与猪肉同煮服。②发热口干、小便涩：玉竹250克。煮汁饮用。③久咳、痰少、咽干、乏力：玉竹、北沙参各15克，北五味子、麦冬各10克，川贝母5克。水煎服，每日1剂。④小便不畅、小便疼痛：玉竹30克，芭蕉120克。水煎取汁，冲入滑石粉10克，分作3次于饭前服。

甘草

【别名】甜草根、红甘草、粉甘草、粉草。

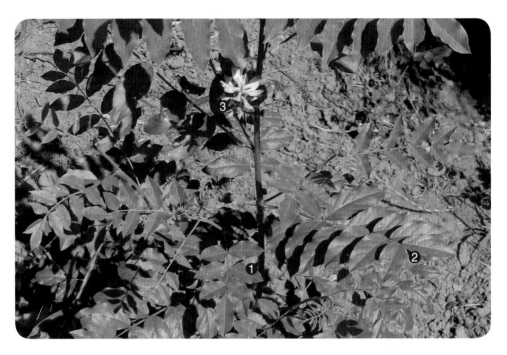

基原 本品为豆科植物甘草 *Glycyrrhiza uralensis* Fisch. 、胀果甘草 *Glycyrrhiza inflata* Bat. 或光果甘草 *Glycyrrhiza glabra* L. 的干燥根和根茎。

形态特征 ①多年生草本，高30～100厘米。根粗壮，呈圆柱形，味甜，外皮红棕色或暗棕色。茎直立，基部带木质，被白色短毛和刺毛状腺体。②奇数羽状复叶互生，叶柄长约6厘米，托叶早落；小叶7～17片，卵状椭圆形，长2～5.5厘米，宽1～3厘米，先端钝圆，基部浑圆，两面被腺体及短毛。③总状花序腋生，花密集；花萼钟状，被短毛和刺毛状腺体；蝶形花冠淡红紫色，长1.4～2.5厘米，旗瓣大，矩状椭圆形，基部有短爪，翼瓣及龙骨瓣均有长爪。④荚果条状长圆形，常密集，有时呈镰状以至环状弯曲，宽6～9毫米，密被棕色刺毛状腺体；种子2～8粒，扁圆形或稍肾形。⑤花期夏季。

生境分布 生长于干燥草原及向阳山坡。分布于东北、华北及陕西、甘肃、青海、新疆、山东等地。

精选验方

①**消化性溃疡**：甘草粉适量。口服，每次3～5克，每日3次。②**原发性血小板减少性紫癜**：甘草12～20克。水煎，早、晚2次分服。③**室性早搏**：生甘草、炙甘草、泽泻各30克。水煎服，每日2剂，早、晚2次分服。④**肺结核**：甘草50克。每日1剂，煎汁分3次服用。

甘遂

【别名】 猫儿眼、化骨丹、甘泽、肿手花、萱根子。

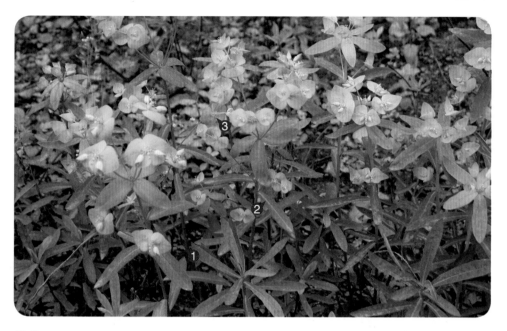

基原 本品为大戟科植物甘遂 *Euphorbia kansui* T. N. Lion ex T. P. Wang 的干燥块根。

形态特征 ①多年生草本，高25～40厘米，全体含白色乳汁。根细长而微弯曲，部分呈串珠状，亦有呈长椭圆形的，外皮棕褐色，其上生有少数细长侧根及须根。茎直立，下部稍木质化，淡红紫色，上部淡绿色，无毛。②单叶互生，几无柄；茎下部的叶条状披针形，中部的叶窄披针形，长3.5～9厘米，宽0.4～1厘米，先端钝，基部楔形，全缘，光滑无毛。③花单性，雌雄同株，顶生总花序有5～9伞梗，每伞梗再二叉状分枝，在各分枝处均有一对长卵状至三角状宽心形全缘的叶状苞片，杯状花序总苞钟状，4裂，腺体4，生于裂片之间的外缘，呈新月形，黄色。④蒴果近圆形。⑤花期夏、秋季。

生境分布 生长于山沟底、山坡、路旁和草丛中。分布于河北、山西、陕西、甘肃、河南、四川等地。

精选验方

①**渗出性胸膜炎、肝硬化腹水、血吸虫病腹水、慢性肾炎水肿、二便不通**：甘遂、大戟、芫花各等份，大枣10枚。前三味混合研末，每次1～3克，大枣煎汤，于清晨空腹送服。②**癫痫**：甘遂、朱砂各3克。将甘遂入鲜猪心中煨熟，取出药，与朱砂研粉和匀，分作4丸，每次1丸，用猪心煎汤送下。③**小儿睾丸鞘膜积液**：甘遂、赤芍、枳壳、昆布各10克，甘草5克。水煎服，连用3～7日。

白及

【别名】白根、地螺丝、连及草、羊角七。

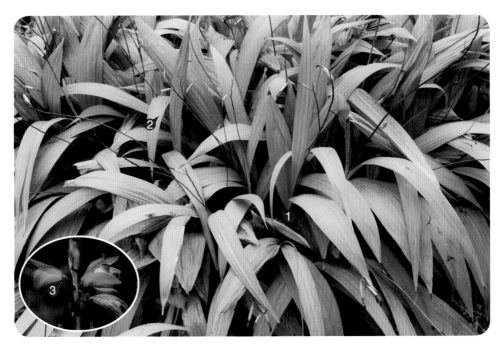

基原 本品为兰科植物白及 *Bletilla striata* (Thunb.) Reichb. f. 的干燥块茎。

形态特征 ①多年生草本，高30～60厘米。地下块茎扁圆形或不规则菱形，肉质，黄白色，生有多数须根，常数个并生，其上有多个同心环形叶痕，形似"鸡眼"，又像"螺丝"。②叶3～6片，披针形或广披针形，长15～40厘米，宽2.5～5厘米，先端渐尖，基部下延成鞘状抱茎。③总状花序顶生，常有花3～8朵；苞片长圆状披针形，长2～3厘米；花淡紫红色，花瓣不整齐，其中有1较大者形如唇状，倒卵状长圆形，3浅裂，中裂片有皱纹，中央有褶片5。④蒴果纺锤状，长约3.5厘米，有6条纵棱。⑤花期夏季。

生境分布 生长于山坡草丛中及疏林下。各地亦有栽培。分布于华东、华南及陕西、四川、云南等地。

精选验方

①**肺结核咯血：**白及、川贝母、百合各等份。共研细末，每次服5克，每日2～3次。②**支气管扩张咯血、肺结核咯血：**白及、海螵蛸、三七各180克。共研细粉，每服15克，每日3次。③**咯血、吐血、便血：**白及、地榆各1000克，仙鹤草10000克。将白及、地榆研粉，仙鹤草熬膏，混合，制成颗粒压片，每片0.3克，每次3片，每日3次。④**胃肠道出血：**白及适量。研细末，每服10克，每日3次。

白头翁

【别名】野丈人、胡王使者、白头公。

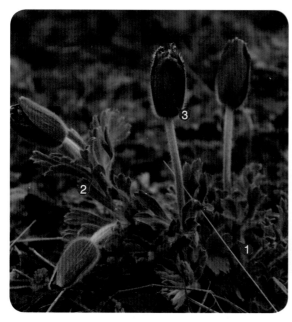

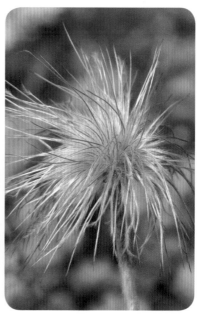

基原 本品为毛茛科植物白头翁 *Pulsatilla chinensis* (Bge.) Regel. 的干燥根。

形态特征 ①多年生草本。根圆锥形，外皮黄褐色，粗糙，有纵纹。②基生叶4～5；叶片宽卵形，长4.5～14厘米，宽8.5～16厘米，下面有柔毛，3全裂，中央全裂片有柄，3深裂，侧生全裂片无柄，不等3裂，叶柄长5～7厘米，密生白色长柔毛。③花葶1～2；总苞钟形，管部长3～10毫米，有密柔毛，裂片条形；花单朵顶生；萼片花瓣状，6片排成2轮，蓝紫色，长2.8～4.4厘米，外面有绵毛；无花瓣；雄蕊多数，花药黄色；心皮多数。④聚合果直径9～12厘米；瘦果长3.5～4毫米，宿存羽毛状花柱，长3.5～6.5厘米。⑤花期4—5月。

生境分布 生长于平原草地、低山草坡或灌木丛中。分布于东北、华北及陕西、安徽、江苏、湖北、四川等地。

精选验方

①**少小阴㿗**：生白头翁根适量。捣烂，敷患处，一宿当作疮，20日愈。②**冷劳泻痢及妇人产后带下**：白头翁（去芦头）25克，艾叶100克（微炒）。上药研为末，米醋1000毫升，入药500毫升，先熬成膏，和丸梧桐子大，每服30丸，空腹，米汤送服。③**瘰疬延生、身发寒热**：白头翁100克，当归尾、牡丹皮、半夏各50克。炒为末，每服15克，白汤调服。④**温疟发作，昏迷如死**：白头翁50克，柴胡、半夏、黄芩、槟榔各10克，甘草3.5克。水煎服。⑤**外痔肿痛**：白头翁根适量。捣烂外涂。

白术

【别名】於术、冬术、浙术、种术。

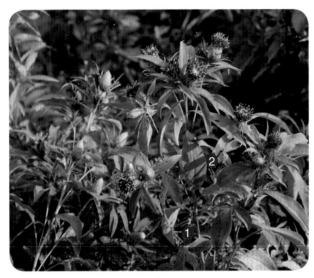
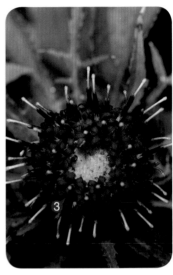

基原 本品为菊科植物白术 *Atractylodes macrocephala* Koidz. 的干燥根茎。

形态特征 ①多年生草本，高30~60厘米。根茎肥厚，略呈拳状，有不规则分枝，外皮灰黄色。茎直立，上部分枝，基部木质化，有不明显纵槽。②叶互生，茎下部叶有长柄，叶片3深裂，偶为5深裂，顶端裂片最大，裂片椭圆形至卵状披针形，边缘有刺状齿；茎上部叶柄渐短，叶片不分裂，椭圆形至卵状披针形，长4~10厘米，宽1.5~4厘米，先端渐尖，基部渐窄下延成柄，边缘有刺，叶脉显著。③头状花序单生于枝端，总苞钟状，总苞片7~8层，覆瓦状排列，总苞基部被一轮羽状深裂的叶状苞片包围；全为管状花，花冠紫色，先端5裂，开展或反卷；雄蕊5；子房下位，表面密被茸毛，花柱细长，柱头头状，顶端有一浅裂缝；冠毛羽状分枝，与花冠略等长。④瘦果椭圆形，稍扁，被有黄白色茸毛。⑤花期秋季。

生境分布 生长于山坡林边及灌木林中。分布于长江流域。全国各地多有栽培。

精选验方

①**久泻、久痢**：白术300克。水煎浓缩成膏，放一夜，倾出上面清水，每次1~2匙，蜜汤调服。②**小儿腹泻（消化不良性）**：白术粉（米汤制）、槟榔粉各等份。每日3餐饭后服用，每次9克，连服3日。③**小儿流涎**：白术9克。捣碎，放细小碗中，加水适量蒸，再加糖少许，分次灌服。④**小儿积食**：白术粉（麸制）、鸡内金粉各5克。拌入面粉内，加入芝麻适量，烤成薄饼食用，连用3日。⑤**便秘**：生白术60克，生地黄30克，升麻3克。将以上3味药先用冷水浸泡1小时，然后加水适量煎煮2次，早、晚各服1次，每日1剂。⑥**小儿夜间磨牙**：白术、柏子仁各等份。蒸食，每次6克，于每晚睡觉前服用，连服2周。

白芷

【别名】香白芷。

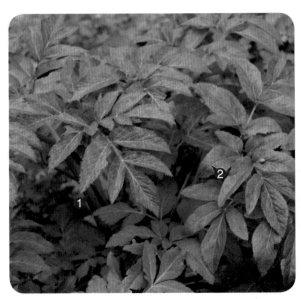
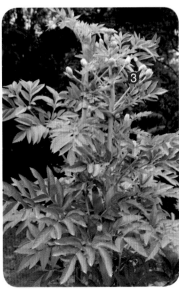

基原 本品为伞形科植物白芷 *Angelica dahurica* (Fisch. ex Hoffm.) Benth. et Hook. f.、杭白芷 *Angelica dahurica* (Fisch.ex Hoffm.) Benth.et Hook.f. *var.formosana* (Boiss.) Shan et Yuan 的干燥根。

形态特征 ①多年生大型草本，高2～2.5米。根粗大，实心，圆锥形，垂直生长，外皮黄褐色，侧根粗长略成纵行排列，基部有横棱形木栓质凸起围绕，凸起不高，有时窄条形。茎粗壮，圆柱形，中空，常带紫色。②茎生叶互生，有长柄，叶柄基部扩大成半圆形叶鞘，叶鞘无毛，抱茎，亦带紫色，二至三回羽状复叶；小叶片披针形至长圆形，基部下延成翅状；茎上部叶无柄，仅有叶鞘。③白色小花，排成复伞形花序，伞幅通常22～38，总苞1～2，膨大成鞘状，小总苞片通常比花梗（小伞梗）长或等长，花梗10余个，花瓣倒卵形，先端内凹。④双悬果扁平，长广椭圆形，分果具5棱，侧棱有宽翅，无毛或有极少毛。⑤花期夏季。

生境分布 生于河岸、溪边、川谷。北方一些地区有栽培。分布于江苏、安徽、浙江、江西、湖北、四川等地。

精选验方

①**鼻窦炎**：白芷、辛夷各15克，苍耳子10克。水煎服。②**感冒及鼻旁窦炎引起的头痛**：白芷、菊花各15克。水煎服。③**头痛、眼睛痛**：白芷12克，生乌头3克。研细末，茶调服，每日2次。④**肿毒热痛**：白芷适量。研细末，醋调敷患处。⑤**牙痛**：白芷3克，冰片0.3克。研为末，吹鼻腔内。⑥**皮肤割伤**：白芷适量。嚼烂，敷患处。

白茅根

【别名】丝茅草、茅草、白茅草、茅草根。

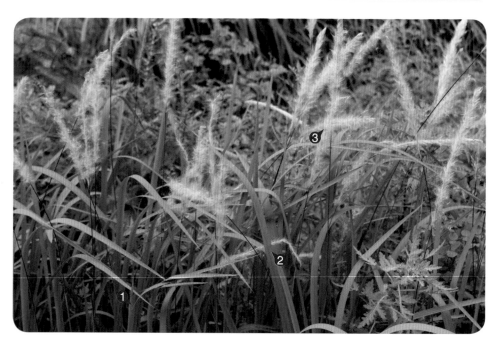

基原 本品为禾本科植物白茅 *Imperata cylindrica* Beauv. var. major (Nees) *C. E. Hubb.* 的干燥根茎。

形态特征 ①多年生草本，高20～80厘米。根茎白色，横走于地下，密集，节部生有鳞片，先端尖、有甜味。秆丛生，直立，节具长4～10毫米的白色柔毛。②单叶互生，集于基部，老时基部常有破碎成纤维状的叶鞘；叶舌干膜质，钝头；叶片扁平，条形或条状披针形，长5～60厘米，宽2～8毫米，先端渐尖，基部渐窄，边缘及背面较粗糙，主脉明显。③圆锥花序圆柱状，长5～20厘米，分枝密集，小穗长3～4毫米，具柄，基部的白色丝状柔毛长于小穗3～5倍；两颖片相等或第一颖片稍短，第一颖较窄，第二颖较宽，第一外稃卵状长圆形，内稃缺如，第二外稃披针形，与内稃等长。④花期夏季。

生境分布 喜阳耐旱，多生长于路旁、山坡、草地中。全国各地均产。

精选验方

①**麻疹口渴**：白茅根50克。煎水频服。②**鼻出血**：白茅根50克。水煎冷后服；亦可加藕节25克同煎服。③**胃出血**：白茅根、生荷叶各30克，侧柏叶、藕节各15克，黑豆少许。水煎服。④**吐血不止**：白茅根1把。水煎服。⑤**血热鼻衄**：白茅根汁100毫升。饮之。⑥**鼻衄不止**：白茅根适量。为末，米泔水服10克。

白薇

【别名】白龙须、马白薇、东白薇。

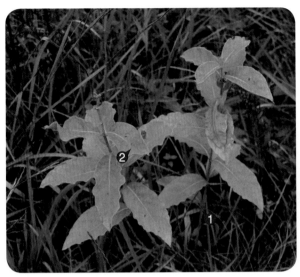
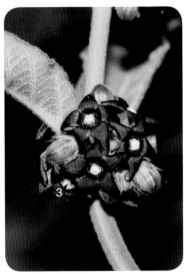

基原 本品为萝藦科植物白薇 *Cynanchum atratum* Bge. 或蔓生白薇 *Cynanchum versicolor* Bge. 的干燥根和根茎。

形态特征 ①多年生草本，高30～60厘米。根茎短，下端簇生多数细长条状根，淡黄棕色，状如马尾。茎直立，圆柱形，密被灰白色短柔毛，折断后有白浆。②单叶对生，有短柄；叶片广卵形或矩圆形，长6～15厘米，宽3～10厘米，先端短尖，基部圆，全缘，上面绿色，下面白绿色，密被灰白色细柔毛，叶脉在背面稍凸起。③黑紫色花，直径1～1.5厘米，簇生于茎梢叶腋间；花萼5深裂，密被细柔毛；花冠5深裂，裂片平展呈五角星状，卵状长圆形；副花冠裂片先端圆，与蕊柱几乎等长，并围绕于其顶端；雄蕊5，顶有膜质体，花药2室，内有黄色花粉块；子房上位，两心皮略连合。④蓇葖果角状纺锤形；种子多数，卵圆形，顶端有白色长绵毛。⑤花期夏季。

生境分布 生长于山坡草丛或林缘灌木丛中。分布于辽宁、河北、陕西、山东、江苏、江西、福建、湖南、广东及西南等地。

精选验方

①**产后血虚发热**：白薇9克，当归12克，人参5克，甘草6克。水煎服。②**虚热盗汗**：白薇、地骨皮各12克，鳖甲、银柴胡各9克。水煎服。③**尿路感染**：白薇9克，石韦12克，滑石15克，木通10克，生甘草5克，水煎服。或白薇25克，车前草50克。水煎服。④**阴虚潮热**：白薇、银柴胡、地骨皮各15克，生地黄25克。水煎服。⑤**肺实鼻塞**：白薇、款冬花、川贝母（去心）各50克，百部100克。研为末，每次5克，米饮调下。

白蔹

【别名】山地瓜、野红薯、山葡萄秧、白根、五爪藤。

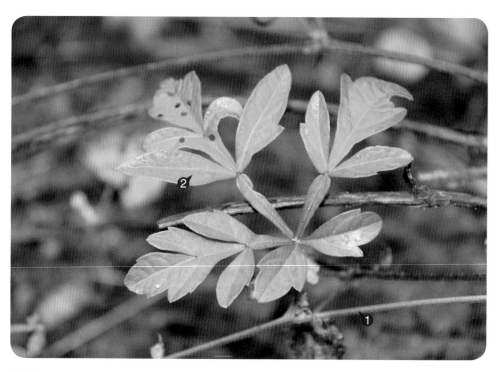

基原 本品为葡萄科植物白蔹 *Ampelopsis japonica* (Thunb.) Makino 的干燥块根。

形态特征 ①多年生攀缘藤本，长约1米。块根粗壮、肉质，长纺锤形或卵形，深棕褐色，数个聚生似地瓜，俗称"山地瓜"。茎基部木质化，多分枝，幼枝光滑有细条纹，带淡紫色，卷须与叶对生。②掌状复叶互生，长6～10厘米，宽7～12厘米，叶柄较叶片短，无毛；小叶3～5片，一部分羽状分裂，一部分羽状缺刻，裂片卵形或披针形，中间裂片最长，两侧的很小，常不分裂；叶轴有宽翅，与裂片交接处有关节，两面无毛。③聚伞花序小，与叶对生，花序梗长3～8厘米，常缠绕；萼5浅裂；花瓣、雄蕊各5；花盘边缘稍分裂。④浆果球形，熟时蓝色或蓝紫色，有针孔状凹点。⑤花期夏季。

生境分布 生长于山野、坡地及路旁杂草丛中。分布于东北、华北、华东及河北、陕西、河南、湖北、四川等地。

精选验方

①**水、火烫伤**：白蔹、地榆各等份。共研为末，适量外敷，或麻油调敷患处。②**痈肿**：白蔹、乌头（炮）、黄芩各等份。捣末筛，和鸡子白敷上。③**慢性细菌性痢疾**：白蔹适量。焙干研末，每次1～3克，每日3次。

延胡索

【别名】元胡、玄胡、延胡、元胡索、玄胡索。

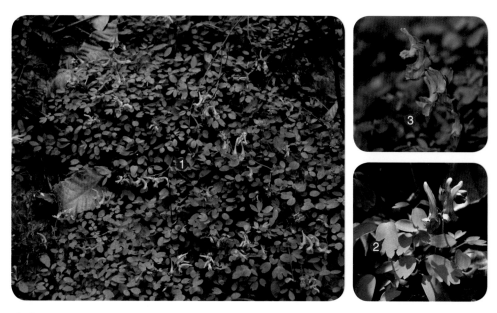

基原　本品为罂粟科植物延胡索 *Corydalis yanhusuo* W. T. Wang 的块茎。

形态特征　①多年生草本，高9～20厘米。地下块茎球形，外皮灰棕色，内面浅黄色。茎直立，纤细，单生或于上部分枝，折断后有黄色汁液流出。②叶互生，有长柄；为二回3出全裂，末回裂片披针形或窄卵形，长1.2～3厘米，宽3.5～8毫米，先端尖或钝，基部有柄，全缘或顶端有大小不等的缺刻，下面粉白色。③花白色、紫色或绿白色，总状花序顶生或与叶对生；苞片卵形、窄卵形或窄倒卵形，全缘或有少数齿；花萼早落；花瓣4，大小不等，先端微凹，其中1片基部微膨大或有距；雄蕊6，花丝连合成2束，每束具花药3；子房扁柱形，花柱细短，柱头2，似小蝴蝶状。④蒴果长圆状椭圆形。⑤花期夏季。

生境分布　生长于山地或草丛中。多为栽培。主产于浙江、江苏、湖北等地。

精选验方

①**尿血（非器质性疾病引起的）**：延胡索50克，朴硝37.5克。共研为末，每次20克，水煎服。
②**产后恶露不尽、腹内痛**：延胡索末适量。以温酒调下5克。③**跌打损伤**：延胡索适量。炒黄研细，每次5～10克，开水送服，也可加黄酒适量同服。④**疝气危急**：延胡索（盐炒）、全蝎（去毒，生用）各等份。为末，每次2.5克，空腹盐酒下。⑤**血瘀经闭、腹痛**：延胡索、红花各15克，三棱10克，丹参25克，赤芍、香附各20克。水煎服。⑥**胃病、肝区痛**：延胡索、川楝子各等份。研细粉，每服5～15克，每日2～3次，水煎服。⑦**溃疡病、胃炎**：延胡索、流苏虾脊兰、浙贝母、白及各15克，乌贼骨10克，南五味子根25克。水煎服，每日1剂。

地黄

【别名】地髓、原生地。

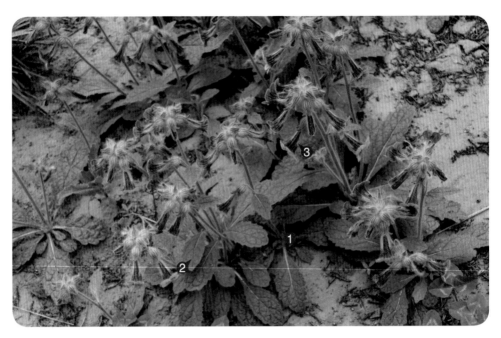

基原 本品为玄参科植物地黄 *Rehmannia glutinosa* Libosch. 的新鲜或干燥块根。

形态特征 ①多年生草本，高25～40厘米，全株密被长柔毛及腺毛。②块根肥厚，叶多基生，倒卵形或长椭圆形，基部渐狭，下延成长叶柄，边缘有不整齐钝锯齿。茎生叶小。③总状花序，花微下垂，花萼钟状，花冠筒状，微弯曲，二唇形，外紫红色，内黄色，有紫斑。④蒴果卵圆形，种子多数；鲜生地黄呈纺锤形或条状，长9～16厘米，直径2～6厘米；表面肉红色，较光滑，皮孔横长，具不规则疤痕；肉质、断面红黄色，有橘红色油点及明显的菊花纹。⑤花期4—5月，果期5—6月。

生境分布 主要为栽培，也可野生于山坡及路边荒地等处。主要分布于河南、河北、内蒙古、山东、山西、陕西、甘肃、江苏等地。

精选验方

①**遗尿**：熟地黄12克，山茱萸、茯苓、覆盆子各10克，附子3克。水煎服。②**肝肾精血不足之眩晕耳鸣、须发早白**：熟地黄、制何首乌各25克。沸水浸泡，代茶饮或煎汤饮。③**血亏肠燥型肛裂**：熟地黄、当归各15克，生地黄12克，火麻仁30克，蜂蜜30毫升。将当归、生地黄、熟地黄、火麻仁洗净，同入锅中加适量水，煎煮2次，每次30分钟，合并滤液，待药汁转温后，调入蜂蜜，搅匀即成，对大便干燥者尤为适宜，上、下午分别服用。④**血热生癣**：地黄汁适量。频服之。⑤**肝肾阴亏、虚热动血所致的胸腹彭胀**：地黄、白茅根各30克，丹参15克，川楝子9克。水煎服。

地榆

【别名】黄瓜香、玉札、山枣子。

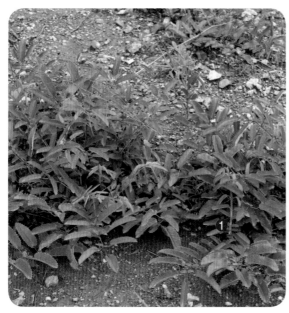
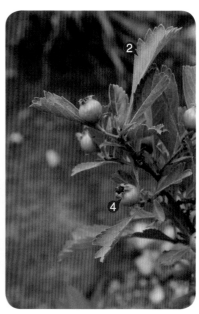

基原 本品为蔷薇科植物地榆 *Sanguisorba officinalis* L. 或长叶地榆 *Sanguisorba officinalis* L. var. longifolia (Bert.) Yii et Li. 的干燥根。

形态特征 ①多年生草本，高50～150厘米，通体无毛。根茎粗，木质化，生多数纺锤形或长圆柱形的根，外面红褐色，断面带暗红色。茎直立，上部分枝，有时带紫色。②叶为奇数羽状复叶，基生叶较大，具长约6.5厘米的柄，茎生叶互生，叶柄较短；托叶近镰状，有齿；小叶7～19片，矩状椭圆形（基生叶上的小叶片多为卵形或椭圆形），长2～7厘米，宽0.8～3厘米，上端小叶大，先端钝，有小凸尖，基部近心形或截形，边缘有圆而锐的锯齿，无毛，小叶柄短，基部具小托叶。③花小而密集，穗状花序呈头状、椭圆形或矩状圆柱形，具有长梗，直立，5～8花序排成疏散的聚伞状，顶生；花被4裂，瓣状，长约3毫米，暗紫红色；雄蕊4；花柱比雄蕊短。④瘦果椭圆形，长约3毫米，棕色，花被宿存；种子1粒。⑤花期夏季。

生境分布 生长于山坡草地、林缘灌木丛以及田边等处。全国大部分地区都有分布。

精选验方

①**鼻衄、功能性子宫出血、尿血**：地榆、飞廉、茜草各15克。水煎服。②**便血**：地榆、槐花各10克，五倍子5克。水煎服。③**胃肠炎**：地榆15～25克，兰香草全草50克。水煎服。④**胃及十二指肠球部溃疡出血**：地榆75克。制成煎剂200毫升，每次10毫升，每日3次；或用本品配黄连须、侧柏叶、海螵蛸，浓煎冷服，如复方黄连汤。

竹节参

【别名】白三七、明七、竹根七、萝卜七、蜈蚣七、峨三七、野三七、竹节人参、七叶子。

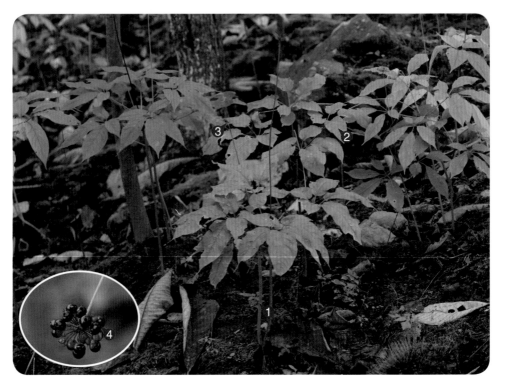

基原 本品为五加科植物竹节参 *Panax japonicus* C. A. Mey. 的干燥根茎。其块根称"明七"或"白三七"，叶称"七叶子"。

形态特征 ①多年生草本，高40～50厘米。根茎横卧呈竹鞭状，节结膨大，节间较短，每节有一浅环形的茎基痕，侧面常生多数圆锥状骨质根。茎直立，平滑。②掌状复叶数个轮生茎顶，叶柄光滑；小叶3～7，多为5，卵形、卵状披针形或披针形，长3.5～11厘米，宽1～3厘米，先端渐尖，基部圆或楔形，边缘有锯齿，脉上有时疏生短刺毛。③伞形花序由茎顶叶丛中抽出，单一或有分枝；萼绿色，先端齿状；花瓣5，淡黄绿色；雄蕊5；子房下位，2室，花柱2。④核果浆果状，球形，熟时红色，顶端常为黑色；种子2～3粒。⑤花期5—6月。

生境分布 生长于高山灌木丛阴湿地或岩石沟涧旁边。主要分布于西南地区，陕西、甘肃、河南也有分布。

精选验方

①**肺结核吐血**：竹节参、白茅根、茜草根、麦冬、天冬各15克。水煎服。②**跌打损伤**：竹节参、当归、川芎各15克，红花、桃仁各10克。水煎服。

西洋参

【别名】洋参、花旗参。

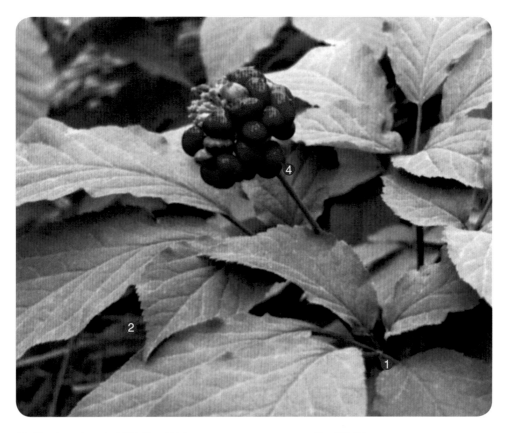

基原 本品为五加科植物西洋参 *Panax quinquefolium* L. 的干燥根。

形态特征 ①多年生草本。茎单一，不分枝。②一年生无茎，生3出复叶1枚，两年生有2枚3出或5出复叶；3～5年轮生三五枚掌状复叶，复叶中两侧小叶较小，中间一片小叶较大，小叶倒卵形，边缘具细重锯齿，但小叶下半部边缘的锯齿不明显；总叶柄长4～7厘米。③伞状花序顶生，总花梗常较叶柄略长；花6～20朵，花绿色。④浆果状核果，扁圆形，熟时鲜红色；种子2枚。⑤花期7月，果期9月。

生境分布 均系栽培品，生长于土质疏松、土层较厚、肥沃、富含腐殖质的森林沙质壤上。我国东北等地区也有栽培。分布于美国、加拿大及法国。

精选验方

①**失眠**：西洋参3克，灵芝15克。水煎代茶饮。②**便秘**：西洋参粉1小茶匙（粉干）。用开水在下午14时服下。③**气虚**：西洋参、麦冬、石斛、六一散各10克。用开水冲饮，剩下的渣子可以嚼着吃。④**大便出血**：西洋参适量。蒸龙眼服用。

防风

【别名】铜芸、回草、百枝。

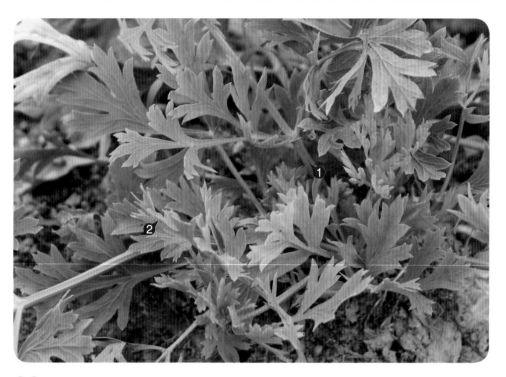

基原 本品为伞形科植物防风 *Saposhnikovia divaricata* (Turcz.) Schischk. 的干燥根。

形态特征 ①多年生草本，高30～80厘米，通体无毛。根粗壮，近圆柱形，顶端密被棕黄色纤维状的叶柄残基。茎单生，直立，由基部向上有双叉式分枝。②基生叶具长叶柄，柄基部扩展成鞘状，稍抱茎；叶片三角状卵形，二回或近乎三回羽状分裂，最终裂片条形至窄倒披针形，顶端三裂或二裂或不裂，先端锐尖，全缘；茎生叶较小，近枝顶的常有不完全叶片或只有宽的叶鞘。③复伞形花序顶生，常排成聚伞状圆锥花序；无总苞片，少有1片；伞幅5～9；小总苞片4～5，条形至披针形，小伞形花序有花4～9朵；萼齿短三角形，较明显；花瓣5，倒卵形，凹头，向内卷；雄蕊5；子房下位，2室，花柱2，花柱基部圆锥形。④双悬果长卵形，具疣状突起，稍侧扁；分果5棱，棱间各有油管1条，结合面2条。⑤花期秋季。

生境分布 生长于草原或多石砾的山坡上。分布于东北及河北、内蒙古、陕西、山东等地。

精选验方

①感冒头痛：防风、白芷、川芎各15克，荆芥10克。水煎服。②风湿性关节炎：防风、茜草、苍术、老鹳草各25克，白酒1000毫升。浸泡7日，每服10～15毫升，每日3次。

两面针

【别名】入地金牛、红心刺刁根、红倒钩簕、两背针、双面刺、双面针、叶下穿针、大叶猫枝筋、上山虎。

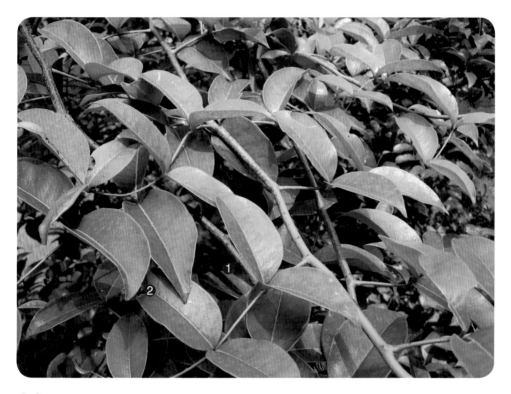

基原 本品为芸香科植物两面针 *Zanthoxylum nitidum* (Roxb.) DC. 的干燥根。

形态特征 ①常绿木质藤本，长3~5米。根皮淡黄色。老茎有皮孔，茎、枝、叶轴有刺，叶柄及小叶的中脉两面均有钩状皮刺。②奇数羽状复叶互生，小叶3~11片，对生，具短柄；革质而亮，卵形或卵状矩圆形，长4~11厘米，宽2~6厘米，先端短尾状，基部圆形或宽楔形，边近全缘或微具波状疏锯齿。③伞房状圆锥花序腋生；花单性，萼片4，宽卵形；花瓣4，卵状长圆形；雄花的雄蕊4，开花时伸出花瓣外，退化心皮先端常为4叉裂；雌花的退化雄蕊极短小，心皮4，扩展。④蓇葖果成熟时紫红色，有粗大腺点，顶端具短喙。⑤花期春季。

生境分布 生长于山野坡地灌木丛中。分布于福建、台湾、湖南、广西、广东、云南等地。

精选验方

①**急性阑尾炎**：鲜两面针10克，鲜白花蛇舌草150克，水煎服。②**胃和十二指肠溃疡，胃炎**：两面针、金线风各15克，九里香、樟树根、甘草各30克，海螵蛸60克。研粉，每次3克，每日3次，开水送服。

何首乌

【别名】首乌、赤首乌、铁秤陀。

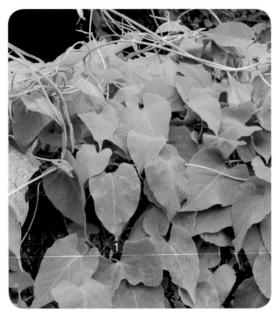
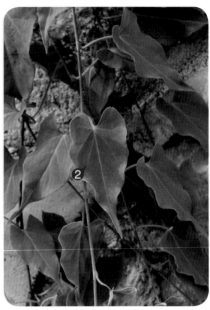

基原 本品为蓼科植物何首乌 *Polygonum multiflorum* Thunb. 的干燥块根。其藤茎（夜交藤）亦供药用。

形态特征 ①多年生草本，长可达3米。宿根肥大，呈不整齐的块状，质坚硬而重，外面红棕色或暗棕色，平滑或隆曲，切面为暗棕红色颗粒状。茎缠绕，上部多分枝，常红紫色，无毛。②单叶互生，具柄；叶片为窄卵形至心形，长者约7厘米，宽者约5厘米，先端渐尖，基部心状箭形、心形或截形，全缘或微波状，托叶鞘干薄膜质，棕色，抱茎，易破裂而残存。③圆锥花序顶生或腋生，花序分枝极多，花梗上有节；苞片卵状披针形；花被5深裂，裂片大小不等，外面3片肥厚，背部有翅；雄蕊8，较花被短。④瘦果卵形至椭圆形，全包于宿存的花被内，具三棱，黑色而光亮。⑤花期10月，果期11月。

生境分布 生长于山坡石缝间或路旁土坎上。分布于全国各地。

精选验方

①**血虚发白**：何首乌、熟地黄各25克。水煎服。②**腰膝酸痛、遗精**：何首乌25克，牛膝、菟丝子、补骨脂、枸杞各15克。水煎服。③**心肌梗死（阴虚型）**：何首乌、沙参各25克，麦冬、玉竹、五味子各15克。水煎服。④**破伤血出**：何首乌末适量。外敷，即止血。⑤**遍身疮肿痒痛**：何首乌、防风、苦参、薄荷各等份。研为粗末，每次25克，水、酒各一半，共用16000毫升，煎10沸，趁热洗，于避风处睡一觉。⑥**自汗不止**：何首乌末适量。调水封脐中。

南沙参

【别名】沙参、泡参、泡沙参。

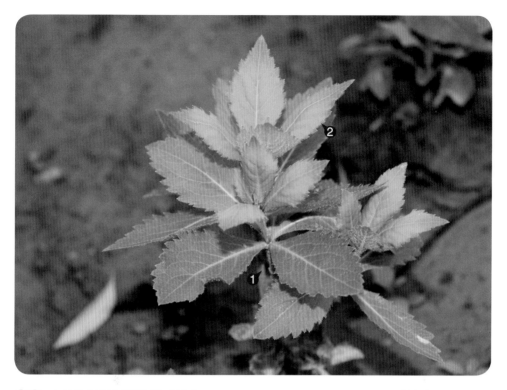

基原 本品为桔梗科植物轮叶沙参 *Adenophora tetraphylla* (Thunb.) Fisch. 或沙参 *Adenophora stricta* Miq. 的干燥根。

形态特征 ①多年生草本。根粗壮，胡萝卜形，具皱纹。茎直立，单一，高60～150厘米。②叶通常4片轮生；无柄或有短柄；叶片椭圆形或披针形，长4～8厘米，宽1.5～3厘米，边缘有锯齿，上面绿色，下面淡绿色，有密柔毛。③圆锥状花序大型；有不等长的花梗；每1花梗上有1小苞片；萼齿5，细而直，绿色微带黑色；花冠钟形，蓝紫色，狭小壶状，裂片5，雄蕊5，黄色；子房下位，花柱伸出花冠外，蓝紫色，先端圆形，柱头9裂；花盘围绕在花柱的基部。④蒴果3室，卵圆形。⑤花期7—8月。

生境分布 多生于低山草丛中和岩石缝内，也有生于海拔600～700米的草地上或1000～3200米的开阔山坡及林内者。分布于江苏、安徽、浙江、江西、湖南等地。

精选验方

①慢性支气管炎、干咳无痰或痰少而黏：南沙参、杏仁、川贝母、枇杷叶各9克，麦冬10克。每日1剂，水煎服。②百日咳：南沙参、百部各9克，麦冬10克。每日1剂，水煎服。

远志

【别名】远志肉、棘菀、细草、线儿茶。

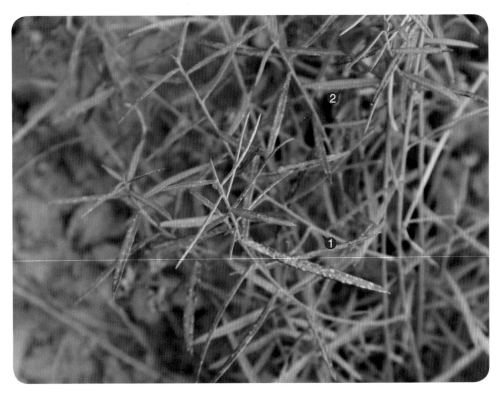

基原 本品为远志科植物远志 *Polygala tenuifolia* Willd. 或卵叶远志 *Polygala sibirica* L. 的干燥根。

形态特征 ①多年生矮小草本，高约30厘米，茎丛生，纤细，近无毛。②叶互生，线形或狭线形，近无柄。③总状花序，花偏向一侧；花绿白色带紫。③蒴果扁，倒卵形，边缘有狭翅；种子扁平，黑色，密被白色细茸毛。

生境分布 生长于海拔400～1000米的路旁或山坡草地。分布于陕西、山西、河北、河南、吉林等地。

精选验方

①**脑风头痛**：远志末适量。吸入鼻中。②**喉痹作痛**：远志末适量。吹喉，涎出为度。③**乳腺炎**：远志适量。焙干研细，酒冲服10克，药渣敷患处。④**健忘**：远志末适量。冲服。⑤**神经衰弱、健忘心悸、多梦失眠**：远志适量。研粉，每次5克，每日2次，米汤冲服。⑥**心悸失眠**：远志5克，珍珠母25克，酸枣仁15克，炙甘草1.25克。水煎服。⑦**阴阳亏虚所致的心悸**：远志、桂枝各6克，茯苓、白术、当归、党参、赤芍各10克，川芎5克，甘草3克。水煎取药汁，每日1剂，分次服用。

羌活

【别名】羌青、护羌使者、退风使者、黑药。

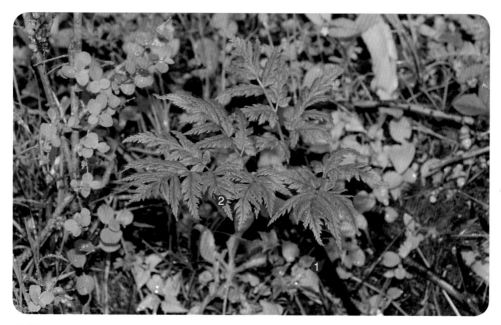

基原 本品为伞形科植物羌活 *Notopterygium incisium* Ting ex H. T. Chang 或宽叶羌活 *Notopterygium franchetii* H. de Boiss. 的干燥根茎和根。

形态特征 ①多年生草本，高者1米以上。地下有块状或长圆柱形的根茎和根，有香气。茎直立，中空，表面淡紫色，具有纵直的条纹，无毛。②叶互生，有长柄，柄长10～20厘米，基部扩大成鞘，长约3厘米，抱茎，茎基部叶为二至三回奇数羽状复叶，质薄，无毛，小叶3～4对，第一回小叶片三角卵形，最下一对小叶具柄，最上一对小叶近无柄，小叶片二回羽状分裂，最终裂片披针形，边缘有不等的钝锯齿；茎上部的叶近无柄，仅有长卵形的鞘。③花多数排列成复伞形花序，伞幅10～15条，各条顶端有20～30条花梗（小伞梗），无总苞片；萼片5，裂片三角形，明显；花瓣5，倒卵形，先端尖，向内折卷；雄蕊5，花丝细，弯曲；子房下位，2室，花柱2，短而反折，花柱基部扁压状圆锥形。④双悬果卵圆形，无毛，背棱及侧棱有翅，棱槽间有3～4油管，合生面有5～6油管。⑤花期秋季。

生境分布 生长于高山灌木林下或草丛中。分布于山西、陕西、甘肃、青海、新疆、四川、云南、西藏等地。

精选验方

①**风寒感冒**：羌活10克，绿茶3克。用300毫升开水冲泡后饮用。②**感冒发热、扁桃体炎**：羌活5克，板蓝根、蒲公英各6克。水煎，每日1剂，分2次服。

苍术

【别名】茅苍术、北苍术、赤术。

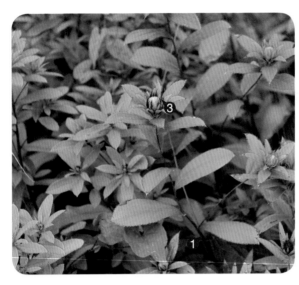

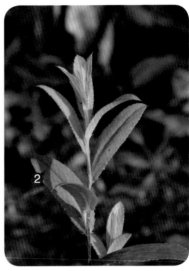

基原 本品为菊科植物茅苍术 *Atractylodes lancea* (Thunb.) DC. 或北苍术 *Atractylodes chinensis* Koidz. 的干燥根茎。

形态特征 茅苍术：①多年生草本，高者约80厘米；根茎结节状圆柱形。②叶互生，革质，上部叶一般不分裂，无柄，卵状披针形至椭圆形，长3～8厘米，宽1～3厘米，边缘有刺状锯齿，下部叶多为3～5深裂，顶端裂片较大，侧裂片1～2对，椭圆形。③头状花序顶生，叶状苞片1列，羽状深裂，裂片刺状；总苞圆柱形，总苞片6～8，卵形至披针形；花多数，两性，或单性异株，全为管状花，白色或淡紫色；两性花有多数羽毛状长冠毛，单性花一般为雌花，具退化雄蕊5。④瘦果有羽状冠毛。⑤花期夏、秋季。

北苍术：北苍术与茅苍术大致相同，其主要区别为叶通常无柄，叶片较宽，卵形或窄卵形，一般羽状5深裂，茎上部叶3～5羽状浅裂或不裂；头状花序稍宽，总苞片多为5～6，夏、秋间开花。

生境分布 生长于山坡、林下及草地。茅苍术分布于江苏、湖北、河南等地，以江苏茅山一带者质量最好；北苍术分布于河北、山西、陕西等地。

精选验方

①**小儿腹泻**：苍术、胡黄连粉各9～10克。以糯米酒糟捣泥，与药粉共捏做圆饼状，外敷于患儿脐部神阙穴，外用塑料薄膜覆盖，绷带固定，每日敷贴1～2次，每次4～6小时。②**烫伤**：苍术适量。研成细末，用时与白芝麻油调成稀糊状后，涂在烫伤部位，每日1～2次，直至愈合为止；轻者3～4日结痂，7～10日结痂愈合，重者疗程稍长，不必包扎。

麦冬

【别名】寸冬、麦门冬、寸门冬、杭麦冬、朱寸冬。

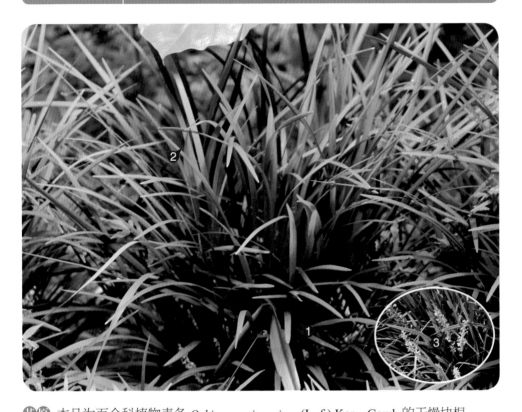

基原 本品为百合科植物麦冬 *Ophiopogon japonicus* (L. f) Ker—Gawl. 的干燥块根。

形态特征 ①多年生草本植物，地上匍匐茎细长。②叶丛生，狭线形，革质，深绿色，平行脉明显，基部绿白色并稍扩大。③花葶常比叶短，总状花序轴长2～5厘米，花1～2朵，生于苞片腋内，花梗长2～4毫米，关节位于近中部或中部以上，花微下垂，花被片6，披针形，白色或淡紫色。④浆果球形，成熟时深绿色或蓝黑色。⑤花期7—8月，果期11月。

生境分布 生长于土质疏松、肥沃、排水良好的壤土和沙质土壤中。分布于浙江、四川等地。

精选验方

①**慢性支气管炎**：麦冬、五味子各100克。泡入1000毫升蜂蜜中，浸泡6日后开始服用，每日早晨或中午服1次，每次1大汤匙，每次服后含服1小片人参，吃2瓣大蒜，3颗核桃。②**百日咳**：麦冬、天冬各20克，百合15克，鲜淡竹叶10克。水煎服。③**阴虚燥咳、咯血等**：麦冬、川贝母、天冬各9克，南沙参、生地黄各15克。水煎服。④**萎缩性胃炎**：麦冬、党参、玉竹、南沙参、天花粉各9克，知母、乌梅、甘草各6克。水煎服。

泽泻

【别名】水泽、如意花、车苦菜。

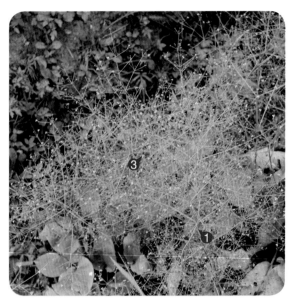
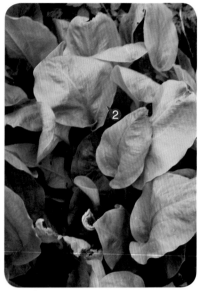

基原 本品为泽泻科植物泽泻 *Alisma orientale* (Sam.) Juzep. 的干燥块茎。

形态特征 ①多年生沼泽生草本植物，高50～100厘米。地下有球形块茎，直径长者约4.5厘米，外皮褐色，密生多数须根。②叶全部基生，卵状椭圆形，长5～18厘米，宽2～10厘米，先端渐尖，基部楔形或微呈心形，全缘，光滑无毛，叶脉5～7条；叶柄长者约54厘米，基部鞘状。③花葶从叶丛中生出，总花梗通常5～7枚，集成大型的轮生状圆锥花序；小花梗不等长，呈伞状排列，苞片披针形至条形；萼片3，绿色，广卵形；花瓣3，白色，倒卵形，较萼短；雄蕊6；雌蕊多数，离生，子房倒卵形，花柱侧生。④瘦果倒卵形，扁平。⑤花期6—8月。

生境分布 生长于浅沼泽地、水稻田及潮湿地带。我国南北各地均有栽培。主产于四川、福建。

精选验方

①**水肿、小便不利**：泽泻、白术各12克，车前子9克，茯苓皮15克，西瓜皮24克。水煎服。②**肠炎泄泻**：泽泻10克，黄连6克，马齿苋15克。水煎服。③**湿热黄疸、面目身黄**：泽泻、茵陈各50克，滑石15克。水煎服。④**耳源性眩晕**：泽泻、茯苓、白术各20克，化橘红、干姜、桂枝各15克。水煎服。⑤**妊娠水肿**：泽泻、桑白皮、槟榔、赤茯苓各1.5克。姜水煎服。⑥**尿路感染、小便不利**：泽泻、冬葵子各15克，茯苓皮25克，车前子20克。水煎服。⑦**梅尼埃病**：泽泻30克，白术20克。每日1剂，早、晚2次分服，3日为1个疗程。⑧**耳病性眩晕**：泽泻40克，白术、丹参各30克，天麻10克。水煎服。

狗脊

【别名】金毛狗脊、金狗脊、金毛狮子、猴毛头、黄狗头。

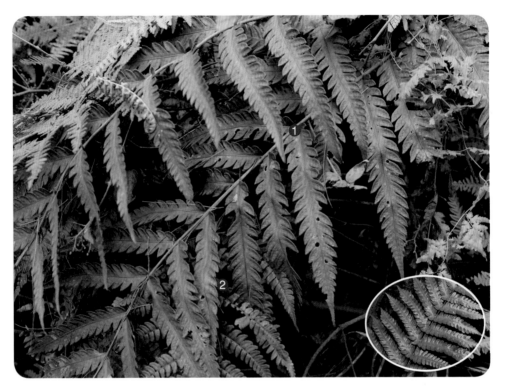

基原 本品为蚌壳蕨科植物金毛狗脊 *Cibotium barometz* (L.) J. Sm. 的干燥根茎。

形态特征 ①多年生树形蕨，高2.5～3米。根茎粗大，平卧，木质。②叶柄粗壮，其基部和根茎上均密被金黄色线形长茸毛，有光泽，似黄狗毛，故名金毛狗；叶片大型，广卵状三角形，三回羽状分裂，各羽片互生，下部羽片卵状披针形，上部羽片逐渐短小，至顶部呈窄卵圆状，小羽片条状披针形，渐尖，羽状深裂至全裂，裂片密接，窄矩圆形、近镰刀形。③孢子囊群生于边缘的侧脉顶端，每裂片上有2～12枚，囊群盖2瓣，双唇状，形如蚌壳，棕褐色，成熟时侧裂。

生境分布 生长于山脚沟边及林下阴处酸性土上。分布于浙江、江西、福建、台湾、湖南、广西、广东、四川、贵州、云南等地。

精选验方

①**肾虚腰痛**：狗脊、菟丝子各20克，川续断、杜仲各15克。水煎服。②**腰痛、脚膝痿软**：狗脊、萆薢各100克，菟丝子500克。共研粉，炼蜜为丸，每次9克，每日2次。③**腰肌劳损**：狗脊50克，红毒茴根皮10克。水煎服。④**肾虚腰痛**：狗脊100克，补骨脂、核桃仁各150克。共研细粉，每服15克，每日2次，温开水送服。

知母

【别名】蒜辫子草、羊胡子根、地参。

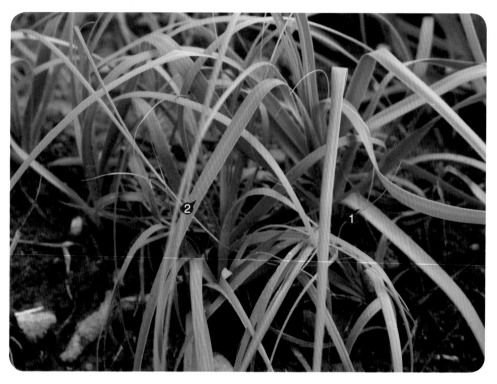

基原 本品为百合科植物知母 *Anemarrhena asphodeloides* Bge. 的干燥根茎。

形态特征 ①多年生草本。根茎肥大，横生，密被许多黄褐色纤维状的残叶基，下面生许多粗长的根。②叶基部丛出，禾叶状，条形，质稍硬，长20~70厘米，宽3~6毫米，无毛。③花葶直立，圆柱状，高50~100厘米，其上生鳞片状小苞片；花常2~3朵丛生，稀疏分布于花葶上部，无梗或有短梗，集成长穗状；花被片白色或淡紫堇色；雄蕊3；子房3室。④蒴果长卵形，成熟时上方开裂；种子三棱形，两端尖，黑色。⑤花期夏季。

生境分布 生长于向阳山地、丘陵及固定沙丘上，常成群生长，也有人工栽培。分布于河北、山西、内蒙古、陕西、甘肃、宁夏、山东等地。

精选验方

①**糖尿病口渴**：知母、天花粉、麦冬各20克，黄连1.25克。水煎服。②**咳嗽气喘**：知母、贝母各10克，款冬花、杏仁、桑白皮各15克。水煎服。③**阴虚发热**：知母、胡黄连、青蒿、地骨皮、秦艽各15克。水煎服。④**阴虚潮热**：知母、银柴胡、秦艽、地骨皮、青蒿各15克，生地黄20克。水煎服。⑤**糖尿病**：知母、五味子各15克，山药、天花粉、沙参各25克。水煎服。

苦参

【别名】野槐、好汉枝、苦骨、地槐、山槐子。

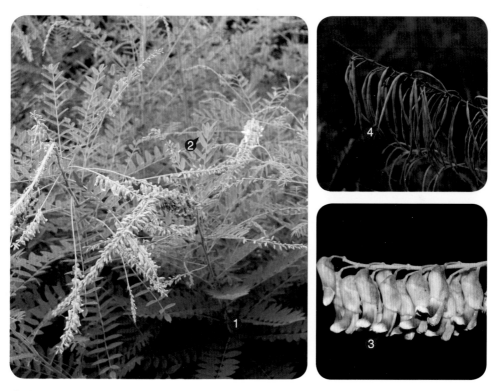

基原　本品为豆科植物苦参 *Sophora flavescens* Ait. 的干燥根。

形态特征　①灌木，高1～3米。根圆柱形，外面浅棕黄色。茎直立，多分枝，有不规则的纵沟，幼枝被疏毛。②奇数羽状复叶互生，长者约25厘米，小叶11～29，叶柄基部有条形托叶；小叶片卵状椭圆形，长3～4厘米，宽1～2厘米，先端稍尖或微钝，基部宽楔形，全缘，下面白绿色，密生平贴柔毛。③顶生总状花序，长约18厘米，约有花30朵；花萼钟状，长6～7毫米，有毛或近无毛；蝶形花冠淡黄色，长约1.5厘米，旗瓣匙形，翼瓣无耳；二体雄蕊。④荚果条形，长5～12厘米，先端具长喙，节间紧缩不甚规则；种子3～7枚，近球形，棕褐色。⑤花期夏季。

生境分布　生长于山坡、灌木丛及河岸沙地等处。我国各地均有分布。

精选验方

①**血痢不止**：苦参适量。炒焦研为末，水丸梧桐子大，每服15丸，米饮下。②**瘰疬结核**：苦参200克。捣细末，用牛膝汁做丸如绿豆大，每暖水服20丸。③**嗜睡**：苦参150克，白术100克，大黄50克。捣细末，蜜丸如梧子大，每饭后服30丸。④**婴儿湿疹**：苦参30克。浓煎取汁去渣，再将打散的1个鸡蛋及红糖30克同时加入药汁中，煮熟即可。饮汤食蛋，每日1次，连用6日。

虎杖

【别名】花斑竹、酸筒杆、酸汤梗、川筋龙、斑庄、斑杖根、大叶蛇总管、黄地榆。

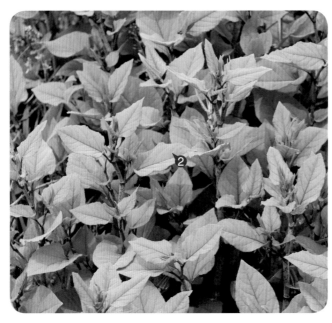
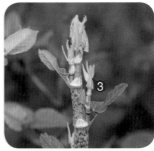
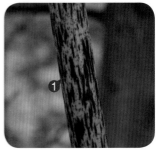

基原 本品为蓼科植物虎杖 *Polygonum cuspidatum* Sieb. et Zucc. 的干燥根茎和根。

形态特征 ①多年生高大粗壮草本，高1.5~3米。地下有长的木质根茎，外皮黑棕色或棕黄色，折断面黄红色。茎直立，圆柱形，中空，有凸起的纵棱，无毛，散生红色或带紫色的斑点。②单叶互生，具短柄；叶片广卵形至近圆形，长5~10厘米，宽3.5~7厘米，先端短尖，基部圆形或宽楔形，全缘或有极细锯齿；托叶鞘膜质，早落。③绿白色或红色小花，雌雄异株，圆锥花序顶生或腋生；花梗细长，中部有关节，上端有翅；花被5深裂，裂片2轮，外轮3片在果时增大，背部有翅。④瘦果卵形，具3棱，红棕色或黑棕色，平滑光亮，全部包于扩大而呈翅状的花被内。⑤花期夏季。

生境分布 生长于山沟、溪边、林下阴湿处。分布于西北、华东、华中、华南及西南各地。

精选验方

①**阴道炎**：虎杖根10克。加水1500毫升，煎取1000毫升，过滤、待温，坐浴10~15分钟，每日1次，7日为1个疗程。②**新生儿黄疸**：50%虎杖糖浆。每次5毫升，每日2次喂服。③**肺炎**：虎杖根适量。洗净切片，鲜品1000克或干品500克，加水5000毫升，煎至1000毫升，口服，每次50~100毫升，每日2~3次，体温降至正常、症状好转即酌情减量，至肺部炎症完全消失时停药。

青葙

【别名】草蒿、姜蒿、昆仑草、野鸡冠、鸡冠苋、狼尾巴果、鸡冠菜、土鸡冠、狐狸尾、指天笔、牛尾巴花。

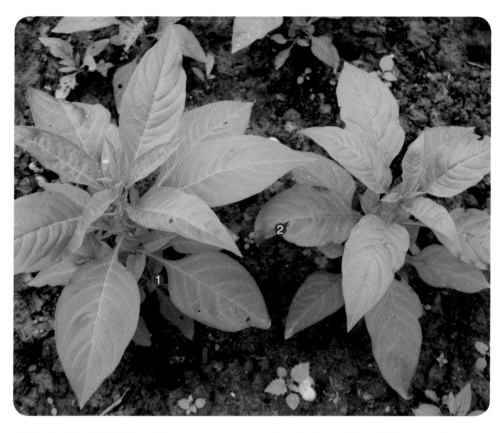

基原　本品为苋科植物青葙 *Celosia argentea* L. 的干燥茎叶及根。其种子（青葙子）亦供药用。

形态特征　①一年生草本，高者约1米。茎直立，绿色或带红紫色，有纵条纹。②叶互生，披针形或椭圆状披针形。③穗状花序顶生或腋生；苞片、小苞片和花被片干膜质，淡红色，后变白色。④胞果卵形，盖裂；种子扁圆形，黑色，有光泽。⑤花期5—8月，果期6—10月。

生境分布　生长于平原或山坡。分布于我国中部及南部各地。

精选验方

①**风湿身疼痛**：青葙根50克。与猪脚或鸡、鸭炖服。②**下消**：青葙子50克。炖服。③**疝气**：青葙全草、腐婢、仙鹤草各25克。水煎，早、晚饭前分服。④**皮肤风热疮疹瘙痒**：青葙茎叶适量。水煎洗患处，洗时须避风。⑤**妇女阴痒**：青葙茎叶150～200克。加水煎汁，熏洗患处。⑥**创伤出血**：鲜青葙叶适量。捣烂，敷于伤处，纱布包扎。

鸢尾

【别名】蓝蝴蝶、蛤蟆七、扁竹花、蝴蝶花。

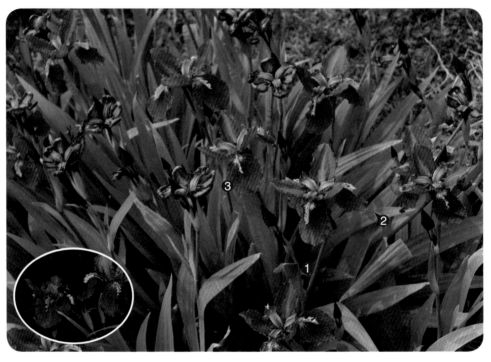

基原 本品为鸢尾科植物鸢尾 *Iris tectorum* Maxim. 的根茎。

形态特征 ①多年生草本。根茎粗短，节多，节间较短，淡黄色。茎直立，高40～60厘米或更高。②单叶互生，基部抱茎，二行排列如扇状；叶片质坚，剑形，长30～45厘米，宽约2厘米，先端渐尖，淡绿色，有平行脉多条。③花葶与叶同高，单一或2分枝，每枝有花1～3，花梗基部有一大型的倒卵状椭圆形苞片，绿色；花被片6，排成2轮，外花被片较大，有网状脉纹，还生有白色须毛，内花被片倒卵形，基部收缩成短爪；雄蕊3，着生于外花被片的基部，药条形向外；雌蕊1，子房下位，3室，柱头3叉，裂片呈花瓣状。④蒴果窄长椭圆形，成熟后革质，有6棱，表面有网纹。⑤花期5月。

生境分布 常成片野生于灌木林边缘，或人工栽培。我国大部分地区均有分布。

精选验方

①**食积饱胀**：鸢尾3克。研细，用白开水或兑酒吞服。②**喉症、食积、血积**：鸢尾根3～10克。水煎服。③**水道不通**：鸢尾研汁10毫升。服后通即止药。④**跌打损伤**：鸢尾根3～10克。研末或磨汁，冷水送服。⑤**痈疮肿毒、外伤出血**：鲜鸢尾根茎适量。捣烂外敷；或适量干品研末，敷患处。

生姜

【别名】姜。

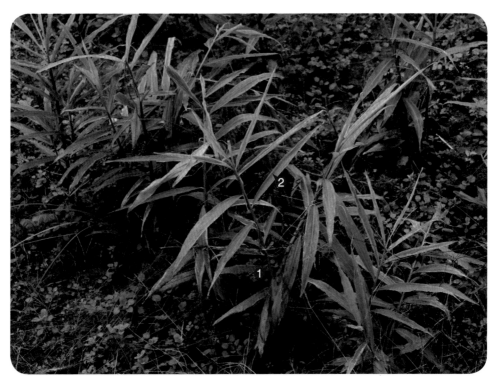

基原 本品为姜科植物姜 *Zingiber officinale* Rosc. 的新鲜根茎。

形态特征 ①多年生宿根草本，高40～100厘米。根茎肉质，肥厚扁平，横走并分枝，表面淡黄色，里面黄色，有芳香和辛辣味。②叶2列生，无柄，有抱茎叶鞘；叶片条状披针形，长15～30厘米，宽约2厘米，先端渐尖，基部渐窄，平滑无毛；叶舌长1～3毫米，膜质。③花葶直立，从根茎上生出，高15～25厘米，被覆瓦状疏离的鳞片；穗状花序卵形至椭圆形，花稠密；苞片卵形，长约2.5厘米，先端具硬尖，绿白色，覆瓦状排列，边缘黄色；花冠裂片3，黄绿色，唇瓣较短，淡紫色带黄白色斑点。本种在栽培时很少开花。④双悬果卵形，5棱。⑤花期夏、秋季。

生境分布 栽培于肥厚的土壤上。我国除东北外，其他大部分地区均有栽培。

精选验方

①**产后腹痛**：炮姜、红花、川芎、炙甘草各10克，桃仁、蒲黄（包煎）各15克，五灵脂20克（包煎）。水煎服。②**肠胃虚寒、心腹冷痛之泄泻不止**：炮姜、炮附子（去皮、脐）、肉豆蔻（面裹、煨）各等份。研为细末，米糊为丸如梧桐子大，每服50丸，空腹饮下。③**风寒感冒**：生姜15克。水煎加红糖适量趁热服；或加紫苏叶10克，葱白2根。水煎服。

太子参

【别名】孩儿参、双批七、四叶能。

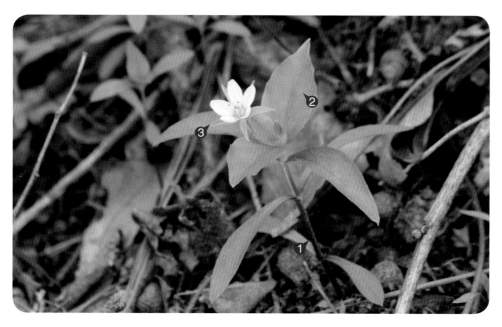

基原 本品为石竹科植物孩儿参 *Pseudostellaria heterophylla* (Miq.) Pax ex Pax et Hoffm. 的干燥块根。

形态特征 ①多年生草本，高15～20厘米。地下有肉质直生纺锤形块根，四周疏生须根。茎单一，不分枝，下部带紫色，近方形，上部绿色，圆柱形，有明显膨大的节，光滑无毛。②单叶对生，茎下部的叶最小，倒披针形，先端尖，基部渐窄成柄，全缘，向上渐大，在茎顶的叶最大，通常两对密接成4叶轮生状，长卵形或卵状披针形，长4～9厘米，宽2～4.5厘米，先端渐尖，基部狭窄成柄，边缘略呈波状。③花腋生，二型；近地面的花小，为闭锁花，花梗紫色有短柔毛，萼片4，背面紫色，边缘白色而呈薄膜质，无花瓣；茎顶上的花较大而开放，花梗细长，紫绿色，有毛，花时直立，花后下垂，萼片5，绿色，背面及边缘有长毛，花瓣5，白色，顶端呈浅齿状2裂或钝。④蒴果近球形。⑤花期初夏。

生境分布 生于山坡林下和岩石缝中。分布于东北及河北、陕西、山东、江苏、安徽、河南等地。

精选验方

①病后气血亏虚、神疲乏力：太子参15克，黄芪12克，五味子3克，炒白扁豆9克，大枣4枚。水煎代茶饮。②脾虚便溏、饮食减少：太子参12克，白术、茯苓各9克，陈皮、甘草各6克。水煎服。

威灵仙

【别名】铁脚威灵仙、百条根、老虎须、铁扫帚。

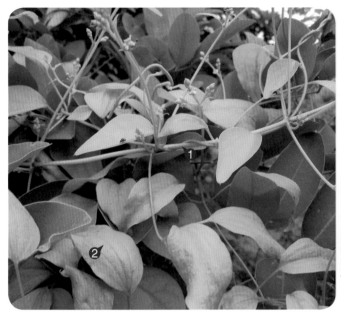
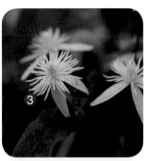
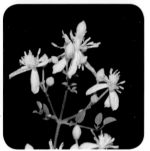

基原 本品为毛茛科植物威灵仙 *Clematis chinensis* Osbeck、棉团铁线莲 *Clematis hexapetala* Pall. 或东北铁线莲 *Clematis manshurica* Rupr. 的干燥根和根茎。

形态特征 ①多年生藤本，干时变黑。地下有丛生细根，外皮黑褐色。茎近无毛。②叶对生，长达20厘米，为一回羽状复叶；叶柄长4.5～6.5厘米；小叶通常5片，有时为3片，窄卵形或三角状卵形，长1.2～6厘米，宽1.3～3.2厘米，顶端钝或渐尖，全缘，近无毛。③圆锥花序腋生或顶生；花白色或绿白色，直径约1.4厘米；萼片4，花瓣状，展开，矩圆形或窄倒卵形，长约6.5毫米，外面边缘密生短柔毛；无花瓣；雄蕊多数，无毛；心皮多数。④瘦果扁卵形，长约3毫米，疏生柔毛，果实顶端有羽毛状花柱，长达1.8厘米。⑤花期夏、秋季。

生境分布 生长于山谷、山坡林边或灌木丛中。分布于华东、中南、西南及陕西等地。

精选验方

①**诸骨哽喉**：威灵仙30克。浓煎含咽。②**胆石症**：威灵仙60克。水煎服。③**腰脚疼痛**：威灵仙150克。捣为散，饭前温酒调服，每次3克。④**尿路结石**：威灵仙60～90克，金钱草50～60克。水煎服。⑤**疟疾**：威灵仙15克。酒煎温服。⑥**呃逆**：威灵仙30克，蜂蜜30毫升，黑芝麻20克。加水750毫升，煎30分钟，取汁服，每日1剂。⑦**痔疮出血**：威灵仙60克，芒硝30克。煎水熏洗、坐浴患处，每日1～2次。

独活

【别名】香独活、肉独活、川独活、长生草、独滑。

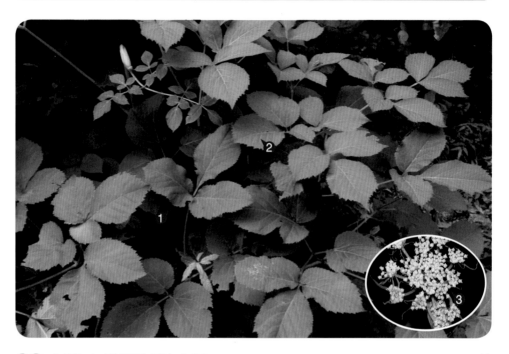

基原 本品为伞形科植物重齿毛当归 *Angelica pubescens* Maxim. f. *biserrata* Shan et Yuan 的干燥根。

形态特征 ①多年生粗壮草本，高1～2米，全株有短柔毛。主根略呈圆柱形，有分枝，根头部膨大，外皮灰黄色至灰棕色，有特异香气。茎直立，带紫色。②叶互生，有长柄，基部膨大成叶鞘；叶为二至三回羽状复叶，小叶卵圆形，长4～14厘米，宽2.5～8厘米，先端渐尖，基部圆形或楔形，边缘有钝锯齿，两面脉上疏生短柔毛。③复伞形花序密生黄棕色柔毛，伞幅10～20，小伞形花序有花16～30朵。萼齿短三角形，不显著；花瓣5，大小相等，广卵形，先端窄尖，向内折；雄蕊5，花丝向内弯曲；子房下位，花柱长不超过0.5毫米，基部扁圆锥形。④双悬果扁椭圆形，背棱线形隆起，侧棱发展成翅，每个棱槽中有油管1，结合面有油管2。⑤花期夏、秋季。

生境分布 生长于山谷水沟、草丛中或疏林下。产地常有栽培。主产于湖北。此外，安徽、江苏、浙江、四川等地也有分布。

精选验方

①**慢性气管炎**：独活15克，红糖25克。加水煎取100毫升，分3～4次服。②**青光眼**：独活、羌活、五味子各6克，白芍12克。水煎服。

茜草

【别名】锯锯藤、拉拉秧、活血草、红茜草、四轮车、挂拉豆、红线草、血见愁。

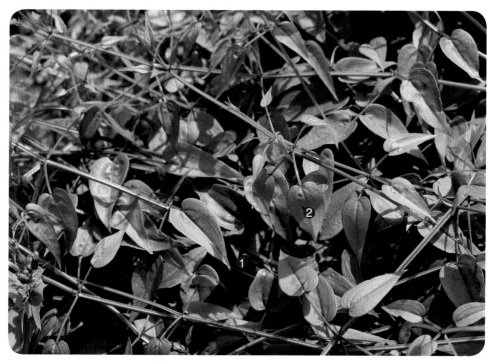

基原 本品为茜草科植物茜草 *Rubia cordifolia* L. 的干燥根和根茎。

形态特征 ①多年生攀缘草本。根细长，圆柱形，多数丛生，外皮红褐色，折断面红色或淡红色。茎四棱形，中空，棱上生倒钩刺。②叶通常4片轮生，有长柄；叶片卵状心形或三角状卵形，长2～6厘米，宽1～4厘米，先端急尖，基部心形，全缘；基出脉5条，上面粗糙，下面中脉与柄上均有倒刺。③花小，淡黄白色，多数集成聚伞圆锥花序，腋生和顶生，花萼平截；花冠5裂；雄蕊5，着生于花冠管喉内；子房下位，2室，花柱上部2裂。④浆果肉质，双头状，2室，通常仅1室发育，熟时红色转黑。⑤花期夏季。

生境分布 多生长于山坡、林边、灌木丛、草丛阴湿处。分布遍及全国。

精选验方

①**荨麻疹**：茜草25克，阴地蕨15克。水煎，加黄酒100毫升冲服。②**经痛、经期不准**：茜草15克，益母草、大枣各适量。水煎服。③**软组织损伤**：茜草200克，虎杖120克。用白布包煮20分钟，取药汁先浸洗患处，待水温适宜时敷局部，冷后再加热使用，连续用药5～7日。④**外伤出血**：茜草适量。研细末，外敷伤处。⑤**跌打损伤**：茜草120克，白酒750毫升。将茜草置白酒中浸泡7日，每次服30毫升，每日2次。⑥**跌打损伤**：茜草25克，红花15克，赤芍20克。水煎服。

骨碎补

【别名】肉碎补、石岩姜、崖姜、爬岩姜、岩连姜。

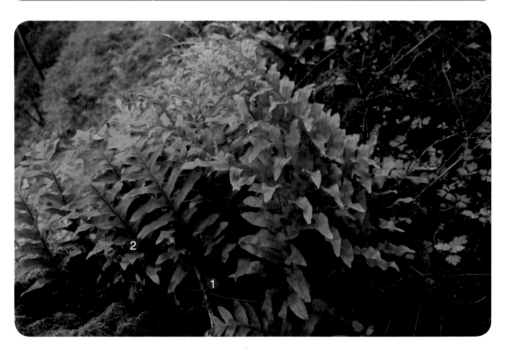

基原 本品为水龙骨科植物槲蕨 *Drynaria fortunei* (Kunze) J. Sm. 的干燥根茎。

形态特征 ①多年生附生草本，高20～60厘米。根茎粗壮，肉质，长而横走，密被棕黄色钻状披针形的鳞片。②叶二型；营养叶多数，无柄，红棕色或灰褐色，无绿色素，革质，叶片广卵形，长5～7厘米，宽3～6厘米，先端急尖，基部心形，上部羽状浅裂，裂片三角形，很像槲树叶，故名"槲蕨"，叶脉粗；孢子叶矩圆形，具短柄，柄有翅，叶片长20～40厘米，宽6.5～13厘米，羽状深裂，裂片披针形，急尖或钝，下部羽片缩短，基部各羽片缩成耳状，厚纸质，两面均为绿色而无毛，叶脉明显，呈长方形网眼。③孢子囊群圆形，黄褐色，沿中肋两旁各2～4行，每长方形网眼内1枚，无囊群盖。

生境分布 生长于石壁、墙或树干上。分布于西南、中南及浙江、江西、福建、台湾等地。

精选验方

①**风湿性关节炎**：骨碎补、宽筋藤、山苍子根、大血藤各25克。水煎服。②**跌打损伤**：骨碎补15克，仙桃草20克。水煎，兑甜酒服。③**寻常疣**：骨碎补20克。捣碎，加入75％酒精80毫升，甘油20毫升，密封后振摇数十次，放置1周后即可外擦使用。④**挫闪**：骨碎补100克。杵烂，同生姜、菜油、茹粉少许，炒敷患处。

党参

【别名】上党参、防党参、狮头参、中灵草。

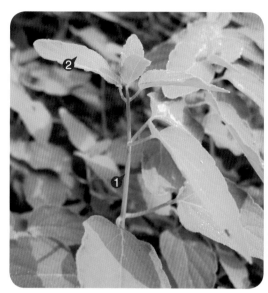
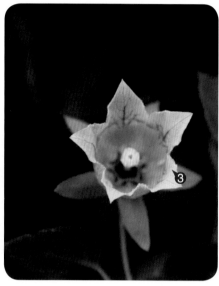

基原 本品为桔梗科植物党参 *Codonopsis pilosula* (Franch.) Nannf. 、素花党参 *Codonopsis pilosula* Nannf. var. *modesta* (Nannf.) L. T. Shen 或川党参 *Codonopsis tangshen* Oliv. 的干燥根。

形态特征 ①多年生缠绕草本，长1~2米，幼嫩部分有细白毛，折断有乳汁。根长圆锥状柱形，直径1~1.7厘米，顶端有一膨大的根头，习称"狮子盘头"，具多数瘤状茎痕，外皮灰黄色至灰棕色。茎细长，多分枝。②叶互生、对生或假轮生，有细长的柄；叶片卵形或广卵形，长1~7厘米，宽0.8~5.5厘米，先端钝或尖，基部圆形或微心形，边近全缘或浅波状，上面绿色，下面粉绿色，两面有毛。③花单生于叶腋，有梗；花萼绿色，具5裂片，裂片长圆状披针形；花冠广钟状，直径2~2.5厘米，浅黄绿色，有污紫色的小斑点，先端5裂，裂片三角形至广三角形，直立；雄蕊5，花丝中部以下扩大；子房上位，3室，胚珠多数，花柱短，柱头3。④蒴果圆锥形，近基部有宿存的花萼；种子无翅。⑤花期8—9月。

生境分布 生长于山地灌木丛间及林缘、林下。主产于辽宁、吉林、黑龙江、山西、陕西、甘肃、宁夏、四川等地；河北、山西、河南等地有栽培。

精选验方

①**小儿口疮**：党参50克，黄柏25克。共研为细末，吹撒患处。②**心律失常**：党参10克，麦冬8克，五味子3克。共研为细末，每日1剂，分2次服。③**慢性腹泻（脾胃虚型）**：党参、茯苓、白术、炙甘草、山药、诃子、莲肉各15克，赤石脂25克。水煎服。

射干

【别名】乌扇、扁竹、绞剪草、剪刀草、山蒲扇、野萱花。

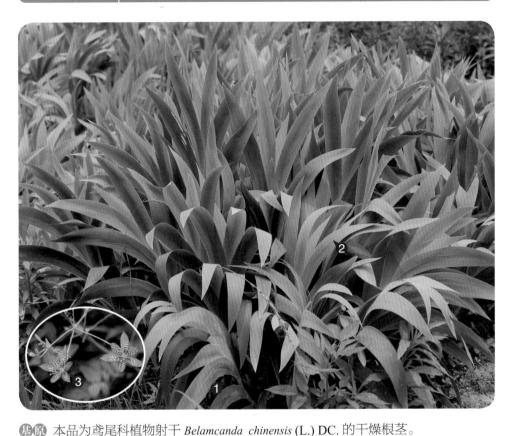

基原 本品为鸢尾科植物射干 *Belamcanda chinensis* (L.) DC. 的干燥根茎。

形态特征 ①多年生直立草本，高0.5～1.5米。地下有鲜黄色不规则结节状的根茎，有多数须根。②叶互生，常聚生于茎基，互相嵌叠而抱茎，排为2列，剑形，扁平，革质，长约70厘米，宽2～4厘米，先端渐尖，有平形脉多条。③花序顶生，呈叉状分枝；花直径3～4厘米，花被片6，排为2轮，橙黄色而有红色斑点；雄蕊3，花丝红色；雌蕊子房下位，3室，有3纵槽，花柱1，柱头膨大，3裂。④蒴果三角状倒卵形至长椭圆形，3室，每室有种子3～8枚；种子圆形，黑色，有光泽。⑤花期7—9月。

生境分布 生于山坡、草地、田边、林缘等处。分布于全国各地。

精选验方

①**血瘀闭经**：射干、莪术各9克，当归、川芎各10克。水煎服。②**淋巴结核肿痛**：射干9克，玄参、夏枯草各15克。水煎服。③**慢性咽喉炎**：射干、金银花、玉竹、麦冬、知母各10克，红糖适量。水煎服，10日为1个疗程。④**风热郁结、咽喉红肿热痛**：射干12克。水煎服。⑤**跌打损伤**：鲜射干60克。捣烂敷患处。⑥**腮腺炎**：鲜射干3～5克。水煎，饭后服，每日2次。

徐长卿

【别名】寮刁竹、逍遥竹、瑶山竹、对节莲、铜锣草、。

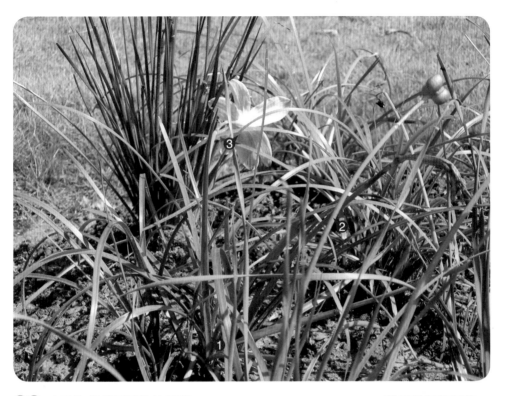

基原 本品为萝藦科植物徐长卿 *Cynanchum paniculatum* (Bge.) Kitag. 的干燥根和根茎。

形态特征 ①多年生草本，高60～70厘米，全株光滑无毛，含白色有毒的乳汁。根茎短，上生多数细长的须状根，形如马尾，土黄色，有香气。茎细而刚直，节间长，少分枝。②单叶对生，披针形或条形，长4～15厘米，宽0.2～0.8厘米，先端渐尖，基部渐窄，全缘而稍反卷，上面深绿色，下面淡绿色，主脉凸起。③圆锥花序顶生或腋生。花萼5深裂，卵状披针形；花冠亦5深裂，广卵形，平展或向外反卷；副花冠5，黄色，肉质，肾形，基部与雄蕊合生；雄蕊5，相连成筒状，花药2室；雌蕊1，子房上位，由2个离生心皮组成，花柱2，柱头平扁。④蓇葖果呈角状，长约6厘米，表面淡褐色；种子多数，卵形而扁，暗褐色，顶端有一簇白色的细长毛。⑤花期夏、秋季。

生境分布 生长于山坡草丛中。广泛分布于全国各地。

精选验方

①皮肤瘙痒：徐长卿适量。煎水洗。②跌打肿痛、接骨：鲜徐长卿适量。捣烂敷患处。③腰痛、胃寒气痛、肝硬化腹水：徐长卿10～20克。水煎服。

桔梗

【别名】苦桔梗、苦梗、包袱花。

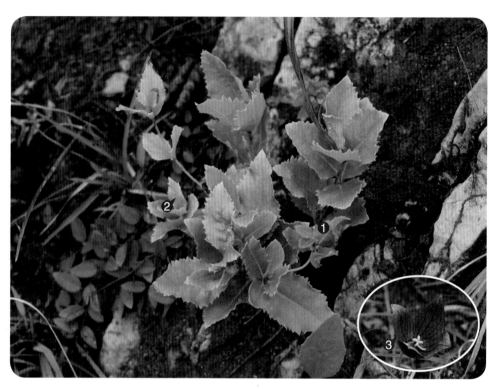

基原 本品为桔梗科植物桔梗 *Platycodon grandiflorum* (Jacq.) A. DC. 的干燥根。

形态特征 ①一年生草本，体内有白色乳汁，全株光滑无毛。根粗大，圆锥形或有分叉，外皮黄褐色。茎直立，有分枝。②叶多为互生，少数对生，近无柄；叶片长卵形，边缘有锯齿。③花单生于茎顶，或数朵排成疏生的总状花序；花冠钟形，蓝紫色、蓝白色、白色、粉红色。④蒴果卵形，熟时顶端开裂；种子卵形，有3棱。⑤花期7—9月，果期8—10月。

生境分布 生长于山坡草丛中。全国大部分地区均产。华北、东北地区产量较大，华东地区及安徽产品质量较优。

精选验方

①**咳痰不爽**：桔梗30克，甘草60克。水煎，分2次温服。②**肺痈唾脓痰**：桔梗15克，冬瓜仁12克，鱼腥草30克，甘草6克。水煎服。③**咽喉肿痛**：桔梗、生甘草各6克，薄荷、牛蒡子各9克。水煎服。④**风热咳嗽痰多、咽喉肿痛**：桔梗、甘草各9克，桑叶15克，菊花12克，杏仁6克。水煎服。⑤**热咳痰稠**：桔梗6克，桔梗叶、桑叶各9克，甘草3克。水煎服，每日1剂，连服2～4日。

秦艽

【别名】大叶秦艽、大叶龙胆、山秦艽。

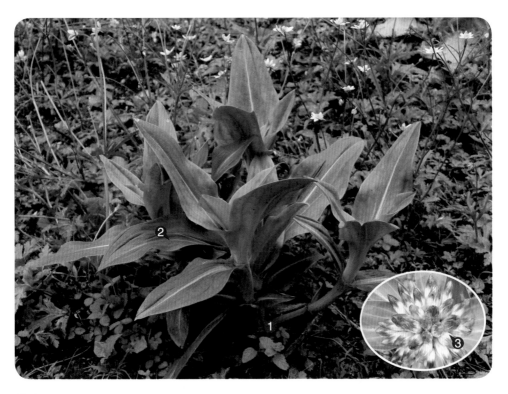

基原 本品为龙胆科植物秦艽 *Gentiana macrophylla* Pall.、麻花秦艽 *Gentiana straminea* Maxim、粗茎秦艽 *Gentiana crassicaulis* Duthie ex Burk. 或小秦艽 *Gentiana dahurica* Fisch. 的干燥根。

形态特征 ①多年生草本植物，高30～60厘米，茎单一，圆形，节明显，斜升或直立，光滑无毛。②基生叶较大，披针形，先端尖，全缘，平滑无毛，茎生叶较小，对生，叶基连合，叶片平滑无毛。③聚伞花序由多数花簇生枝头，或腋生呈轮状，花冠蓝色或蓝紫色。④蒴果长椭圆形；种子细小，矩圆形，棕色，表面细网状，有光泽。⑤花期7—9月，果期8—10月。

生境分布 生长于山地草甸、林缘、灌木丛与沟谷中。分布于陕西、甘肃等地。

精选验方

①**肺结核**：秦艽、地骨皮各9克，青蒿、生甘草各6克。水煎服。②**风湿性关节肿痛**：秦艽、木瓜、防己各12克。水煎服。③**风湿性肩臂痛**：秦艽12克，防风、威灵仙、桂枝各9克。水煎服。④**肩周炎及风湿痹痛、关节拘挛等症**：秦艽10克，炙甘草3克。加水煎煮，取汁200毫升，代茶饮用，每日1剂。

高良姜

【别名】风姜、小良姜。

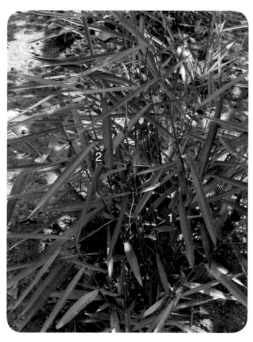
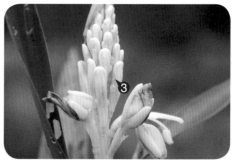
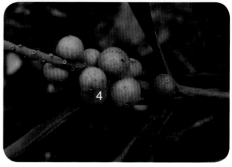

基原 本品为姜科植物高良姜 *Alpinia officinarum* Hance 的干燥根茎。

形态特征 ①多年生草本，高30～80厘米。地下根茎横走，圆柱形，直径1～1.5厘米，棕红色或紫红色，多节，节处有环形鳞片，节上生根，芳香。茎丛生，直立。②叶二列，无叶柄；叶片窄条状披针形，长15～30厘米，宽1～3厘米，先端渐尖或尾状，基部渐尖，全缘或具微疏钝齿，两面光滑无毛；叶鞘抱茎；叶舌膜质，长可达3厘米，呈棕色。③圆锥花序顶生，直立，花极密集；花序轴红棕色，被短毛，花梗极短；有膜质棕色的小花苞；花淡红色。④蒴果肉质，球形，直径约1.2厘米，有短毛，熟时橘红色。⑤花期4—10月。

生境分布 生长于山坡草地、灌木丛中，或人工栽培。分布于广东、海南、广西、台湾、云南等地。

精选验方

①**花斑癣**：高良姜50克。用75％的酒精250毫升浸泡7日，取药酒涂擦患处，每日2次。涂擦后有隐刺痛，几分钟后自行消失。②**霍乱吐泻腹痛**：高良姜适量。火炙焦香，取250克兑白酒1000毫升煮沸，顿服。③**胸胁胀痛**：高良姜、厚朴、当归各15克，桂心5克，生姜10克。水煎服。④**胃寒病、吐清水**：高良姜、廷胡索各15克。水煎服。⑤**胃寒气滞作痛**：高良姜、制香附各100克。共研细粉，水泛为丸，每服5克，每日3次。

商陆

【别名】花商陆、见肿消、土冬瓜、章柳、金七娘、菝羊菜、山萝卜。

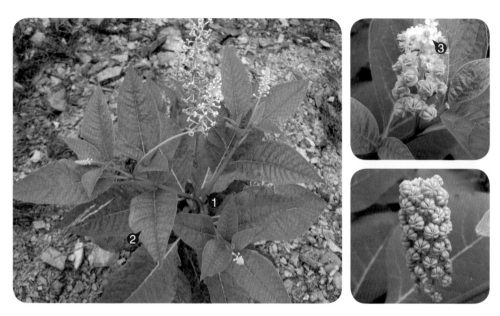

基原 本品为商陆科植物商陆 *Phytolacca acinosa* Roxb. 或垂序商陆 *Phytolacca americana* L. 的干燥根。

形态特征 ①多年生亚灌木状草本，高者约1.5米，全体光滑无毛。根粗壮，圆锥形，肉质，外皮淡黄色，有横长皮孔；侧根甚多；主根断面有3～10层同心性环层。茎绿色或紫红色，多分枝。②单叶互生，具柄，柄的基部稍扁宽；叶片卵状椭圆形或椭圆形，长12～15厘米，宽5～8厘米，全缘。③花初白色，后渐变为淡红色，多花排成穗状总状花序，生于枝端或侧出于茎上，花序直立；花被片5；雄蕊8～10；心皮8～10，分离，但紧密靠拢。④浆果，扁圆状，有宿萼，熟时呈深红紫色或黑色。⑤花期夏、秋季。

生境分布 生长于路旁疏林下。分布于全国大部分地区。

精选验方

①**足癣**：商陆、苦参各100克，花椒20克，赤芍50克。煎汤，每日1～2次浸泡患足，每次15～30分钟，保留药液加热重复使用。②**腹中如有石、痛如刀刺者**：商陆根适量。捣烂蒸之，布裹熨痛处，冷即更换。③**淋巴结结核**：商陆9克。加红糖适量，水煎服。④**腹水**：商陆6克，赤小豆、冬瓜皮各50克，泽泻12克，茯苓皮24克。水煎服。⑤**痈疮肿毒**：商陆25克，蒲公英100克。水煎洗患处。⑥**血小板减少性紫癜**：商陆适量。加水煎半小时，浓缩成100%的煎剂，首次服30毫升，以后每次服10毫升，每日3次，成人以12～24克、小儿以9～12克为每日用量。⑦**肿毒**：商陆根适量。和盐少许捣敷患处，每日更换1次。

石菖蒲

【别名】水菖蒲、九节菖蒲、香菖蒲、水剑草。

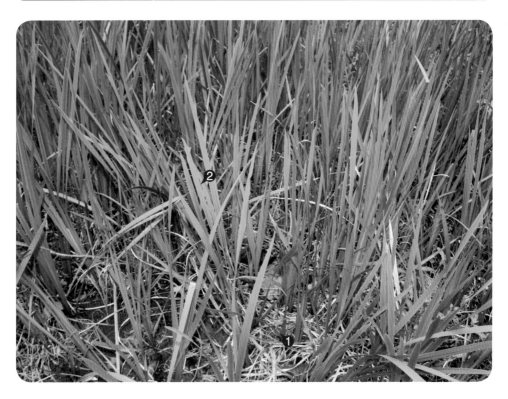

基原 本品为天南星科植物石菖蒲 *Acorus tatarinowii* Schott 的干燥根茎。

形态特征 ①多年生水生植物，有特殊香气。根茎肥厚，直径10～15毫米，横生，有多数环节，节上生须根多数。②叶从基部生出，单叶，排成2列，基部抱茎，剑形，革质，长50～80厘米，有时可达150厘米，宽0.8～1.5厘米，先端尖，中脉明显凸起。③肉穗花序圆柱形，长3～8厘米，宽7～15毫米，叶状苞片1；花小，密生，黄绿色，花被片6；雄蕊6；子房2～4室。④浆果倒卵形，熟时红色。⑤花期5—7月。

生境分布 生长于浅水池塘、水沟及溪涧湿地处。除新疆、西藏外，全国各地均有分布。

精选验方

①**痢疾**：石菖蒲适量。切片晒干，研粉装胶囊，每粒装药0.3克。每日3次，每次3粒，温开水送服，小儿酌减。②**慢性气管炎**：石菖蒲胶囊（每粒装菖蒲根粉0.3克）适量。每次2粒，每日2～3次，连服10日为1个疗程。③**化脓性角膜炎**：石菖蒲根100克。加水300毫升，小火煎至100毫升，过滤去渣，调pH呈中性，高压灭菌即得。点眼，每日3次，每次2～3滴；或眼浴，每日1次，每次10分钟。

黄芩

【别名】腐肠、宿肠、黄金茶根、土金茶根。

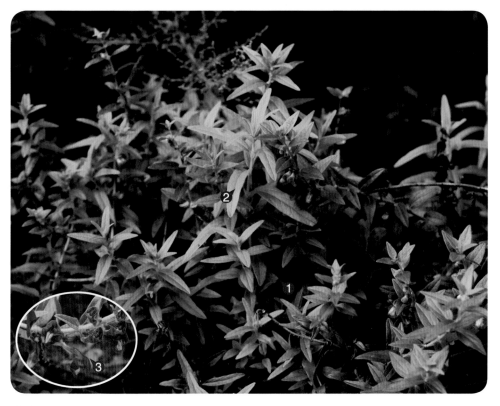

基原 本品为唇形科植物黄芩 *Scutellaria baicalensis* Georgi 的干燥根。

形态特征 ①多年生草本。茎高20~60厘米，四棱形，多分枝。②叶披针形，对生，茎上部叶略小，全缘，上面深绿色，无毛或疏被短毛，下面有散布的暗腺点。③圆锥花序顶生；花蓝紫色，二唇形，常偏向一侧。④坚果小，黑色。⑤花期7—8月，果期8—9月。

生境分布 生长于山顶、林缘、路旁、山坡等向阳较干燥处。分布于河北、山西、内蒙古、河南、陕西等地。山西产量最多，河北承德产者质量最好。

精选验方

①**泄泻热痢**：黄芩、白芍、葛根各10克，白头翁15克。水煎服。②**偏正头痛**：黄芩片适量。酒浸透，晒干为末，每服3克，茶、酒下。③**慢性气管炎**：黄芩、葶苈子各等份。共研为细末，糖衣为片，每片含生药0.8克，每日3次，每次5片。④**崩中下血**：黄芩适量。研为细末，每服5克，烧秤锤淬酒调下。⑤**胎热胎动不安**：黄芩10克，生地黄、竹茹各15克。水煎服。⑥**尿路感染、血尿**：黄芩片24克。水煎，分3次服。

黄连

【别名】川连、味连、鸡爪连。

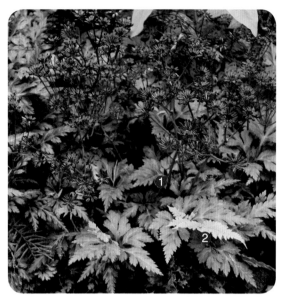
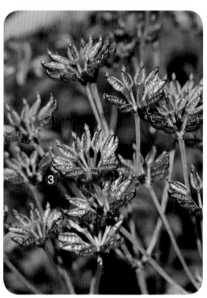

基原 本品为毛茛科植物黄连 *Coptis chinensis* Franch.、三角叶黄连 *Coptis deltoidea* C. Y. Cheng et Hsiao 或云连 *Coptis teeta* Wall. 的干燥根茎。

形态特征 ①多年生草本，高20～50厘米。根茎细长柱状，常有数个粗细相等的分歧成簇生长，形如鸡爪，节多而密，生有极多须根，有时两节之间的节间伸长成较细而光滑无根的秆状部分，外皮棕褐色，折断面皮部红棕色，根部金黄色，味极苦。②叶片坚纸质，三角卵形，长3～8厘米，宽2.6～7厘米，3全裂，中央全裂片有小叶柄，裂片菱状窄卵形，羽状深裂，边缘有锐锯齿，两侧全裂片无柄。③白绿色小花，花葶1～2条，高12～25厘米；顶生聚伞花序有3～8朵花；苞片披针形，羽状深裂；萼片5，窄卵形，长9～12毫米；花瓣小，倒披针形，长5～7毫米，中央有蜜槽；雄蕊多数，长3～6毫米；心皮8～12，有柄。④蓇葖果长6～8毫米，有细长子房柄，8～12个集生于花梗上。⑤花期春季。

生境分布 生长于山地林中潮湿处；四川、湖北、陕西有大量栽培。分布于陕西、安徽、浙江、江西、福建、湖北、湖南、广西、广东、四川、贵州等地。

精选验方

①**痔疮**：黄连100克。煎膏，加入等份芒硝、5克冰片，痔疮敷上即消。②**黄疸**：黄连5克，茵陈15克，栀子10克。水煎服。③**痈疮、湿疮、耳道流脓**：黄连适量。研末，茶油调涂患处。④**肠炎、痢疾**：（香连丸）黄连100克，木香25克。共研细粉，取米醋100毫升，酌加凉开水泛为小丸，每服5～10克，每日1～3次。服药期间忌食生冷油腻。

黄精

【别名】老虎姜。

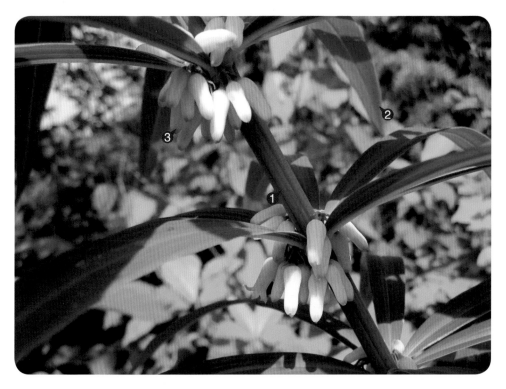

基原 本品为百合科植物黄精 *Polygonatum sibiricum* Red.、多花黄精 *Polygonatum cyrtonema* Hua 和滇黄精 *Polygonatum kingianum* Coll. et Hemsl 的根茎。

形态特征 ①多年生草本，高50～120厘米，全株无毛。根茎黄白色，味稍甜，肥厚而横走，直径达3厘米，由数个或多个形如鸡头的部分连接而成为大头小尾状，生茎的一端较肥大，且向一侧分叉，茎枯后留下的圆形茎痕如鸡眼，节明显，节部生少数根。茎单一，稍弯曲，圆柱形。②叶通常5（少为4或6～7片轮生，无柄），叶片条状披针形，长7～11厘米，宽5～12毫米，先端卷曲，下面有灰粉，主脉平行，中央脉粗壮，在下面隆起。③白绿色花，腋生，下垂，总花梗长1～2厘米，顶端通常2分叉，各生花1朵；苞片小，比花梗短或几等长；花被筒状，6裂；雄蕊6，花丝短，着生于花被上部。④浆果球形，直径7～10毫米，熟时黑色。⑤花期5—6月。

生境分布 生长于阴湿的山地灌丛中及林边。广布于长江以北各地。

精选验方

①**肺结核、病后体虚**：黄精25～50克。水煎服。②**脾胃虚弱、体倦无力**：黄精、山药、党参各50克。与鸡同蒸食。

蒺藜

【别名】刺蒺藜、白蒺藜、蒺藜子。

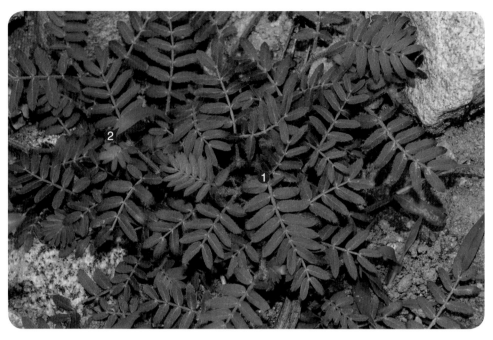

基原 本品为蒺藜科植物蒺藜 *Tribulus terrestris* L. 的干燥成熟果实。

形态特征 ①一年生或多年生草本，全株密被灰白色柔毛。茎匍匐，由基部生出多数分枝，枝长30～60厘米，表面有纵纹。②偶数羽状复叶，对生，叶连柄长2.5～6厘米；托叶对生，形小，卵形至卵状披针形；小叶5～7对，具短柄或几无柄，小叶片长椭圆形，长5～16毫米，宽2～6毫米，先端短尖或急尖，基部常偏斜，上面仅中脉及边缘疏生细柔毛，下面毛较密。③花单生于叶腋间，直径8～20毫米，花梗丝状；萼片5，卵状披针形，边缘膜质透明；花瓣5，黄色，倒广卵形；花盘环状；雄蕊10，生于花盘基部，其中5枚较长且与花瓣对生，在基部的外侧各有1小腺体，花药椭圆形，花丝丝状；子房上位，卵形，通常5室，花柱短，圆柱形，柱头5，线形。④果五角形，直径约1厘米，由5个果瓣组成，成熟时分离，每果瓣呈斧形，两端各有硬尖刺1对，先端隆起，具细短刺；每分果有种子2～3枚。⑤花期5—8月，果期6—9月。

生境分布 生长于沙丘、路旁。分布于河南、河北、山东、安徽等地。

精选验方

①眼疾、翳障不明：蒺藜200克（带刺炒），葳蕤150克（炒）。共为散，每日早饭后用水调服15克。②肝虚视物模糊：蒺藜、女贞子、枸杞子、生地黄、菊花各10克。水煎服，每日1剂。

漏芦

【别名】毛头、野兰、大头翁、大花蓟、鬼油麻、龙葱根、狼头花。

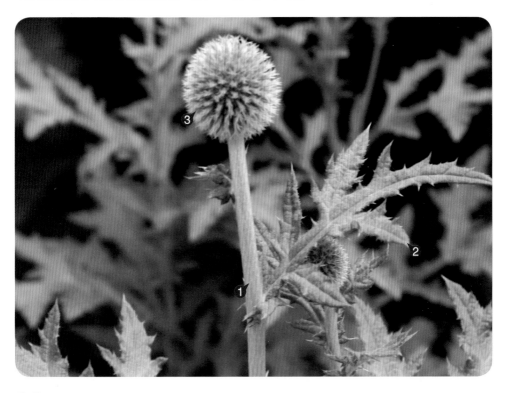

基原 本品为菊科植物祁州漏芦 *Rhaponticum uniflorum* (L.) DC. 的干燥根。

形态特征 ①多年生草本，高约1米，全株被白色蛛丝状毛。根圆柱形，外皮黄棕色。茎直立，通常单一，茎部有宿存的叶脉残基。②叶互生，近根部的较大，有柄，茎上部叶无柄；叶片椭圆形，长4～10厘米，宽2～6厘米，羽状分裂，裂片三角形或卵状披针形，先端锐尖，刺尖头，边缘有尖刺，上面被蛛丝状毛，下面密生白色绵毛。③头状花序顶生，由很多小头状花序聚合成球形，直径2～3.5厘米，总苞数轮，基部连合，其内有一管状花，花冠天蓝色。④瘦果圆柱形，密生黄褐色毛，顶端有鳞片状冠毛。⑤花期夏、秋季。

生境分布 生长于山坡草丛及山野向阳处。分布于东北、华北及宁夏、山东、河南等地。

精选验方

①乳腺炎：漏芦、蒲公英、金银花各25克，土贝母15克，甘草10克。水煎服。②风湿性关节炎、风湿痛：漏芦50克。水煎服。③肥胖症：漏芦、决明子、泽泻、荷叶、汉防己各15克。水煎浓缩至100毫升，分2次服。

藁本

【别名】香藁本。

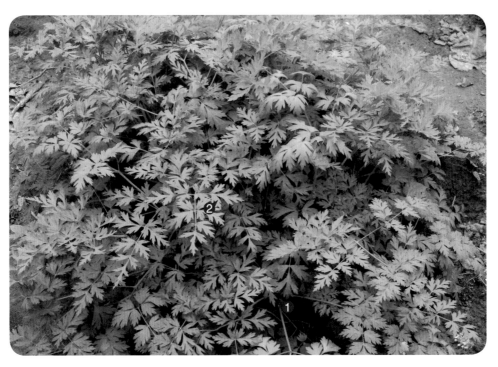

基原 本品为伞形科植物藁本 *Ligusticum sinense* Oliv. 或辽藁本 *Ligusticum jeholense* Nakai et Kitag. 的干燥根茎和根。

形态特征 ①多年生草本，高可达1米以上。根茎呈不规则的团块状，有多数条状根，具浓香。茎中空，有纵沟。②叶互生，叶柄长达20厘米，基部扩大呈长鞘状，抱茎；二至三回羽状复叶，最终小叶5~9片，卵形，两侧不相等，边缘为不整齐的羽状浅裂或粗大锯齿状，上面叶脉明显。③多数小花聚成复伞形花序，伞幅16~20，不等长，总苞片常具3~5条形裂片；花萼缺；花瓣5，椭圆形至倒卵形，长约2毫米，宽约1毫米，先端全缘或微凹，中央有短尖凸起，向内折卷，外面有短柔毛；雄蕊5，花丝细软弯曲；花柱2，细软而反折，子房卵形，下位。④双悬果广卵形，稍侧扁，分果棱槽中各有油管3，结合面有油管5。⑤花期夏、秋季。

生境分布 生长于山坡草丛或水滩边。分布于长江以南，主产于湖北、湖南等地。

精选验方

①**胃痉挛、腹痛：**藁本25克，苍术15克。水煎服。②**头屑：**藁本、白芷各等份。研末，夜掺发内，第二日早晨梳之，垢自去。③**风寒头痛及巅顶痛：**藁本、川芎、细辛、葱头各等份。水煎服。

土木香

【别名】青木香、祁木香、玛奴（藏名）。

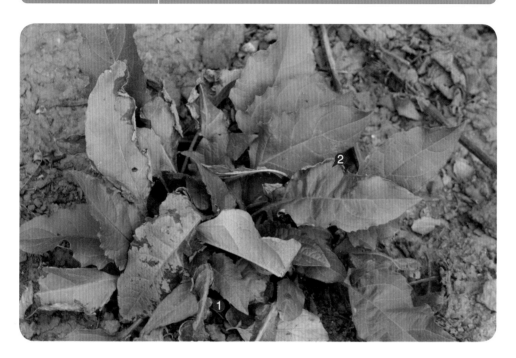

基原 本品为菊科植物土木香 *Inula helenium* L. 的干燥根。

形态特征 ①多年生草本，高达1.8米，全株密被短柔毛。②基生叶有柄，阔大，广椭圆形，长25～50厘米，先端锐尖，边缘具不整齐齿牙；茎生叶，无柄，半抱茎，长椭圆形，基部心形，先端锐尖，边缘具不整齐齿牙。③头状花序腋生，黄色，直径5～10厘米；排成伞房花序，花序梗长6～12厘米；总苞半球形，直径2.5～5厘米，总苞片覆瓦状排列，9～10层，外层苞片叶质，卵形，表面密被短毛，内层苞片干膜质，先端略尖，边缘带紫色；花托秃裸，有窠点；边缘舌状花雌性，先端3齿裂；中心管状花两性，先端5裂。④瘦果长约4毫米，表面4～5棱，冠毛多。⑤花期6—7月。

生境分布 生长于田边、河边等潮湿处。分布于河北、浙江、四川、河南、山西、陕西、甘肃、新疆等地。

精选验方

瘟病初起之发冷发热、头痛咳嗽、咽喉肿痛、胸胁作痛：土木香200克，苦参（去粗皮）200克，珍珠秆（去粗皮、心）100克，山柰50克。粉碎成粗粉，过筛，混匀，水煎服，一次2.5～3.6克，每日2～3次。

大黄

【别名】将军、黄良、火参、肤如、蜀大黄、锦纹大黄、牛舌大黄、锦纹、生军、川军。

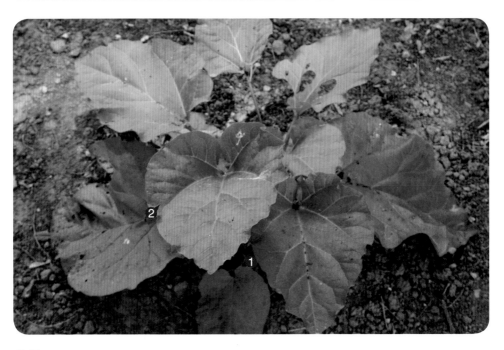

🔴**基原** 本品为蓼科植物掌叶大黄 *Rheum palmatum* L.、唐古特大黄 *Rheum tanguticum* Maxim. ex Balf. 或药用大黄 *Rheum officinale* Baill. 的干燥根和根茎。

🔴**形态特征** 掌叶大黄：①多年生草本，高达2米。地下有粗壮的肉质根及根茎。茎粗壮，中空，绿色，平滑无毛，有不甚明显的纵纹。②单叶互生，具粗壮长柄，柄上密生白色短刺毛；基生叶叶片圆形或卵圆形，长宽近相等，约35厘米，掌状5～7深裂，裂片矩圆形或宽披针形，先端尖，边缘有大的尖裂齿，叶上面疏生乳头状小凸起和白色短刺毛，下面有白色柔毛，以脉上为多，并疏生黑色腺点，叶基部心形；茎生叶较小，有短柄；托叶鞘大，筒状，绿色，有纵纹，密生白色短柔毛。秋季开淡黄白色花，大圆锥花序顶生；花梗纤细，中下部有关节；花被6裂，长约1.5毫米，排为2轮；雄蕊9。③瘦果矩卵圆形，有3棱，沿棱生翅，翅边缘半透明，顶端稍凹陷，基部呈心形。

🔴**生境分布** 生长于高寒山区、土壤湿润的草坡上。分布于甘肃、青海、宁夏、四川、西藏等地。

精选验方

①**实热便秘、脘腹痞满**：大黄、枳实各12克，厚朴24克，芒硝6克。水煎服。②**血热吐衄**：大黄10克，黄连、黄芩各5克。水煎服。③**汤火灼伤**：大黄鲜品适量。研成细粉，蜜调涂敷患处。

川乌

【别名】乌头、五毒根。

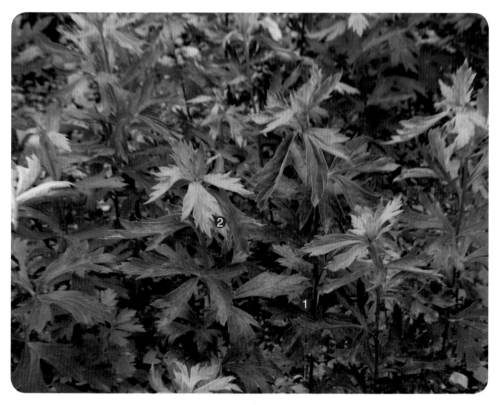

基原 本品为毛茛科植物乌头 *Aconitum carmichaelii* Debx. 的干燥母根。

形态特征 ①多年生草本。茎直立，下部光滑无毛，上部散生少数贴伏柔毛。②叶互生，具叶柄；叶片卵圆形，掌状3深裂，两侧裂片再2裂，边缘具粗齿或缺刻。③总状花序顶生，花序轴与小花梗上密生柔毛；花蓝紫色，萼片5，上萼片高盔状，高2~2.6厘米，侧萼片长1.5~2厘米；花瓣2，有长爪，距长0.1~0.3厘米；雄蕊多数；心皮3~5。④蓇葖果3~5个。⑤花期6—7月，果期7—8月。

生境分布 生长于山地草坡或灌丛中。栽培于平地肥沃的沙质土壤，主要栽培于四川。分布于长江中下游，北至秦岭和山东东部，南至广西北部。

精选验方

①**风腰脚冷痹疼痛：** 生川乌0.9克（去皮、脐）。贴焙，捣细罗为散，以醋醋调涂于故帛上敷之。②**小儿慢惊、搐搦涎壅厥逆：** 生川乌（去皮、脐）50克，全蝎10个（去尾）。分作3服，每次以水200毫升、姜7片煎服。③**破伤风：** 生川乌（去皮、脐）1枚，雄黄（研）、麝香（研）各0.5克。共研为细末，每服5克，以温酒调下。

五加皮

【别名】五谷皮、南五加皮、红五加皮。

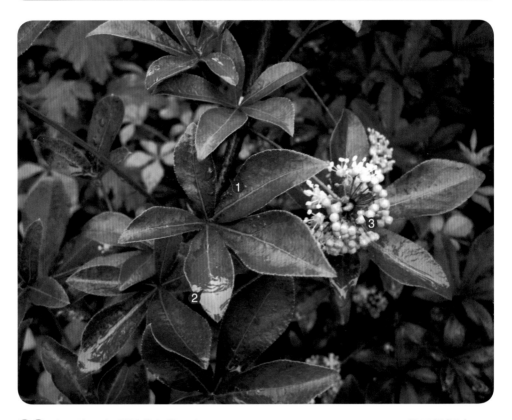

基原 本品为五加科植物细柱五加 *Acanthopanax gracilistylus* W.W. Smith 的干燥根皮。

形态特征 ①落叶灌木，高2～3米，枝呈灰褐色，无刺或在叶柄部单生扁平刺。②掌状复叶互生，在短枝上簇生，小叶5，稀3～4，中央一片最大，倒卵形或披针形，长3～8厘米，宽1～3.5厘米，边缘有钝细锯齿，上面无毛或沿脉被疏毛，下面腋腑有簇毛。③伞形花序单生于叶腋或短枝上，总花梗长2～6厘米；花小，黄绿色，萼齿、花瓣及雄蕊均为5；子房下位，2室，花柱2，丝状分离。④浆果近球形，侧扁，熟时黑色。

生境分布 生长于路边、林缘或灌丛中。分布于湖北、河南、安徽等地。

精选验方

①**脚气，骨节皮肤肿湿疼痛，进饮食、行有力、不忘事：** 五加皮（酒浸）、远志（去心）各120克。上药曝干为末，春、秋、冬用浸药酒为糊，夏则用酒为糊，丸如梧子大，每服40～50丸，空心温酒送下。②**一切风湿痿痹：** 五加皮适量。洗刮去骨，煎汁和曲米酿成酒饮之；或切碎用袋盛，浸酒煮饮；或加当归、牛膝、地榆诸药。

北沙参

【别名】莱阳参、银沙参、海沙参、辽沙参。

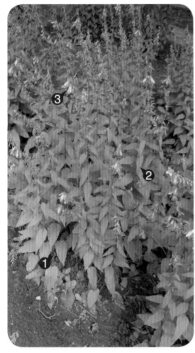
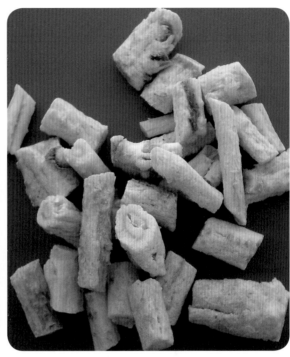

基原 本品为伞形科植物珊瑚菜 *Glehnia littoralis* Fr. Schmidt ex Miq. 的干燥根。

形态特征 ①多年生草本，高5～35厘米。主根细长圆柱形。茎大部分埋在沙中，一部分露出地面。②叶基出，互生；叶柄长，基部鞘状；叶片卵圆形，三出式分裂至二回羽状分裂，最后裂片圆卵形，先端圆或渐尖，基部截形，边缘刺刻，质厚。③复伞形花序顶生，具粗毛；伞梗10～20条，长1～2厘米；无总苞，小总苞由数个线状披针形的小苞片组成；花白色，每一小伞形花序有花15～20朵；花萼5齿裂，狭三角状披针形，疏生粗毛；花瓣5，卵状披针形；雄蕊5，与花瓣互生；子房下位，花柱基部扁圆锥形。④果实近圆球形，具茸毛，果棱有翅。⑤花期5—7月，果期6—8月。

生境分布 生长于海边沙滩。分布于山东、江苏、河北及辽宁等地，以山东莱阳胡城村产者最为著名。

精选验方

①阴虚火炎、咳嗽无痰、骨蒸劳热、肌皮枯燥、口苦烦渴等症：北沙参、麦冬、熟地黄、鳖甲、知母、川贝母、地骨皮各120克。或为丸，或制膏，每早服9克，白开水送下。②**一切阴虚火炎**，症见似虚似实、逆气不降、消气不升、烦渴咳嗽、胀满不食：北沙参15克。水煎服。

白芍

【别名】白芍、杭芍、生白芍、大白芍、金芍药。

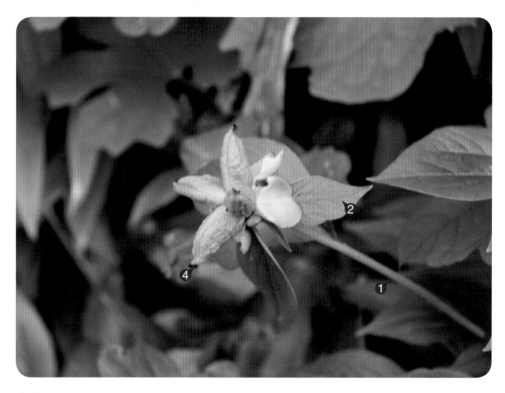

基原 本品为毛茛科植物芍药 *Paeonia lactiflora* Pall. 的干燥根。

形态特征 ①多年生草本植物，根肥大。②叶互生；下部叶为二回三出复叶，小叶片长卵圆形至披针形，先端渐尖，基部楔形，叶缘具骨质小齿；上部叶为三出复叶。③花大，花瓣白色、粉红色或红色。④蓇葖果3~5枚，卵形，先端钩状向外弯。⑤花期5—7月，果期6—7月。

生境分布 生长于山坡、山谷的灌木丛或草丛中。分布于浙江、安徽、四川、山东等地。

精选验方

①**金创血不止、痛**：白芍药30克。熬黄，研细为散，每次以酒或米汤送服6克。②**下痢便脓血、里急后重、下血调气**：芍药30克，当归、黄连、黄芩各15克，槟榔、木香、甘草（炒）各6克，大黄9克，官桂7.5克。切细，每服15克，用水240毫升煎取120毫升，饭后温服。③**妇人怀孕腹中疼痛**：芍药300克，白术、茯苓各120克，川芎、泽泻各150克，当归90克。共研为细末，每次1克，以酒送服，每日3次。④**产后血气攻心腹痛**：芍药60克，桂枝（去粗皮）、甘草（炙）各30克。研末过筛，每服9克，用水200毫升煎取140毫升，温服，不拘时候。

白附子

【别名】奶白附、竹节白附、鸡心白附。

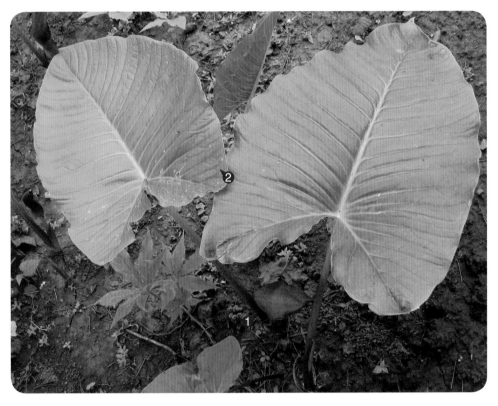

基原 本品为天南星科植物独角莲*Typhonium giganteum* Engl.的干燥块茎。

形态特征 ①多年生草本。块茎卵圆形或卵状椭圆形，长2～5厘米，直径1～3厘米，表面白色或黄白色，有环纹及根痕，顶端显茎痕或芽痕。②叶根生，1～4片，戟状箭形，依生长年限大小不等，长9～45厘米，宽7～35厘米；叶柄肉质，基部鞘状。③花葶7～17厘米，有紫斑；花单性，雌雄同株，肉穗花序，有佛焰苞；雄花位于花序上部，雌花位于下部。④浆果，熟时红色。

生境分布 生长于山野阴湿处。分布于河南、甘肃、湖北等地。河南产者称"禹白附"，品质最优。

精选验方

①雀斑、蝴蝶斑：白附子适量。研末加白蜜调匀，涂于纸上，每晚睡前洗净面部，贴之。②黄褐斑：白附子、白茯苓、密陀僧、白及、白蔹各等份。研细末，睡前用牛奶和药末擦面。③腮腺炎：生白附子适量。研粉浸于食醋中，5日后涂患处，每日3～4次，平均3～4日肿胀逐渐减退。

白前

【别名】石蓝、嗽药、水杨柳、草白前、鹅白前、白马虎。

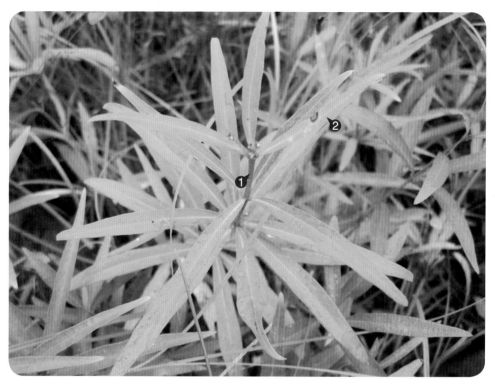

基原 本品为萝藦科植物柳叶白前 *Cynanchum stauntonii* (Decne.) Schltr. ex Lévl. 或芫花叶白前 *Cynanchum glaucescens* (Decne.) Hand.—Mazz. 的干燥根茎及根。

形态特征 ①多年生草本，高30～60厘米。根茎匍匐。茎直立，单一，下部木质化。②单叶对生，具短柄；叶片披针形至线状披针形，先端渐尖，基部渐狭，边缘反卷，下部的叶较短而宽，顶端的叶渐短而狭。③聚伞花序腋生，总花梗长8～15毫米，中部以上着生多数小苞片，花萼绿色，裂片卵状披针形。④蓇葖果角状，长约7厘米；种子多数，顶端具白色细茸毛。

生境分布 生长于山谷中阴湿处、江边沙碛之上或溪滩。主要分布于浙江、安徽、江苏等地，湖北、福建、江西、湖南、贵州等地也产。

精选验方

①**久患暇呷咳嗽、喉中作声、不得眠**：白前适量。捣为末，温酒调6克服。②**久嗽兼唾血**：白前90克，桑白皮、桔梗各60克，甘草30克（炙）。上药切细，以水2000毫升煮取1000毫升，空腹顿服；若症重者，十数剂。服药期间忌食猪肉、海藻、菘菜。③**胃脘痛、虚热痛**：白前、重阳木根各15克。水煎服。

百部

【别名】百条根、九丛根、闹虱、玉箫、箭杆。

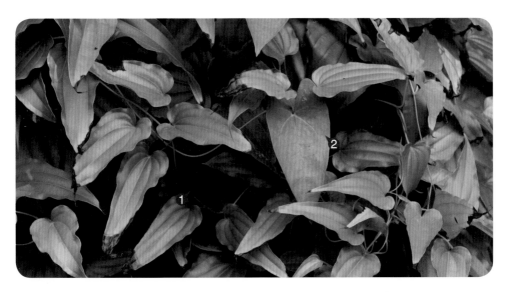

基原 本品为百部科植物直立百部 Stemona sessilifolia (Miq.) Miq.、蔓生百部 Stemona japonica (Bl.) Miq. 或对叶百部 Stemona tuberosa Lour. 的干燥块根。

形态特征 直立百部：①多年生草本，高30～60厘米。茎直立，不分枝，有纵纹。②叶常3～4片轮生，偶为5片；卵形、卵状椭圆形至卵状披针形，长3.5～5.5厘米，宽1.8～3.8厘米，先端急尖或渐尖，基部楔形，叶脉通常5条，中间3条特别明显；有短柄或几无柄。③花腋生，多数生长于近茎下部呈鳞片状的苞腋间；花梗细长，直立或斜向上。④花期3—4月。

蔓生百部：①多年生草本，高60～90厘米，全体平滑无毛。根肉质，通常呈纺锤形，数个至数十个簇生。茎上部蔓状，具纵纹。②叶通常4片轮生，卵形或卵状披针形，长3～9厘米，宽1.5～4厘米，先端锐尖或渐尖，全缘或带微波状，基部圆形或近于截形，偶为浅心形，中脉5～9条；叶柄线形，长1.5～2.5厘米。③花梗丝状，长1.5～2.5厘米，基部贴生于叶片中脉上，每梗通常单生1花；花被4，淡绿色，卵状披针形至卵形；雄蕊4，紫色，花丝短，花药内向，线形，顶端有一线形附属体；子房卵形，甚小，无花柱。④蒴果广卵形而扁，内有长椭圆形的种子数粒。⑤花期5月，果期7月。

生境分布 生长于阳坡灌木林下或竹林下。分布于安徽、江苏、湖北、浙江、山东等地。

精选验方

咳嗽：百部、生姜各适量。合煎取汁，每服120毫升。

当归

【别名】云归、秦归、西当归、岷当归。

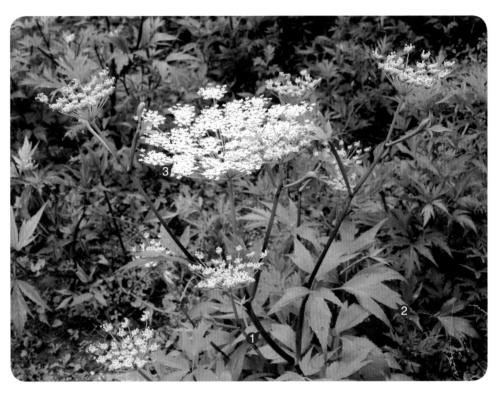

基原 本品为伞形科植物当归 *Angelica sinensis* (Oliv.) Diels 的干燥根。

形态特征 ①多年生草本。茎带紫色，有纵直槽纹。②叶为二至三回奇数羽状复叶，叶柄基部膨大呈鞘状，叶片卵形，小叶片卵形或卵状披针形，近顶端一对无柄，一至二回分裂，裂片边缘有缺刻。③复伞形花序顶生，无总苞或有2片。④双悬果椭圆形，分果有5棱，侧棱有翅，每个棱槽有1个油管，结合面2个油管。

生境分布 生长于高寒多雨的山区。主要分布于甘肃、四川、云南、湖北、陕西、贵州等地，以甘肃省岷县产者量大质优。

精选验方

①**室女月水不通**：当归（切，焙）30克，干漆（炒烟出）、芎䓖各15克。上药捣罗为末，炼蜜和丸如梧桐子大，每服20丸温酒调下。②**月经逆行从口鼻出**：当归尾、红花各9克。先用京墨磨汁服止之，再用当归尾、红花、水300毫升，煎八分，温服。③**血崩**：当归30克，龙骨60克（炒赤），香附子9克（炒），棕毛灰15克。上药研为末，米饮调9～12克，空腹服。④**血瘀痛胀、脉滞涩者**：当归、血竭各90克，桂心、白芍、延胡索各45克（酒炒），蒲黄60克（炒）。研为散，酒煎9克，去渣温服。

赤芍

【别名】木芍药、红芍药、臭牡丹根。

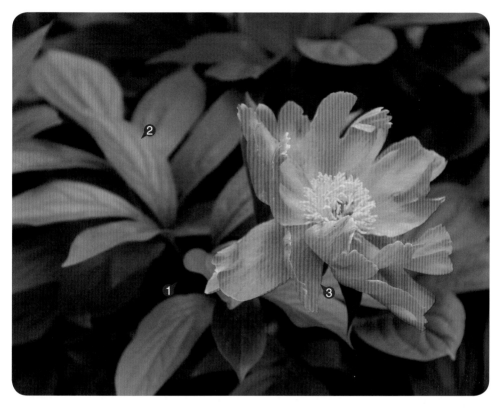

基原 本品为毛茛科植物芍药 *Paeonia lactiflora* Pall. 的干燥根。

形态特征 川赤芍：①多年生草本。茎直立。②茎下部叶为二回三出复叶，小叶通常为二回深裂，小裂片宽0.5～1.8厘米。根为圆柱形，稍弯曲。表面暗褐色或暗棕色，粗糙，有横向凸起的皮孔，手搓则外皮易破而脱落。③花2～4朵，生于茎顶端和其下的叶腋；花瓣6～9，紫红色或粉红色；雄蕊多数；心皮2～5。④果密被黄色茸毛。

生境分布 生长于山坡林下草丛中及路旁。分布于内蒙古、四川及东北各地。

精选验方

①**妇人气血不和，症见心胸烦闷、不思饮食、四肢少力、头目昏眩、身体疼痛：** 赤芍药、吴白芷、牡丹皮、白茯苓、甘草各30克，柴胡90克（去芦）。共研为细末，每服9克，加水200毫升，入姜、枣煎至140毫升。温服，饭后临睡前各1次。②**妇人血崩不止、赤白带下：** 赤芍药、香附子各等份。上药研为末，加盐少许，加水400毫升煎至200毫升，去渣服，饭前服。③**衄血不止：** 赤芍药适量。研末，水服6克。

板蓝根

【别名】大靛、菘蓝、大蓝、马蓝、靛根、靛青根、蓝靛根、马蓝根。

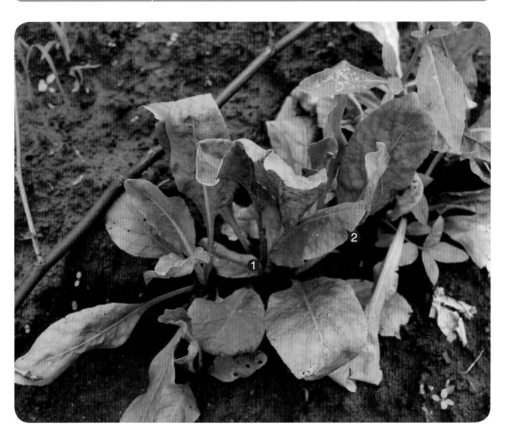

基原 本品为十字花科植物菘蓝 *Isatis indigotica* Fort. 的干燥根。

形态特征 ①二年生草本。茎高40～90厘米，稍带粉霜。②基生叶较大，具柄，叶片长椭圆形；茎生叶披针形，互生，无柄，先端钝尖，基部箭形，半抱茎。③花序复总状；花小。黄色短角果长圆形，扁平有翅，下垂，紫色；种子1枚，椭圆形，褐色。④花期5月，果期6月。

生境分布 生长于山地林缘较潮湿处。分布于河北、江苏、安徽等地。

精选验方

①流行性感冒：板蓝根30克，羌活15克。水煎服，每日1剂。②**大头天行，初觉憎寒体重，次传头面肿盛，目不能开，上喘，咽喉不利，口渴舌燥**：板蓝根、牛蒡子、连翘、马勃、薄荷各3克，黄芩（酒炒）、黄连（酒炒）各15克，陈皮（去白）、甘草（生）、玄参各6克，僵蚕、升麻各2.2克，柴胡、桔梗各6克。共研为细末，用米汤调服，时时服之；或蜜拌为丸，含服。

金果榄

【别名】地苦胆、九牛胆、青鱼胆、九龙胆。

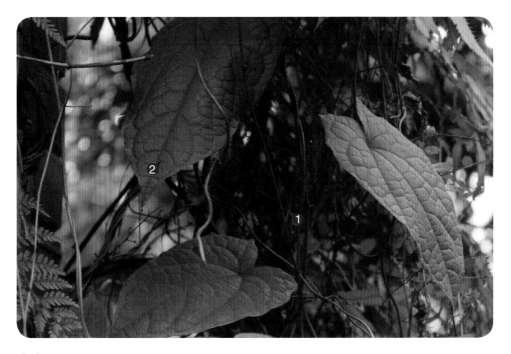

基原 本品为防己科植物青牛胆 *Tinospora sagittata* (Oliv.) Gagnep. 或金果榄 *Tinospora capillipes* Gagenp. 的干燥块根。

形态特征 ①常绿缠绕藤本。块根卵圆形、椭圆形、肾形或圆形，常数个相连，表皮土黄色。茎圆柱形，深绿色，粗糙有纹，被毛。②叶互生，叶柄长2～3.5厘米，略被毛；叶片卵形至长卵形，长6～9厘米，宽5～6厘米，先端锐尖，基部圆耳状箭形，全缘，上面绿色，无毛，下面淡绿色，被疏毛。③花近白色，单性，雌雄异株，成腋生圆锥花序，花序疏松略被毛，总花梗长6～9厘米，苞片短，线形；雄花具花萼2轮，外轮3片披针形，内轮3片倒卵形，外侧均被毛；花瓣6，细小，与花萼互生，先端截形，微凹，基部渐狭；雄蕊6，花药近方形，花丝分离，先端膨大；雌花萼片与雄花相同，花瓣较小，匙形，退化雄蕊6，棒状，心皮3。④核果球形，红色。⑤花期3—5月，果期9—11月。

生境分布 生长于疏林下、灌木丛中或山上岩石旁边的红壤地上。分布于广东、广西、贵州等地。

精选验方

①咽喉一切病症：金果榄3～6克。水煎服。②喉中疼烂：金果榄9克，冰片0.4克。研末吹入喉中。

香加皮

【别名】臭槐、羊奶条、羊角槐、羊交叶、狭叶萝。

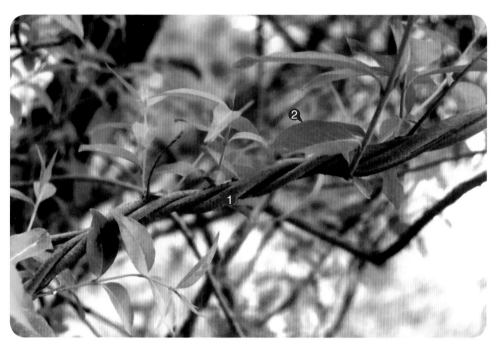

基原 本品为萝藦科植物杠柳 *Periploca sepium* Bge. 的干燥根皮。

形态特征 ①落叶蔓生灌木，高达1.5米。具乳汁，除花外全株无毛。②叶对生，叶片膜质，卵状长圆形，长5～9厘米，宽1.5～2.5厘米，先端渐尖，基部楔形；侧脉多数。③聚伞花序腋生，有花数朵；花萼5深裂，裂片先端钝，花萼内面基部有10个小腺体；花冠内面带紫红色，直径1.5～2厘米，裂片5，中间加厚呈纺锤形，反折，内面被长柔毛；副花冠环状，10裂，其中5裂片丝状伸长，被柔毛；雄花着生于副花冠内面，花药包围着柱头，心皮离生，花粉颗粒状，藏在直立匙形的载粉器内。④菁葖果双生，圆柱状，长7～12厘米，直径约5毫米，具纵条纹；种子长圆形，先端具长约3厘米的白色绢质种毛。⑤花期5—6月，果期7—9月。

生境分布 生长于河边、山野、沙质地。分布于内蒙古、河北、山西、陕西、四川等地。

精选验方

①**风湿性关节炎、关节拘挛疼痛：** 香加皮、白鲜皮、穿山龙各15克。白酒浸泡24小时取饮，每日服药酒10毫升。②**筋骨软弱、脚痿行迟：** 香加皮、牛膝、木瓜各等份。共研为细末，每次服3克，每日3次。③**水肿、小便不利：** 香加皮、生姜皮、茯苓皮、陈皮、大腹皮各9克。水煎服。④**水肿：** 香加皮4.5～9克。水煎服。

珠子参

【别名】鸡腰参、大金线吊葫芦、珠儿参。

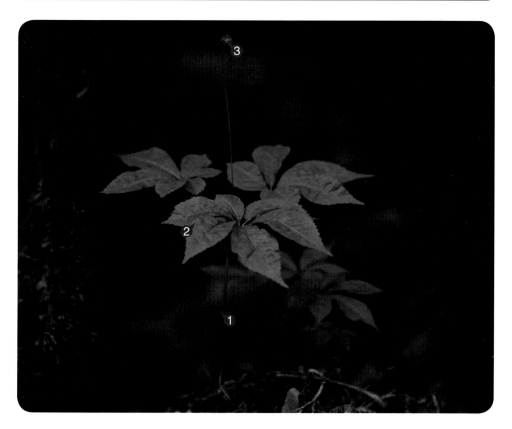

基原 本品为五加科植物珠子参 *Panax japonicus* C. A. Mey. var. *major* (Burk.) C. Y. Wu et K. M. Feng 或羽叶三七 *Panax japonicus* C. A. Mey. var. *bipinnatifidus* (Seem.) C. Y. Wu et K. M. Feng 的干燥根茎。

形态特征 ①多年生草本，高50～80厘米。根茎横卧，呈珠子状，肉质肥厚，白色，结节间具凹陷茎痕。②叶柄极短，最长约1.2厘米；叶片纸质而较大，狭卵形、披针形或狭披针形，长可达10厘米，宽可达3.5厘米，先端长渐尖，几乎全缘。③花顶生与腋生；花萼无毛，萼筒倒圆锥状，裂片5，狭三角形或卵形；花冠紫蓝色，宽钟状，无毛，5裂达基部，裂片狭形或狭椭圆形；雄蕊5，花丝下部变宽，边缘密被长柔毛；子房半下位，柱头3裂，无毛。④花、果期7—10月。

生境分布 生长于海拔1200～3300米的山坡灌丛中。分布于四川、贵州、云南等地。

精选验方

外伤出血：珠子参适量。研末敷。

黄芪

【别名】黄耆、箭芪、绵芪、绵黄芪。

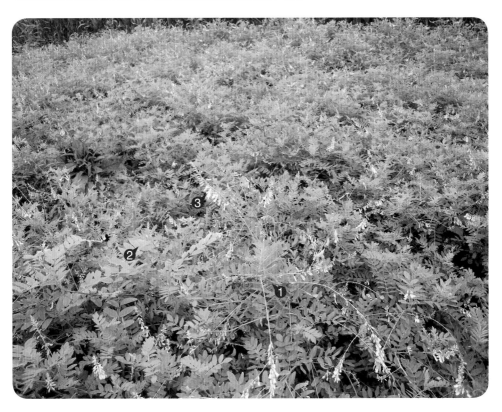

基原 本品为豆科植物蒙古黄芪 *Astragalus membranaceus* (Fisch.) Bge. var. *mongholicus* (Bge.) Hsiao 或膜荚黄芪 *Astragalus membranaceus* (Fisch.) Bge. 的干燥根。

形态特征 膜荚黄芪：①多年生草本。茎直立，上部有分枝。②奇数羽状复叶互生，小叶12~18对；小叶片广椭圆形或椭圆形，下面被柔毛；托叶披针形。③总状花序腋生；花萼钟状，密被短柔毛，具5萼齿；花冠黄色，旗瓣长圆状倒卵形，翼瓣及龙骨瓣均有长爪；雄蕊10，二体；子房有长柄。④荚果膜质，半卵圆形，无毛。⑤花期6—7月，果期7—9月。

生境分布 生长于土层深厚、土质疏松肥沃、排水良好、向阳干燥的中性或微酸性沙质壤土，平地或向阳的山坡均可种植。分布于山西、黑龙江、内蒙古等地。

精选验方

①**小便不通**：黄芪6克。加水400毫升煎至200毫升，温服；小儿减半。②**酒疸黄疾（醉后感寒，身上发赤、黑、黄斑）**：黄芪60克，木兰30克。共研为细末，每服少许，每日3次，酒送下。③**带下白浊**：盐炒黄芪15克，茯苓30克。共研为细末，每服3克。

续断

【别名】川断、接骨、南草、山萝卜。

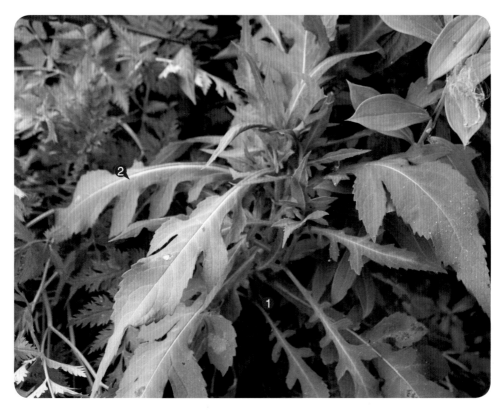

基原 本品为川续断科植物川续断 *Dipsacus asper* Wall. ex Henry 的干燥根。

形态特征 ①多年生草本，高50～100厘米。根长锥形，主根明显，或数条并生。茎直立有棱，并有刺毛。②叶对生；基生叶有长柄，叶片羽状分裂；茎生叶有短柄，叶片3裂，中央裂片大，边缘有粗锯齿，叶面被短毛或刺毛。③头状花序，总苞片窄线形，数枚，苞片倒卵形，顶端有尖头状长喙；花冠白色或淡黄色。④花期8—9月，果期9—10月。

生境分布 生长于土壤肥沃、潮湿的山坡、草地。主要分布于江西、湖北、湖南、广西、四川、贵州、云南等地。

精选验方

①**腰痛并脚酸腿软**：续断60克，破故纸、木瓜、萆薢、杜仲、牛膝各30克。共研为细末，炼蜜为丸梧桐子大，空腹酒下50～60丸。②**老人风冷、转筋骨痛**：续断、牛膝（去芦，酒浸）各适量。共研为细末，温酒调下6克，食前服。③**妊娠胎动两三月堕**：川续断（酒浸）、杜仲（姜汁炒去丝）各60克。共研为末，枣肉煮烂，杵和丸梧桐子大。每服30丸，米汤送服。

葛根

【别名】甘葛、粉葛、葛葛根、葛子根、葛麻茹、葛条根、鸡齐根。

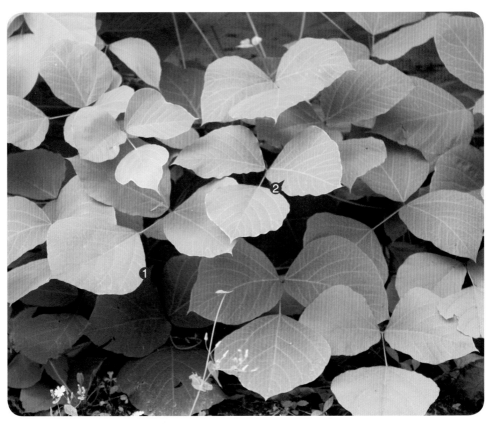

基原 本品为豆科植物野葛 *Pueraria lobata* (Willd.) Ohwi的干燥根。

形态特征 ①藤本，全株被黄褐色长毛。块根肥大，富含淀粉。②三出复叶，互生，中央小叶菱状卵形，长5～19厘米，宽4～18厘米；侧生小叶斜卵形，稍小，基部不对称，先渐尖，全缘或波状浅裂，下面有粉霜，两面被糙毛，托叶盾状，小托叶针状。③总状花序腋生，花密集，蝶形花冠紫红色或蓝紫色，长约1.5厘米。④荚果条状，扁平，被黄色长硬毛。⑤花期4—8月，果期8—10月。

生境分布 生长于山坡、平原。分布于全国各地，河南、湖南、浙江、四川为主产区。

精选验方

①**伤寒温疫、风热壮热，症见头痛、肢体痛、疮疹已发未发**：干葛（细锉）、芍药、甘草（锉，炙）、升麻各等份。共研为粗末，每服12克，水煎服。②**斑疹初发、壮热、点粒未透**：葛根、升麻、桔梗、前胡、防风各3克，甘草1.3克。水煎服。

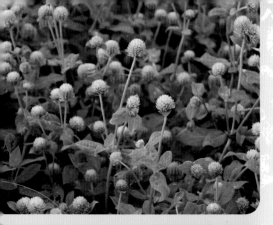
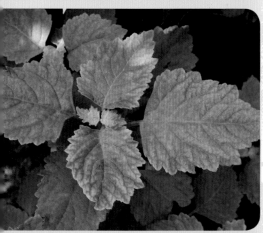
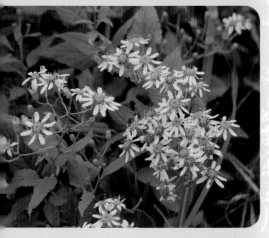
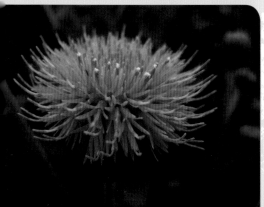

第四章

全草类

一枝黄花

【别名】黄花草、蛇头王、粘糊菜、破布叶、一枝箭、小柴胡、金边菊。

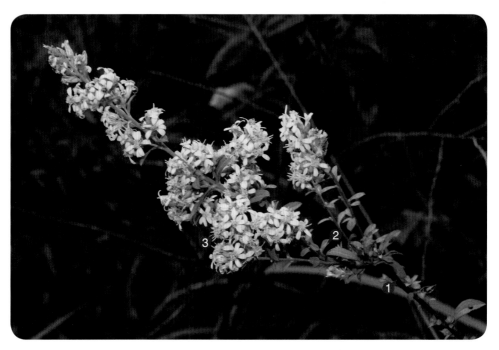

基原 本品为菊科植物一枝黄花 *Solidago decurrens* Lour.的干燥全草。

形态特征 ①多年生直立草本，具粗短的根茎，根多条，细而弯曲，浅棕色。②单叶互生，卵形或窄卵形，先端稍尖，基部楔形或宽楔形，边缘具浅锯齿，并有睫毛，上面绿色，下面浅绿色，两面无毛或脉处稍被毛。③头状花序排成窄长圆锥状；总苞钟状，苞片3列，无色膜质，中央有窄绿条，总苞下面有膜质小型苞片；花黄色，舌状花雌性，管状花两性。④瘦果全部无毛，极个别在瘦果顶端有疏毛。⑤花期8—10月，果期10—12月。

生境分布 生于山坡、路旁。分布于江苏、浙江、江西、湖南、湖北、广西、广东、四川、贵州等地。

精选验方

①**上呼吸道感染、肺炎**：一枝黄花15克，一点红10克。水煎服。②**扁桃体炎**：一枝黄花、白毛鹿茸草各50克。水煎服。③**小儿喘息性支气管炎**：一枝黄花、酢浆草各25～50克，干地龙、枇杷叶各10克。水煎服。④**肺结核咳血**：一枝黄花100克，冰糖适量。水煎服，每日1剂，分2次服。⑤**百日咳**：一枝黄花、大肺经草、兔儿风各15克，地龙6克。水煎服。⑥**头风**：一枝黄花9克。水煎服。⑦**乳腺炎**：一枝黄花、马兰各15克，鲜香附30克，葱头7个。捣烂外敷。⑧**盆腔炎**：一枝黄花、白英、白花蛇舌草各30克，贯众15克。水煎服。

三白草

【别名】白面姑、白舌骨、塘边藕。

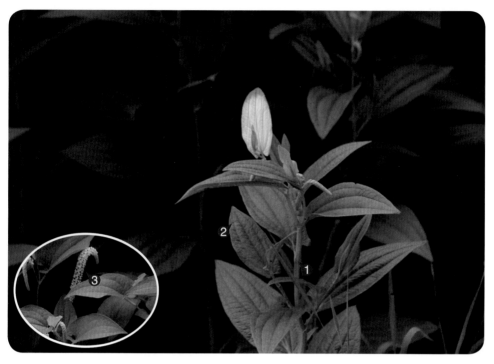

基原 本品为三白草科植物三白草 *Saururus chinensis* (Lour.) Baill. 的干燥地上部分。

形态特征 ①多年生草本，高30～70厘米。根茎肉质，白色，有须根。茎直立，有棱脊，无毛。②单叶互生，具长柄，柄表面有条纹；叶片卵形或披针状卵形，长5～12厘米，宽2～6厘米，先端尖或长尖，基部心形或呈耳形，全缘，两面均无毛；茎端花序下的叶2～3片，开花时常为乳白色；托叶与叶柄合生，故叶柄基部宽大。③总状花序于枝顶与叶对生，花序梗有毛；花小，无花被；雄蕊6；雌蕊由4个近完全合生的心皮组成，柱头4，向外卷曲。④蒴果成熟后，顶端开裂为4分果，每个分果近球形。⑤花期夏季。

生境分布 生于潮湿地及近水边处。分布于陕西、江苏、福建等地。

精选验方

①**妇女湿热白带**：鲜三白草、瘦肉各60克。煲汤服。②**脾虚带下**：鲜三白草根茎、鲜刺芋根各15克，猪脚1只。煲汤服。③**乳糜尿、白浊、热淋鲜**：三白草根茎60克。水煎，空腹服。④**尿路感染**：三白草30克，芦竹根、白花蛇舌草、车前草各15克。水煎服。⑤**指疗**：鲜三白草适量。加盐和白酒少许，共捣烂敷患处。⑥**乳痈**：鲜三白草根茎60克，豆腐适量。水煎服，渣捣烂敷患处。⑦**小儿全身瘙痒**：鲜三白草叶250克，艾叶30克。水煎洗身，每日1次。

千里光

【别名】千里及、九里明、九里光。

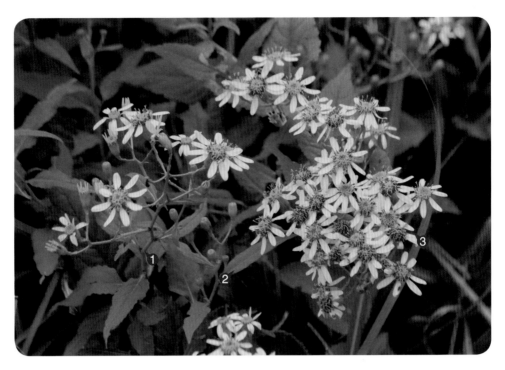

基原 本品为菊科植物千里光 *Senecio scandens* Buch. —Ham. 的干燥地上部分。

形态特征 ①多年生蔓性草本，长2～5米。根茎粗壮，圆柱形，土黄色，下生多条粗壮根及少量须根。②茎圆柱形，细长，曲折稍呈"之"字形上升，上部多分枝，有毛，后渐脱落；叶椭圆状三角形或卵状披针形，长7～10厘米，宽3.5～4.5厘米，先端渐尖，基部楔形至截形，边缘具不规则缺刻状齿，或呈微波状，两面均被细软毛。③头状花序生于枝端，排成圆锥状伞房花丛；总苞片一层，基部有小苞片一层，总苞片披针形或窄椭圆形；花黄色，边花舌状，长约9毫米，宽约2毫米，先端3齿裂；中央花管状，长约6.5毫米，先端5裂。④瘦果圆筒形，长约3毫米，有细毛；冠毛长约7毫米，白色。⑤花期秋季。

生境分布 生于河滩、林边、灌木丛、沟边及路旁等处。分布于陕西及华东、中南、西南等地。

精选验方

①**各种炎症性疾病**：千里光片。每日4次，每次服3片（相当于生药50克）。②**疖、痈、蜂窝织炎、丹毒等急性感染**：千里光、三叉苦、六耳铃各5份，土荆芥2份。共研为细末，加适量米酒拌成湿粉状，再加适量凡士林调匀，涂患处。

飞扬草

【别名】大飞扬、大乳汁草、节节花。

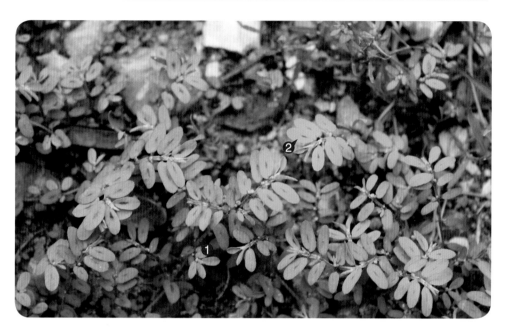

基原　本品为大戟科植物飞扬草 *Euphorbia hirta* L. 的干燥全草。

形态特征　①一年生草本，高20～50厘米，全体有乳汁。茎基部膝曲状向上斜升，单一或基部丛生，被粗毛，上部的毛更密，不分枝或下部稍有分枝。②单叶对生，具短柄；叶片披针状长圆形或长椭圆状卵形，长1～3厘米，宽0.5～1.3厘米，先端急尖或钝，基部偏斜不对称，边缘有细锯齿，稀全缘，两面被毛，下面及沿脉上的毛较密；托叶膜质，披针形或条状披针形，边缘刚毛状撕裂早落。③淡绿色或紫色小花，聚伞花序，排成紧密的腋生头状花序；总苞宽钟形，外面被密生短柔毛，顶端4裂；腺体4，漏斗状，有短柄及花瓣状附属物。④蒴果卵状三棱形，被贴伏的短柔毛。⑤花期夏季。

生境分布　生于向阳山坡、山谷、路旁或丛林下。分布于江西、福建、台湾、湖南、广西、广东、四川、云南等地。

精选验方

①**痢疾**：飞扬草30克。水煎，冲蜜糖服。②**疟疾**：飞扬草适量。研细末，每服6克，冰糖水煎服，连服3日。③**小儿脓疱疮、皮肤湿疹**：飞扬草适量。水煎洗患处。④**痈疮、体癣**：鲜飞扬草适量。捣烂敷（或搽）患处。⑤**带状疱疹**：鲜飞扬草适量。捣烂取汁，加雄黄粉末2克，调匀涂搽处。⑥**痢疾**：飞扬草30克，穿心莲10克，桃金娘20克。水煎服。⑦**湿热黄疸**：飞扬草100克。水煎服。

大蓟

【别名】大刺儿菜、大刺盖、老虎脷、刺萝卜、牛喳口、鸡母刺、大恶鸡婆、山老鼠簕。

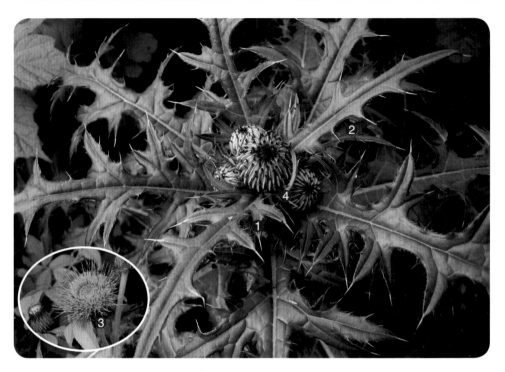

基原 本品为菊科植物蓟 *Cirsium japonicum* Fisch. ex Dc. 的干燥地上部分。

形态特征 ①多年生草本，一般高30～100厘米。根长圆锥形，簇生。茎直立，有细纵纹，基部具白色丝状毛。②基生叶有柄，开花时不凋落，呈莲座状，叶片倒披针形或倒卵状椭圆形，长12～30厘米，羽状深裂，裂片5～6对，长椭圆状披针形或卵形，边缘齿状，齿端有尖刺，上面绿色，疏生丝状毛，下面灰绿色，脉上有毛；中部叶无柄，基部抱茎，羽状深裂，边缘有刺；上部叶渐小。③头状花序单一或数个生于枝端，集成圆锥状；总苞钟形，长1.5～2厘米，宽2.5～4厘米，被蛛丝状毛；苞片长披针形，多层。花两性，管状，紫红色，裂片5；雄蕊5，花药顶端有附属片，基部有尾。④瘦果长椭圆形，长约3毫米，冠毛羽状，暗灰色。⑤花期夏季。

生境分布 生于山坡、路边等处。分布于全国各地。

精选验方

①**上消化道出血**：大蓟根（研细末）250克，白糖50克，香料适量。混匀，每服3克，每日3次。②**功能性子宫出血、月经过多**：大蓟、小蓟、茜草、炒蒲黄各9克，女贞子、墨旱莲各12克。水煎服。③**产后流血不止**：大蓟、杉木炭、百草霜各25克。水煎服，每日1剂。④**热结血淋**：鲜大蓟根50～150克。洗净捣碎，酌冲开水炖1小时，饭前服，每日3次。

小蓟

【别名】刺蓟、小蓟草、刺儿菜。

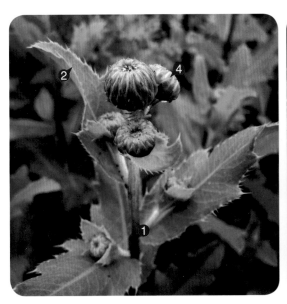

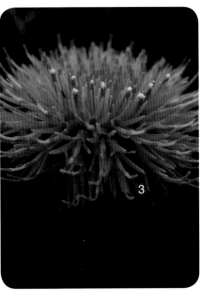

基原 本品为菊科植物刺儿菜 *Cirsium setosum* (Willd.) MB. 的干燥地上部分。

形态特征 ①多年生草本，具长匍匐根。茎直立，高约50厘米，稍被蛛丝状绵毛。②基生叶花期枯萎；茎生叶互生，长椭圆形或长圆状披针形，长5～10厘米，宽1～2.5厘米，两面均被蛛丝状绵毛，全缘或有波状疏锯齿，齿端钝而有刺，边缘具黄褐色伏生倒刺状牙齿，先端尖或钝，基部狭窄或钝圆，无柄。③头状花序单生于茎顶或枝端；雌雄异株；总苞钟状，苞片5裂，疏被绵毛，外列苞片极短，卵圆形或长圆状披针形，顶端有刺，内列的呈披针状线形，较长，先端稍宽大，干膜质；雄花冠细管状，长达2.5厘米，5裂，花冠管部较上部管檐长约2倍，雄蕊5，聚药，雌蕊不育，花柱不伸出花冠外；雌花花冠细管状，长达2.8厘米，花冠管部较上部管檐长约4倍，子房下位，花柱细长，伸出花冠管之外。④瘦果长椭圆形，冠毛羽毛状，淡褐色。⑤花期5—7月，果期8—9月。

生境分布 生于山坡、河旁或荒地、田间。全国大部分地区均产。

精选验方

①**传染性肝炎**：鲜小蓟根茎60克。水煎服。②**吐血、衄血、尿血**：鲜小蓟60克。捣烂取汁，调蜜或冰糖服。③**高血压**：鲜小蓟60克。榨汁，加冰糖炖服。④**肠炎、腹泻**：小蓟、石榴叶各12克。水煎服。⑤**吐血、便血**：小蓟20克，赭石、生地黄各25克，白茅根50克。水煎。⑥**肺结核**：小蓟、地蚕各50克。水煎，分3日服。⑦**传染性肝炎**：鲜小蓟根茎100克。水煎服。⑧**功能性子宫出血**：鲜小蓟100克。水煎，分2次服。

马兰

【别名】鱼鳅串、泥鳅串、鸡儿肠、田边菊、路边菊、蓑衣草、脾草。

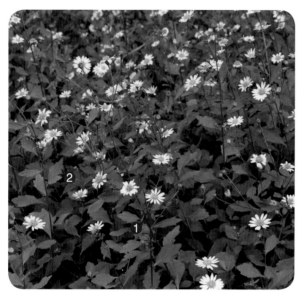
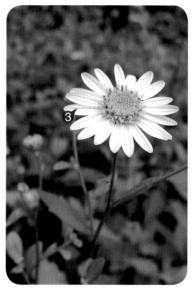

基原 本品为菊科植物马兰 Kalimeris indica (L.) Sch. —Bip. 的全草或根。

形态特征 ①多年生草本，高30～80厘米。根茎细长，匍匐平卧，白色有节。初春仅有基生叶，茎不明显，初夏地上茎增高，基部绿带紫红色，光滑无毛。②单叶互生，近于无柄，叶片倒卵形、椭圆形至披针形，长7～10厘米，宽15～25毫米，先端尖、渐尖或钝，基部渐窄下延，边缘羽状浅裂或有极疏粗齿，并有糙毛，近顶端叶渐小且全缘。③头状花序，着生于上部分枝顶端，直径约2.5厘米；总苞半球形，长4～5毫米，宽约1厘米，苞片2～3列，近等大，略带紫色；边花舌状，一层，舌片长8～10毫米，宽1.5～2毫米，淡蓝紫色，中部花管状，长约3.5毫米，黄色，被密毛。④瘦果扁平倒卵状，冠毛较少，长0.1～0.3毫米，弱而易脱落。⑤花期秋末。

生境分布 多生于低山区、平坝或丘陵的潮湿地带。分布于我国南部各地。

精选验方

①**预防流行性感冒**：马兰15克，紫金牛20克，大青木根、栀子根、忍冬各25克。水煎服，每日1～2次，上药为成人1日量；大多数人服用，可按人数加量煎服，于流行期间连服3～5日。②**流行性腮腺炎**：马兰根100克（鲜品150克）。水煎，分3次服，每日1剂。③**外伤出血**：鲜马兰适量。捣烂敷局部。④**胃及十二指肠溃疡**：干马兰全草50克。加水300毫升，煎至100毫升，每日1次，20日为1个疗程。⑤**丹毒**：干马兰全草、甘草各适量。磨醋搽患处。⑥**打伤出血**：干马兰全草、墨旱莲、松香、皂树叶（冬日无叶，可用树皮）各适量。共研细，搽入伤口。⑦**外耳道炎**：马兰鲜叶适量。捣汁滴耳。⑧**绞肠痧痛**：鲜马兰根叶适量。细嚼，咽汁。

马齿苋

【别名】马齿菜、马苋菜、猪母菜、瓜仁菜、瓜子菜、长寿菜、马蛇子菜。

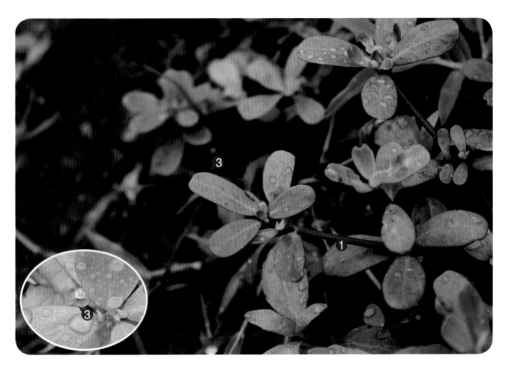

基原 本品为马齿苋科植物马齿苋 *Potulaca oleracea* L. 的干燥地上部分。

形态特征 ①一年生草本，长可达35厘米。茎下部匍匐，四散分枝，上部略直立或斜上，肥厚多汁，绿色或带淡紫色，全体光滑无毛。②单叶互生或近对生，柄极短；叶片肉质肥厚，长方形、匙形或倒卵形，长0.6～2.7厘米，宽0.4～1.1厘米，先端圆，稍凹下或平截，基部宽楔形，形似马齿，故名"马齿苋"；全缘，上面深色，下面淡绿或带暗红色，除中脉外，余脉均不明显。③3～5朵簇生于枝顶4～5叶状的总苞内；萼片2；花瓣5，黄色，凹头，干时开放最盛；雄蕊10～12；子房下位，花柱顶端4～5裂呈线形，伸出雄蕊之上。④蒴果圆锥形，自腰部横裂为帽盖状，内有多数黑色细小的扁圆形种子。⑤花期夏季。

生境分布 生于路旁、田间、园圃等向阳处。分布于全国各地。

精选验方

①**痢疾便血、湿热腹泻**：马齿苋250克，粳米60克。粳米加水适量，煮成稀粥，马齿苋切碎后下，煮熟，空腹食。②**赤白带**：鲜马齿苋适量。洗净捣烂绞汁约60毫升，生鸡蛋2个，去黄，将鸡蛋白和入马齿苋汁中搅和。开水冲服，每日1次。③**痈肿疮疡、丹毒红肿**：马齿苋120克。水煎服；并以鲜品适量捣糊外敷。

马鞭草

【别名】马鞭梢、铁马鞭、龙芽草、燕尾草。

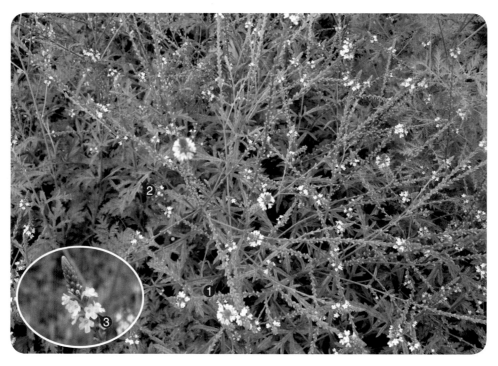

基原 本品为马鞭草科植物马鞭草 *Verbena officinalis* L. 的干燥地上部分。

形态特征 ①多年生草本，高可达1米。主根近木质，黄白色，有多数须根。茎多分枝，四棱形，棱及节上有刚毛。②叶对生；基生叶有柄，茎生叶无柄；叶片卵圆形至长圆形，长2.5～8厘米，宽1～1.5厘米，通常3裂，裂片作不规则的羽状分裂，最终裂片披针形，边缘有粗齿，两面有粗毛。③夏、秋开淡蓝色小花，花多组成顶生和腋生的细长穗状花序，长达30厘米，类似马鞭状，有时分枝；花初时甚密，花轴伸长后，各花距离4～8毫米；花苞呈小卵状钻头形；花萼筒状，顶端5齿，长1.5～2毫米；花冠漏斗状，顶端有5裂片，略作二唇形，裂片顶端全缘，外面有柔毛；雄蕊4，2强，不外露，花药卵形，2室；雌蕊1，子房长方形，4室，每室含1胚珠。④蒴果包于萼内，成熟时开裂成4个小坚果。⑤花期夏、秋两季。

生境分布 生于林边及旷野草地。分布于全国大部分地区。

精选验方

①**疟疾**：鲜马鞭草100～200克（干品减半）。水煎浓缩至300毫升，于疟发前4小时、2小时各服1次，连服5～7日。②**疟疾**：马鞭草1份，黄荆条2份。晒干后研成粉末，每日2次，每次15～25克，可连服1周。③**痢疾**：鲜马鞭草100克，土牛膝25克。水煎服，每日1剂。孕妇慎用。

瓦松

【别名】瓦花、狗指甲。

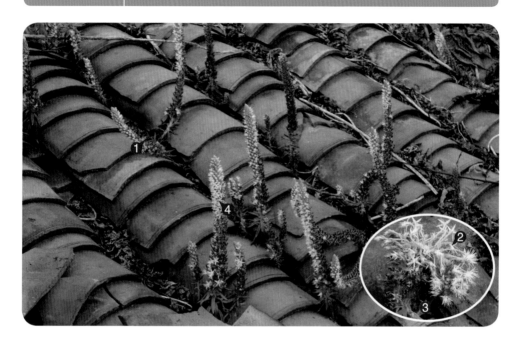

基原 本品为景天科植物瓦松 *Orostachys fimbriata* (Turcz.) Berg. 的干燥地上部分。

形态特征 ①多年生肉质草本，高10～40厘米。茎略斜伸，全体粉绿色。②基部叶呈紧密的莲座状，线形至倒披针形，长2～3厘米，绿色带紫或具白粉，边缘有流苏状的软骨片和1枚针状尖刺。茎上叶线形至倒卵形，长尖。③花梗分枝，侧生于茎上，密被线形或为长倒披针形苞叶，花呈顶生肥大穗状的圆锥花序，幼嫩植株上则排列疏散，呈伞房状圆锥花序；花萼与花瓣通常均为5片，罕为4片；萼片卵圆形或长圆形，基部稍合生；花瓣淡红色，膜质，长卵状披针形或长椭圆形；雄蕊10，几与花瓣等长；雌蕊由离生的5心皮组成，花柱与雄蕊等长。④菁葖果。⑤花期7—9月，果期8—10月。

生境分布 生于屋顶、墙头及石上。分布于全国各地。

精选验方

①**吐血**：瓦松适量。炖猪血内服。②**肠风血痢**：瓦松400克（捣汁，和酒200毫升），白芍药、炮姜末各25克。水煎，空腹服。③**疟疾**：鲜瓦松25克，烧酒50毫升。隔水炖汁，于早晨空腹时服，连服1～3剂。④**火淋、白浊**：瓦松适量。熬水入白糖调服。⑤**湿疹**：瓦松（晒干）适量。烧灰研末，合茶油调抹，止痛止痒。⑥**宫颈癌腹痛**：瓦松、大黄、五倍子、苦参、芒硝各9克，茄根、花椒、马兰花、委陵菜各15克，生枳壳、大戟各30克。加水煎煮，去渣，熏洗阴道，每日1次。

半边莲

【别名】细米草、急解索、半边花。

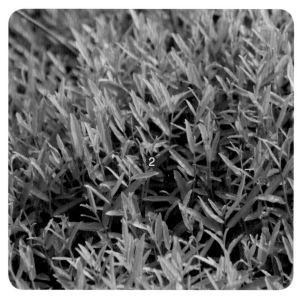
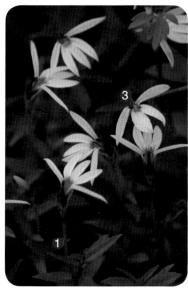

基原 本品为桔梗科植物半边莲 *Lobelia chinensis* Lour. 的干燥全草。

形态特征 ①多年生矮小草本，高5～15厘米，全株光滑无毛，有乳汁。根细圆柱形，淡黄白色。茎细弱匍匐，节处着地生多数须根，上部直立。②叶互生，无柄，条形或条状披针形，长1.2～2.5厘米，宽2.5～6厘米，全缘或有疏齿。③花小，单生于叶腋，淡紫色或白色；花冠基部合呈管状，上部向一边5裂展开，中央3裂片较浅，两侧裂片深裂至基部；雄蕊5，花丝基部分离，花药彼此连合，围抱柱头，位于下方的2个花药有毛，上方的3个无毛；子房下位。④蒴果顶端2瓣开裂；种子细小，多数。⑤花期夏季。

生境分布 多生于田埂草地、沟边、溪边湿地。分布于长江流域各省及南部各地。

精选验方

①**毒蛇咬伤**：半边莲、天胡荽、连钱草（均用鲜品）各等份。共捣烂绞汁内服，并用药渣外敷伤口周围。②**毒蛇咬伤**：半边莲240克，巴豆霜、青木香、黄柏、姜半夏各200克。共研末制成丸，成人内服1克，重症者加倍，儿童减半，一般内服1次即可；如服药6小时后，大便仍不通者，可重复应用，直至水泻为止，其后如果出现便秘或大便干燥，应酌情应用，以保持大便稀薄为原则。孕妇或患严重胃肠病者慎用；局部伤处采用刀刺排毒疗法及配合外敷其他有关治蛇伤草药。③**小儿多发性疖肿**：半边莲50克，紫花地丁25克，野菊花15克，金银花10克。水煎3次，前两次煎汁内服，第三次煎汁洗患处。④**晚期血吸虫病、肝硬化腹水**：半边莲30克。水煎服。

半枝莲

【别名】狭叶韩信草、通经草、紫连草、并头草、牙刷草、水韩信、溪边黄芩、金挖耳。

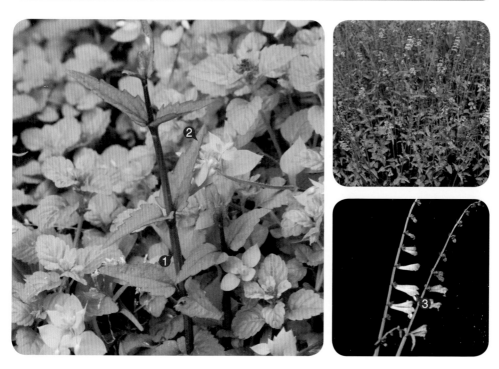

基原 本品为唇形科植物半枝莲 *Scutellaria barbata* D. Don 的干燥全草。

形态特征 ①多年生草本，高15～50厘米。茎四棱形，无毛或在花序轴上部疏被紧贴小毛，通常不分枝。②叶对生，叶柄长1～3毫米；叶片卵形、三角状卵形或披针形，长1～3厘米，宽0.4～1.5厘米，先端急尖或稍钝，基部宽楔形或近截形，边缘具疏浅钝齿，上面橄榄绿色，下面紫色，两面沿脉疏生贴伏短毛或近无毛，侧脉2～3对，与中脉在下面隆起。③总状花序顶生或腋生，有花4～10朵，苞叶叶状，较小，向上逐渐变得更小，全缘；花梗长1～2毫米，被微柔毛，中部有1对长约0.5毫米的针状小苞片；花萼长2～2.5毫米，外面沿脉有微柔毛；花冠蓝紫色，长1～1.4厘米，外被短柔毛，花冠筒基部囊状增大，宽约1.5毫米，向上渐宽，至喉部约3.5毫米；雄蕊4，前对较长，具能育花药；花丝下部疏生短柔毛；花盘盘状，前方隆起，后方延伸成短子房柄；子房4裂，花柱细长。④小坚果褐色，扁球形，直径约1毫米。⑤花期5—10月，果期6—11月。

生境分布 生于溪沟边、田边或湿润草地上。分布于华东、华南、西南等地。

精选验方

各种癌症：半枝莲、石见穿各50克。煎汤代茶饮，每日1剂。

瓜子金

【别名】辰砂草、金锁匙、瓜子草、瓜米草、竹叶地丁。

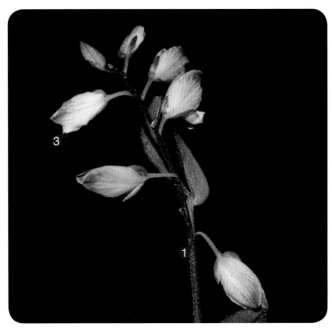
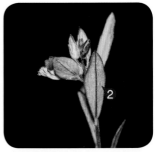
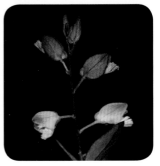

基原 本品为远志科植物瓜子金 *Polygala japonica* Houtt. 的全草。

形态特征 ①多年生常绿草本，高约15厘米。根圆柱形，较细，弯曲，表面褐色，有纵横皱纹和结节，支根纤细。茎直立或斜生，绿褐色或紫绿色，下部木质，表面有灰色细柔毛，通常不分枝。②单叶互生，叶柄短，有细毛；叶片卵形至卵状披针形，长1～1.2厘米，宽0.5～1厘米，先端短尖，基部圆形或楔形，全缘，侧脉明显，叶脉及叶缘有细柔毛。③总状花序腋生，最上的一个花序低于茎的顶端；花紫白色，蝶形，两性；萼片5，分离，前面1萼片卵状披针形，呈囊状，外面中央为绿色，边缘膜质透明，被柔毛，侧面2萼片花瓣状，广卵形至椭圆形，后面2萼片条状披针形；花瓣3片，下部连合，一面有裂隙，背面近顶端有剪裂状附属物；雄蕊8，花丝基部连合呈鞘状，包围雌蕊；雌蕊1，2室。④蒴果广卵形而扁，先端下凹有短尖头，边缘有膜质状宽翅，基部有宿存的5萼片。⑤花期夏季。

生境分布 生于山坡或田土坎边。分布于陕西、山东、江苏、浙江、江西、福建、台湾、河南、湖北、湖南、广西、广东、四川、贵州、云南等地。

精选验方

毒蛇咬伤：鲜瓜子金全草50克，加水少量捣烂，外敷伤处；同时，用瓜子金、半边莲、犁头草干口研末各等份，水泛为丸，每服25克，每日3次。

白花蛇舌草

【别名】蛇舌草、蛇舌癀、蛇总管、鹤舌草、细叶柳子。

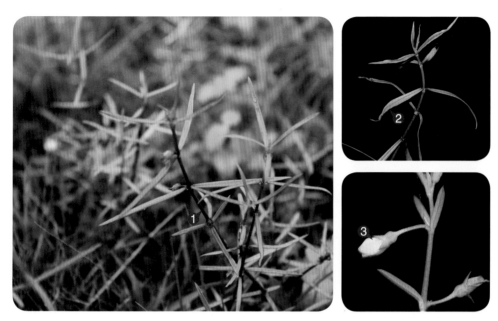

基原 本品为茜草科植物白花蛇舌草 *Oldenlandia diffusa* (Willd.) Roxb 的全草。

形态特征 ①一年生披散、纤弱、无毛小草本，高15～50厘米。根圆柱状，白色，细长，直径1～7毫米，粗者往往具横的沟纹。茎圆柱形，绿色或稍染紫色，直径约1毫米，多分枝，有时呈匍匐状，节间长0.5～6厘米。②叶十字形对生，具短柄无柄；叶片条形至条状披针形，长1～4.5厘米，宽1～5毫米，先端渐尖，基部渐窄，全缘，侧脉不明显；托叶2片，长1～3毫米，与叶基连结，先端有小齿1～4枚。③花细小，从叶腋单生或成对生长，梗长1～15毫米不等，间或无梗；萼长2.5～3毫米，萼管与子房合生，球形，略扁，上部4裂，宿存，裂片长椭圆状三角形，边缘粗糙，先端尖，裂齿间偶有刚毛1条；花冠白色，4中裂，裂片卵形，与萼齿互生，先端短尖或急尖，镊合状排列；雄蕊4，着生于花冠喉部，与花冠裂片互生，花丝扁，花药卵形，2室，纵裂；雌蕊1，花柱线状，短于柱头，柱头2瓣裂，被粉状小毛，子房下位，2室，胚珠多数。④蒴果球形，略扁，直径2～3毫米，灰褐色，膜质，两侧各有1条纵沟，顶端室背开裂；种子细小，淡棕黄色。⑤花期6—9月。

生境分布 多生于潮湿的田边、沟边、畦畔、路旁及草地。分布于云南及长江以南地区，尤以福建、广东、广西为多。

精选验方

扁桃体炎：白花蛇舌草、积雪草、地耳草各25克。水煎服。

鹅不食草

【别名】球子草、石胡荽、地胡椒、三牙戟。

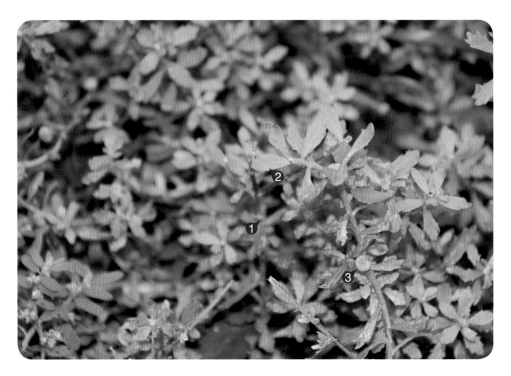

基原 本品为菊科植物鹅不食草 Centipeda minima (L.) A. Brauv. et Aschers. 的全草。

形态特征 ①一年生匍匐状草本，高5～20厘米，微臭，揉碎有辛辣味。茎细，基部分枝很多，枝匍匐，着地生根，无毛或略有细柔毛。②叶互生，叶片小，倒卵状披针形，长7～20毫米，先端钝，基部楔形，边缘有疏齿，无柄。③头状花序小，扁球形，直径约3毫米，无柄，单生叶腋；花黄色，外围为雌花，有极细的花管，中央为两性花，花管具4裂片；雄蕊，花药基部钝圆；子房下位，柱头2裂。④瘦果四棱形，棱上有毛。⑤花期春、夏季。

生境分布 生于山地、湿润草地及路边阴湿处。华北、华东、中南、西南及陕西均有分布。

精选验方

①**鼻炎：** 20%鹅不食草液、0.25%氯霉素各适量。混合滴鼻。每日2～3次。 ②**过敏性鼻炎：** 鹅不食草30克。加水适量捣烂绞汁，过滤后加水至100毫升，另加入盐酸苯海拉明0.1克，盐酸麻黄素0.5克，氯化钠1克，滴鼻，每日3～4次。③**萎缩性鼻炎：** 鹅不食草粉5克，石蜡油100毫升。搅匀滴鼻，每次每侧鼻腔2～3滴，每日3次，以愈为度。④**百日咳：** 鹅不食草10克，野甘草（冰糖草）15克，蜂窝草20克，天冬、百部各25克。上为小儿1日量，水煎分2～3次服。

伸筋草

【别名】石松、狮子尾、狮子草、绿毛伸筋、小伸筋、舒筋草。

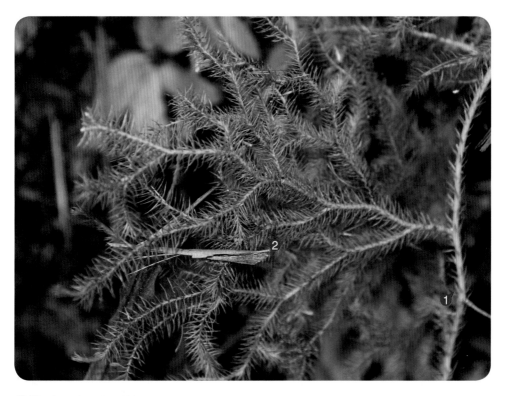

基原 本品为石松科植物石松 *Lycopodium japonicum* Thunb. 的干燥全草。

形态特征 ①多年生匍匐草本，高15～30厘米。茎蔓生，分枝；营养枝多回分叉。②叶密生，针形，长3～4毫米，先端有易脱落的芒状长尾；孢子枝从第2～3年营养枝上长出，远高出营养枝，具疏生叶。③孢子囊穗长2.5～5厘米，有柄，通常2～6个生于孢子枝的上部；孢子叶卵状三角形，先端急尖而具尖尾，边缘有不规则的锯齿。④孢子囊肾形，淡黄褐色，孢子同形。⑤孢子成熟期在7—8月。

生境分布 生于疏林下荫蔽处。分布于东北、华东、华南、西南及内蒙古等地。

精选验方

①**风痹筋骨不舒**：伸筋草15～50克。水煎服。②**关节酸痛**：伸筋草、大血藤各15克，虎杖根25克。水煎服。③**关节酸痛、手足麻痹**：伸筋草50克，丝瓜络、爬山虎各25克，大血藤15克。水、酒各半煎服。④**小儿麻痹后遗症**：伸筋草、南蛇藤根、松节、寻骨风各25克，威灵仙15克，茜草10克，杜衡5分。水煎服。⑤**水肿**：伸筋草1.5克（研细末），糠瓢1.25克（火煅存性），槟榔5克。槟榔、糠瓢煨汤吃伸筋草末，以泻为度，气实者用，虚者忌。⑥**带状疱疹**：伸筋草（焙）适量。研粉，用青油或麻油调成糊状，涂患处，每日数次。

列当

【别名】草苁蓉、独根草、兔子拐棒。

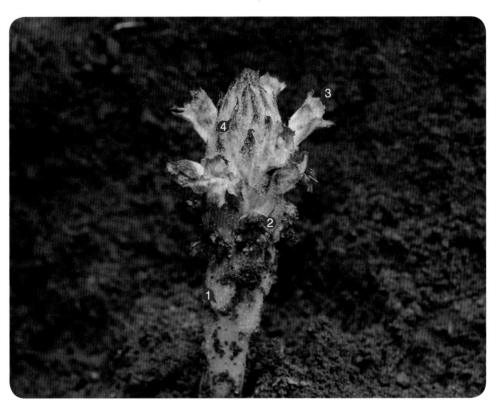

基原 本品为列当科植物列当 *Orobanche coerulescens* Steph. 的全草。

形态特征 ①一年生寄生草本，高10～40厘米，全株有蛛丝状毛。茎直立，单一，肉质，粗壮，黄褐色或暗褐色。②叶互生，鳞片状卵状披针形，长0.8～2厘米，先端渐尖，暗黄褐色。③穗状花序顶生，长4～15厘米；苞片2，卵状披针形，先端锐尖；萼片带膜质，披针形至卵状披针形，先端2裂；花冠二唇形，淡紫堇色，长2～3厘米，外面被毛，上唇极短，下唇长而下曲；雄蕊4，2强；雌蕊1，花柱与花冠等长或稍短。④蒴果卵状椭圆形，2裂；种子多数。⑤花期5—8月。

生境分布 生于沙丘及山坡草地，多寄生在蒿类植物的根上。分布于东北、华北、西北及山东、湖北、四川、云南等地。

精选验方

①**肠炎、细菌性痢疾**：列当50克。水煎，取煎液洗脚5～10分钟（勿洗过膝），每日1次。②**肾寒腰痛**：列当250克。浸入1000毫升白酒中，上火炖30分钟，每晚饭后服1盅。③**阳事不兴**：列当适量。捣碎过筛，泡药酒饮用。

地耳草

【别名】田基黄、黄花草、黄花仔、对叶草、七寸金、细叶黄。

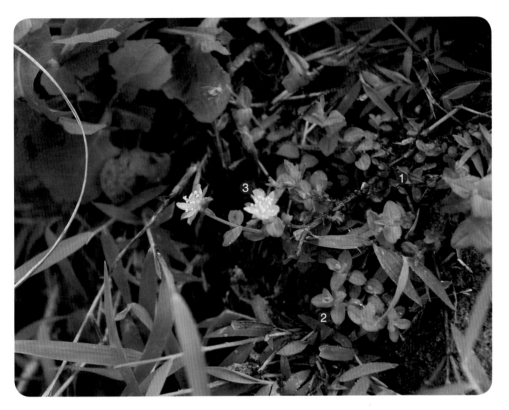

基原 本品为金丝桃科植物地耳草 *Hypericum japonicum* Thunb. 的全草。

形态特征 ①一年生草本，高15～40厘米。根须状。茎直立或斜举，纤细，具4棱。②单叶对生，无柄，多少抱茎；叶片卵形或宽卵形，长5～15毫米，宽3～8毫米，先端钝或微尖，基部钝圆，全缘；两面均带紫红色，有透明腺点。③聚伞花序顶生；苞片2，窄细，花梗短；花萼5深裂，裂片端尖；花瓣5，长约5毫米，与萼近等长，黄色；雄蕊多数，基部连合；雌蕊椭圆形，花柱3。④蒴果宽卵状球形，长约5毫米，棕黄色，有宿萼，熟后3裂；种子细小，多数。⑤花期春、夏季。

生境分布 生于山坡草丛及原野、路旁。分布于江苏、浙江、江西、福建、湖南、广西、广东、四川、贵州、云南等地。

精选验方

①**预防感冒**：地耳草25克。水煎2次、混匀两煎液，早、晚分服，连服6日。②**毒蛇咬伤**：鲜地耳草100克。捣烂取汁加醋15毫升，温开水调服；或水煎加酒少许温服，其渣加水酒少许，再捣烂外敷伤口周围。

竹节蓼

【别名】扁竹蓼、铁扭边、上石百足、飞天蜈蚣、扁竹花、斩蛇剑、蜈蚣竹、鸡爪蜈蚣。

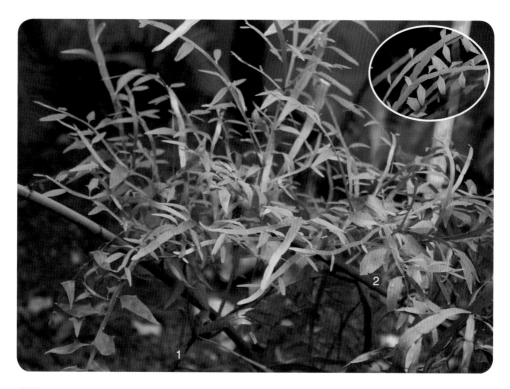

基原 本品为蓼科植物竹节蓼 *Homalocladium platycladum* (F. Muell.) Bail. 的全草。

形态特征 ①多年生直立草本，高0.6～2米。茎基部圆柱形，木质化；上部枝扁平带状，宽7～12毫米，深绿色，具光泽和明显的细线条，节处略收缩，托叶鞘退化成线状，分枝先端锐尖，基部较窄。②叶互生，菱状卵形，长4～20毫米，宽2～10毫米，顶端渐尖，基部楔形，近基部有1对锯齿或全缘，具羽状网脉，无叶柄。③两性小花，具纤细柄；苞片淡黄棕色；花被具4～5深裂，裂片矩圆形，长约1毫米，裂片先是淡绿色，后变红色；雄蕊6～7，花丝扁，花药白色；雌蕊1，子房上位，具3枚短花柱，柱头分叉。④瘦果三角形，藏于红色花被内。⑤花期9—10月，果期10—11月。

生境分布 多栽培于庭园。分布于福建、广东、广西等地。

精选验方

①**跌打损伤：**鲜竹节蓼100克。煎酒服，同时以渣外敷患处。②**毒蛇咬伤：**竹节蓼、红乌桕木、咸苏木、叶底红各100克，千斤拔50克。共捣烂，1/3冲酒服，2/3浸醋外擦伤口周围。③**蜈蚣咬伤：**竹节蓼适量。捣烂外涂伤口周围。④**痈疮肿毒：**竹节蓼适量。研末外敷。

含羞草

【别名】感应草、喝呼草、知羞草、怕丑草。

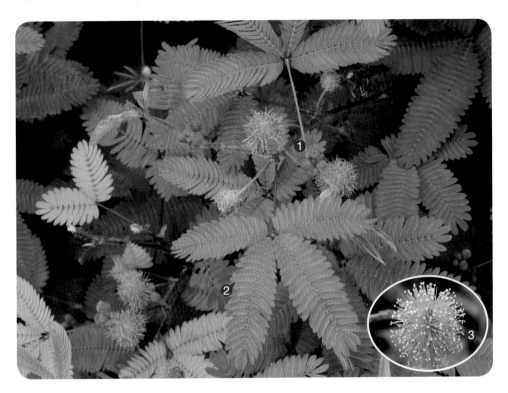

基原 本品为豆科植物含羞草 *Mimosa pudica* L. 的全草。

形态特征 ①多年生直立或披散亚灌木，高达1米。茎多分枝，散生倒刺毛和钩刺。②二回偶数羽状复叶，羽片1～2对，掌状排列于长柄顶端，柄具刺；小叶7～24对，羽状排列，触之即闭合下垂，故称"含羞草"；小叶片长圆形，长6～11毫米，宽1.5～2毫米，边缘及叶脉有刺毛。③圆头状花序2～3个生于叶腋，色淡紫红；萼钟状，顶端有8个微小萼齿；花瓣4，外面有短柔毛；雄蕊4，花丝极长，超出花冠甚多；子房有极细长花柱。④荚果扁，有3～4节荚，每节荚有种子1粒，熟时节荚断裂。⑤花期秋季。

生境分布 生于山坡丛林中、路旁、潮湿地。分布于华东、华南及西南等地。

精选验方

①**小儿高热**：含羞草15克。水煎服。②**慢性气管炎**：鲜含羞草根100克，鲜红丝线根18克。水煎，分2次服，每日1剂，10日为1个疗程，连服2个疗程。③**水肿**：含羞草10克，益母草15克。水煎服；另取药液外洗。④**失眠多梦、周身乏力**：含羞草10克，草决明根、拔毒散根各15克，山乌龟、苦菜子各5克。水煎服。

兔儿伞

【别名】雨伞菜、一把伞、水鹅掌。

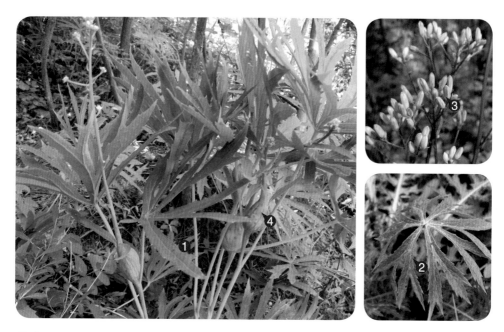

基原 本品为菊科植物兔儿伞 *Syneilesis aconitifolia* (Bunge) Maxim. 的干燥全草或根。

形态特征 ①多年生草本，高70～120厘米，有短匍匐根茎，根须状。茎直立，单一，略带棕褐色。②基生叶1片，具长柄，花后枯落；茎生叶通常2片，互生，疏生，下叶稍大，叶片圆盾形，直径20～30厘米，掌状全裂，裂片7～9，每片常又2～3深裂，小裂片又作羽裂，宽4～8毫米，边缘具不规则的牙齿，上面绿色，下面灰白色；上叶较小，裂片4～6片。③花序下的叶披针形至条形，具短柄或无柄；头状花序多数，密集成小聚伞再排成伞房状，苞片1层，5片，无毛，长椭圆形，先端钝，边缘膜质；花全部管状，8～11朵，两性，淡紫红色；柱头2裂，长短不相等。④瘦果长椭圆形，无毛，冠毛灰白色或带红色。⑤花期夏、秋季，果期9—10月。

生境分布 生于山坡草丛中。分布于东北、华北及华东地区。

精选验方

①风湿麻木、全身骨痛：兔儿伞、刺五茄根各20克，白龙须、小血藤、木瓜根各15克，泡酒1000毫升。每日服2次，每次50毫升。②四肢麻木、腰腿疼痛：兔儿伞根100克。用白酒200毫升浸泡，分3次服。③肾虚腰痛：兔儿伞根适量。泡酒服。④痈疽：兔儿伞全草适量。捣，同鸡蛋清调敷。⑤颈部淋巴结炎：兔儿伞根10～20克。水煎服。⑥跌打损伤：兔儿伞全草或根适量。捣烂，加白酒或75％酒精适量，外敷伤处。⑦毒蛇咬伤：兔儿伞根适量。捣烂，加黄酒适量，外敷伤处。

鸡屎藤

【别名】臭藤根、牛皮冻、鸡矢藤、臭藤、毛葫芦、甜藤、五香藤。

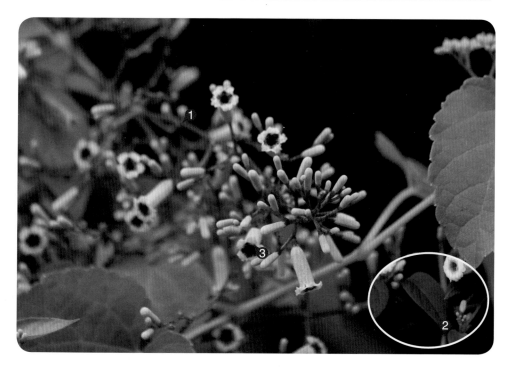

基原 本品为茜草科植物鸡屎藤 *Paederia scandens* (Lour.) Merr. 的干燥全草。

形态特征 ①多年生缠绕草质藤本，长2～4米，基部木质，全株均被灰色柔毛，揉碎后有恶臭。根长大，棕色。枝较纤弱，节稍膨大。②叶对生，近膜质，卵形、椭圆形至椭圆状披针形，长5～11厘米，宽3～7厘米，先端短尖或渐尖，基部圆形或心形，上面深绿，下面浅绿，主脉明显；托叶三角形，脱落。③聚伞圆锥花序顶生及腋生；花萼齿短，三角形；花冠管钟形，长约1厘米，外面灰白色，具细茸毛，内面紫色，5裂；雄蕊5，着生于花冠管内；子房2室，每室1胚珠，花柱2，丝状。④核果球形，淡黄色，熟时光亮，内有1～2核。⑤花期夏季。

生境分布 生于溪边、河边、路边、林旁及灌木林中，常攀缘于其他植物或岩石上。分布于山东、安徽、江苏、浙江、江西、福建、广东、广西、湖北、湖南等地。

精选验方

①**气郁胸闷、胃痛**：鸡屎藤根50～100克。水煎服。②**食积腹泻**：鸡屎藤50克。水煎服。③**慢性气管炎**：鸡屎藤50克，百部25克，枇杷叶15克。水煎，加盐少许内服。④**有机磷农药中毒**：鸡屎藤150克，绿豆50克。水煎成3大杯，先服1大杯，每隔2～3小时服1次，服药后有呕吐或腹泻反应。

佩兰

【别名】兰草、泽兰、圆梗泽兰、省头草。

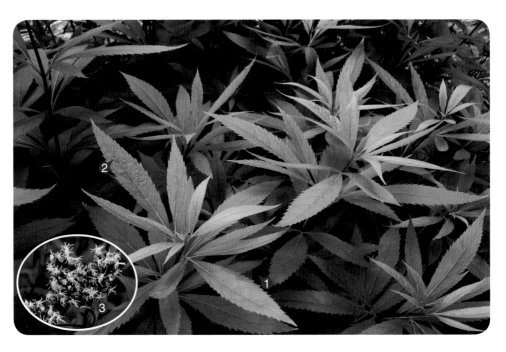

基原 本品为菊科植物佩兰 *Eupatorium fortunei* Turcz. 的干燥地上部分。

形态特征 ①多年生草本，高70~120厘米。根茎横走，稍长。茎直立，圆柱状，下部光滑无毛。②叶对生；下部叶常早枯；中部叶有短柄，通常3深裂，裂片长圆形或长圆状披针形，长5~9厘米，宽1~2厘米，先端渐尖，基部楔形，边缘有锯齿，叶脉羽状，背面沿脉被疏毛，无腺点，揉之有香气；上部叶较小，通常不分裂。③头状花序排列成伞房状聚伞花序；总苞长6~8毫米，总苞片约10枚，2~3列，外列的甚短，内列的较长，膜质，长圆形至倒披针形，常带紫红色。每个头状花序具花4~6朵；花两性，全部为管状花，冠毛较花冠短，花冠白色，长5~6毫米，先端5齿裂；雄蕊5，聚药，不露出于管外；子房下位，柱头2裂，伸出花冠外。④瘦果圆柱形，长约3毫米，有5棱，熟时黑褐色。⑤花期秋季。

生境分布 生于溪边或湿洼地带。分布于河北、山东、江苏、福建、广西、广东等地。

精选验方

①**夏季伤暑**：佩兰10克，鲜莲叶15克，滑石18克，甘草3克。水煎服。②**消化不良、口中甜腻**：佩兰12克，淡竹叶、地豆草各10克。水煎服。③**流行性感冒**：佩兰10克，大青叶15克。水煎服，每日1剂，连服3~5日。

垂盆草

【别名】狗牙半支、石指甲、养鸡草、狗牙草。

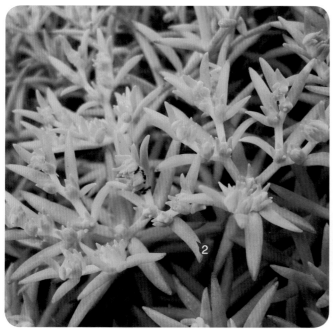
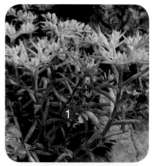
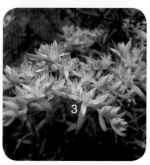

基原 本品为景天科植物垂盆草 *Sedum sarmentosum* Bunge 的干燥全草。

形态特征 ①多年生肉质草本，高9～18厘米。茎平卧或上部直立，接近地面部分的节上易生不定根，光滑无毛。②3叶轮生，无柄；叶片倒披针形至长圆形，长1.5～2.5厘米，宽0.3～0.5厘米，先端近急尖，基部有距，全缘。③聚伞状花序顶生，直径5～6厘米，有3～5个分枝；花少数，无梗；萼片5，披针形至矩圆形，长3.5～5毫米，基部无距，顶部稍钝；花瓣5，披针形至矩圆形，长5～8厘米，顶端有长的短尖；雄蕊较花瓣短，鳞片小，楔状四方形；心皮5，略分叉，长5～6毫米。④蓇葖果。⑤花期夏季。

生境分布 生于山坡岩石、沟边、路旁湿润处。分布于辽宁、河北、山西、陕西、山东、江苏、安徽、浙江、江西、福建、河南、湖北、四川、贵州等地。

精选验方

①**蜂窝组织炎、乳腺炎、阑尾炎、肺脓肿、痈疖、蛇虫咬伤**：鲜垂盆草全草100～200克。洗净捣烂，加面粉少许调成糊状（或晒干研末加凡士林适量调成软膏），外敷患处，每日或隔日1次（如脓肿已溃，中间留一小孔排脓）；同时可用鲜垂盆草支50～100克捣烂绞汁冲服。肺脓肿加冬瓜仁、薏苡仁、鱼腥草同煎服；阑尾炎则去鱼腥草，加红藤、蒲公英、紫花地丁同煎服。

②**咽喉肿痛、口腔溃疡**：鲜垂盆草适量。捣烂绞汁1杯，含漱5～10分钟，每日3～4次。

卷柏

【别名】一把抓、老虎爪。

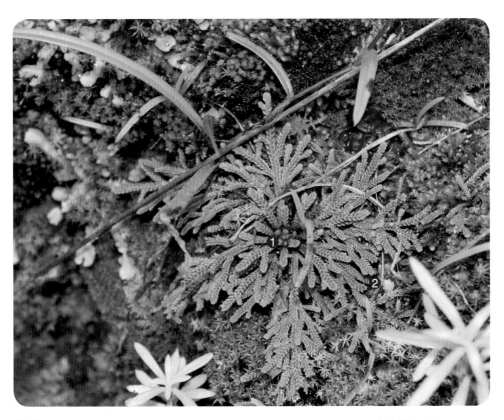

基原 本品为卷柏科植物卷柏 *Selaginella tamariscina* (Beauv.) Spring 或垫状卷柏 *Selaginella pulvinata* (Hook. ex Grev.) Maxim. 的干燥全草。

形态特征 ①多年生隐花植物，高5～15厘米，常绿不凋。②叶如鳞状，小，异型，交互排列；侧叶披针状钻形，长约3毫米，基部龙骨状排列，先端具长芒，近轴一侧宽膜质全缘，远轴一侧具极狭膜质缘和微锯齿；中叶2行，卵圆披针形，长2毫米，边缘有微锯齿，中脉下陷；孢子叶和中叶先端均具长芒，边缘宽膜质。③孢子囊穗着生于枝顶，四棱形，具肾形孢子囊，内含排列不规则的大小孢子。

生境分布 生于山地岩壁上。分布于广东、广西、福建、江西、浙江、湖南、河北、辽宁等地。

精选验方

①**消化性溃疡：**卷柏60克，猪肚1个。先将卷柏切碎，与猪肚共炖熟。每日3次，吃完1个猪肚，连吃2～3日。②**慢性支气管炎：**卷柏合剂（1：2）适量。口服。③**宫缩无力、产后流血：**卷柏15克。开水浸泡后，去渣1次服下。

细辛

【别名】华细辛、绿须姜、独叶草。

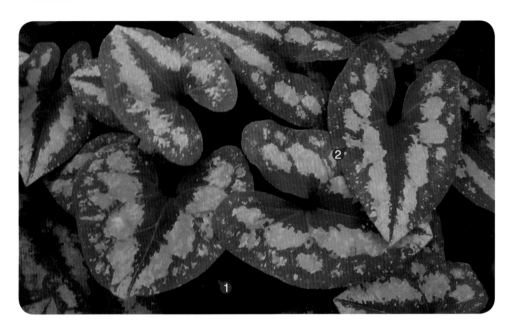

基原 本品为马兜铃科植物北细辛 *Asarum heterotropoides* Fr. Schmidt var. mandshuricum (Maxim.) Kitag.、汉城细辛 *Asarum sieboldii* Miq. var. seoulense Nakai 或华细辛 *Asarum sieboldii* Miq. 的干燥根和根茎。

形态特征 辽细辛：①为多年生草本，高10～30厘米。根茎柱状，稍斜升，顶端生长数棵植株，下面长多数细长黄白色根，有辛香。②叶每株2～3片，基生，柄长5～18厘米，无毛；叶片卵心形或近于肾形，长4～9厘米，宽6～12厘米，先端圆钝或急尖，基部心形至深心形，两侧圆耳状，全缘，上下两面均有疏短毛。③单生叶腋，花梗长1～3厘米；花被管碗状，外面紫绿色，内面有隆起的紫褐色棱条，花被裂片3，污红褐色，三角宽卵形，由基部向外反卷，紧贴花被管上；雄蕊12，2轮排列于合蕊柱下部，花药与花丝近等长；子房半下位，花柱短，6歧，柱头着生顶端外侧。④果实半球形，长约10毫米，直径约12毫米；种子多数，卵状锥形，种皮硬，被黑色肉质假种皮。⑤花期5月。

生境分布 生于荫蔽环境，在排水良好、腐殖质较厚、湿润肥沃的土壤中最多。分布于东北地区。

精选验方

①**小儿目疮**：细辛末适量。醋调贴脐上。②**阳虚感冒**：细辛、麻黄各3克，附子10克。水煎温服。③**口舌生疮**：细辛、黄连各等份。研末，先以布揩净患处，撒上药，涎出即愈。

罗布麻叶

【别名】红麻、茶叶花、红柳子、野麻、羊肚拉角、泽漆麻。

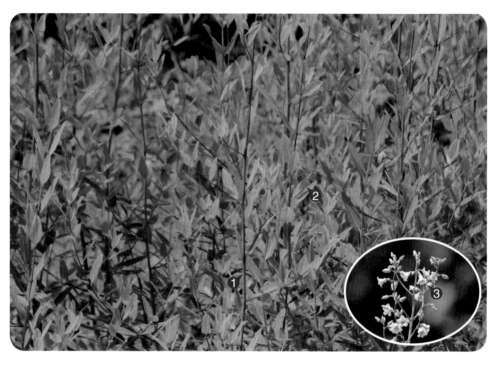

基原 本品为夹竹桃科植物罗布麻 *Apocynum venetum* L. 的干燥叶。

形态特征 ①多年生草本，高1～2米，全株含有黏稠的白色乳汁。主根粗壮，暗褐色。茎直立，节间长，无毛，枝条细长，向阳面通常为紫红色，茎皮强韧，为良好的野生纤维原料。②叶对生，有短柄；叶片卵状披针形或长圆状披针形，先端圆钝，有短小棘尖，基部圆形，全缘，侧脉细密，多在10对以上，下面稍有白粉。③聚伞花序顶生，有微短毛；花萼及花冠均5裂；花冠窄钟形，直径约8毫米，内外均有短毛；雄蕊的5花药贴合成锥形体，先端锥尖。④蓇葖果长角状，长可达20厘米，黄褐色带紫晕；种子多数，顶生一簇白色细长毛。⑤花期夏、秋季。

生境分布 生于河滩、草滩、多石的山沟、山坡的沙质土、盐碱地及林缘湿地。分布于东北、华北、西北及河南等地。

精选验方

①**高血压、头痛、头晕、失眠**：罗布麻叶3～5克。每日泡水代茶饮。②**防治感冒**：罗布麻叶500克。加水5000毫升煎至2500毫升，再加苯甲酸0.25克，每日100毫升，分2次服，每周连服2日。③**肝炎腹胀**：罗布麻叶、延胡索各10克，甜瓜蒂7.5克，公丁香5克，木香15克。共研末，每次2.5克，每日2次，开水送服。

虎耳草

【别名】石荷叶、佛耳草、金丝荷叶。

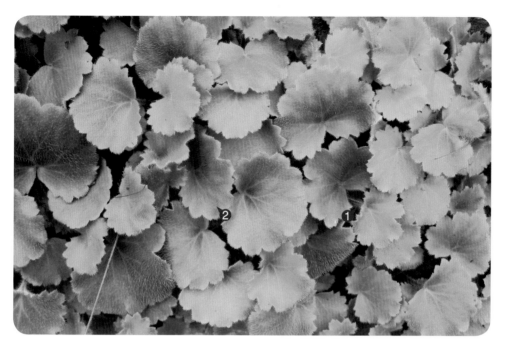

基原 本品为虎耳草科植物虎耳草 *Saxifraga stolonifera* Curt. 的全草。

形态特征 ①多年生常绿小草本，冬不枯萎。根纤细，匍匐茎细长，紫红色，有时生出叶与不定根。②叶基生，通常数片；叶柄长3～10厘米；叶片肉质，圆形或肾形，直径4～6厘米，有时较大，基部心形或平截，边缘有浅裂片和不规则细锯齿，上面绿色，常有白色斑纹，下面紫红色，两面被柔毛。③花茎高达25厘米，直立或稍倾斜，有分枝；圆锥状花序，轴与分枝、花梗被腺毛及茸毛；苞片披针形，被柔毛；萼片卵形，先端尖，向外伸展；花多数，花瓣5，白色或粉红色下方2瓣特长，椭圆状披针形，长1～1.5厘米，宽2～3毫米，上方3瓣较小，卵形，基部有黄色斑点；雄蕊10，花丝棒状，比萼片长约1倍，花药紫红色；子房球形，花柱纤细，柱头细小。④蒴果卵圆形，先端2深裂，呈喙状。⑤花期5—8月，果期7—11月。

生境分布 生于海拔400～4500米的林下、灌木丛、草甸和阴湿岩隙。分布于我国中部、南部及西南各地。

精选验方

①**化脓性中耳炎**：虎耳草鲜叶数片。捣汁，纱布过滤，加适量冰片，装入滴眼瓶内备用。用时先用3％双氧水洗涤外耳道，将脓性分泌物清除干净，然后取虎耳草液滴耳，每次1～2滴，每日3次。②**中耳炎**：鲜虎耳草叶适量。捣汁滴入耳内。

败酱草

【别名】黄花败酱、龙芽败酱、黄花龙芽。

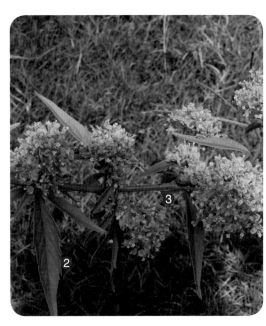
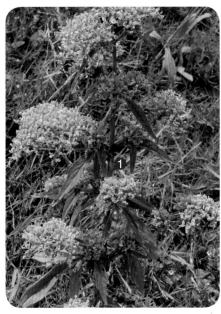

基原 本品为败酱科植物黄花败酱 *Patrinia scabiosaefolia* Fisch. Ex Trev.、白花败酱 *Pariniauillosa* (Thunb.) Juss. 或其近缘植物的干燥带根全草。

形态特征 黄花败酱：①为多年生草本，高60～120厘米。根茎粗壮，横卧或斜生，须根较粗，有特殊臭气。茎直立，节间很长，上部光滑，下部有倒生粗毛。②基生叶成丛，有长柄；叶片长卵形，先端尖，边缘有粗锯齿；茎生叶对生，有短柄或近无柄；叶片羽状全裂或深裂，裂片3～11枚，顶端裂片较大，椭圆披针形，两侧裂片披针形至条形，叶缘有粗大锯齿，两面均有粗毛。③聚伞圆锥花序伞房状，顶生及腋生，苞片条形，甚短；花萼极小；花冠5裂，冠管短，内侧生白色长毛；雄蕊4，几与花冠等长。④瘦果椭圆形，有3棱，无翅状小苞。⑤花期7—9月。

生境分布 生于山坡、干草地、林缘草地或半湿草地。分布于东北、华北、华东、华中、华南等地。

精选验方

①**流行性腮腺炎：**黄花败酱鲜品适量。加生石膏捣烂，再加鸡蛋清调匀，外敷患处；有并发症者加服黄花败酱煎剂，每次10～15克，每日3～4次。②**婴幼儿腹泻：**鲜败酱草汁适量。1岁内者每次口服2毫升，每日2次；1～2岁者每次口服3毫升，每日2次。③**细菌性痢疾、肠炎：**败酱草、白头翁各30克。水煎服。④**慢性非特异性结肠炎：**败酱草、延胡索、蒲公英、黄柏、薏苡仁、川楝子各适量。水煎，候煎液温度适宜时灌肠。

青蒿

【别名】蒿、莪、草蒿、方渍、三庚草、野兰蒿、黑蒿、白染艮、香蒿。

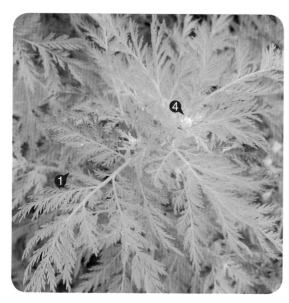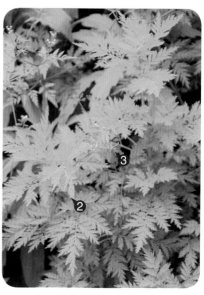

基原 本品为菊科植物黄花蒿 *Artemisia annua* L. 的干燥地上部分。其果实（青蒿子）亦供药用。

形态特征 ①一年生草本，高30～150厘米，全体平滑无毛。茎圆柱形，幼时青绿色，表面有细纵槽，下部稍木质化，上部叶腋间有分枝。②叶互生；叶片二回羽状全裂，第一回裂片椭圆形，第二回裂片线形，全缘，或每边一至三回羽状浅裂，先端尖，质柔，两面平滑无毛，青绿色。③头状花序排列成总状圆锥花序，每一头状花序侧生，稍下垂，直径约6毫米；总苞半球形，苞片3～4层，外层的苞片狭长，内层的卵圆形，边缘膜质；花托外围着生管状雌花，内仅雌蕊1，柱头2裂；内部多为两性花，绿黄色，花冠管状；雄蕊5，花丝细短；雌蕊1，花柱丝状，柱头2裂，呈叉状。④瘦果矩圆形至椭圆形，微小，褐色。⑤花期6—7月，果期9—10月。

生境分布 生于河岸、沙地及海边。分布于辽宁、河北、山东、山西、陕西、江苏、安徽、江西、湖北、浙江、福建、广东等地。

精选验方

①**疗疮**：青蒿、苦参各50克，夜交藤100克。水煎外洗患处，每日2次。②**头痛**：青蒿、白萝卜叶各30克，山楂10克。水煎服，每日2～3次。③**低热不退、肺结核潮热**：青蒿、牡丹皮各10克，鳖甲、生地黄、知母各15克。水煎服。④**鼻出血**：鲜青蒿30克。捣汁饮，药渣纱布包塞鼻中。⑤**皮肤瘙痒**：青蒿120克。煎汤外洗。⑥**暑热烦渴**：青蒿15克，开水泡服；或鲜青蒿60克，捣汁，凉开水冲饮。⑦**小儿夏季热**：青蒿、荷叶各10克，金银花6克。水煎代茶饮。

连钱草

【别名】遍地香、地钱儿、活血丹、九里香、遍地金钱、钻地风。

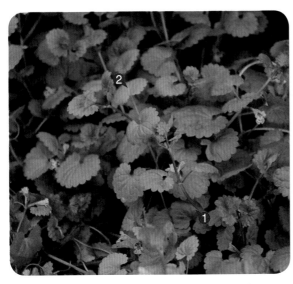
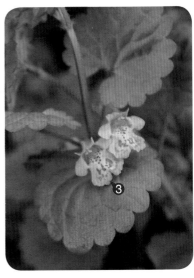

基原 本品为唇形科植物活血丹 *Glechoma longituba* (Nakai) Kupr 的全草。

形态特征 ①多年生草本，高10～30厘米，幼嫩部分被疏长柔毛。茎匍匐而上升，四棱形。②叶对生；叶柄长为叶片的1.5倍，具长柔毛；叶片心形或近肾形，长1.8～2.6厘米，宽2～3厘米，顶端尖或钝，边缘有圆齿，两面均被柔毛或硬毛。③轮状花序，通常由23朵花组成；花萼筒状，长9～11毫米，被长柔毛或略被柔毛，萼齿5，上唇3齿，较长，下唇2齿，略短，顶端芒状，具缘毛；花冠蓝色或紫色，下唇具深色斑点，花冠筒或长或短，长者1.7～2.23厘米，短者长1～1.4厘米；雄蕊4，后对较长，花药2室；子房4裂，花柱略伸出，柱头2裂；花盘杯状，先端指状膨大。④小坚果长圆状卵形，长约1.5毫米，深褐色。⑤花、果期4—6月。

生境分布 生于海拔50～2000米的林缘、疏林下、草地上或溪边等阴湿处。除甘肃、青海、新疆及西藏外，各地均有分布。

精选验方

①**黄疸、鼓胀**：连钱草21～24克，白茅根、车前草各10～15克，马蹄金15克。水煎服。②**膀胱结石**：连钱草、龙须草、车前草各15克。水煎服。③**疟疾**：连钱草45～90克。水煎，分2次服，每日1剂，连服3日。④**伤风咳嗽**：鲜连钱草15～24克（干品9～15克），冰糖25克。酌加开水，炖1小时，每日2次。⑤**白带**：连钱草15克，杜仲9克，木通4.5克。水煎，加白糖服。⑥**月经不调、小腹作胀**：连钱草、对叶莲各9克，大叶艾6克。泡酒饮服。⑦**肾及膀胱结石**：鲜连钱草30克。水煎服，连服1～2个月，逐日增量，增至180克为止。⑧**疮疖、腮腺炎、皮肤撞伤青肿**：鲜连钱草适量。捣烂外敷患处。

穿心莲

【别名】 斩蛇剑、四方莲、一见喜、榄核莲、苦胆草、春莲秋柳。

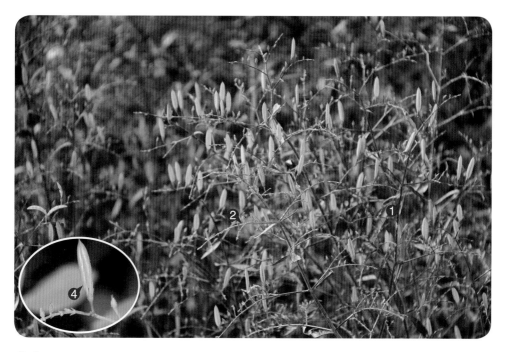

基原 本品为爵床科植物穿心莲 *Andrographis paniculata* (Burm. f.) Nees 的干燥地上部分。

形态特征 ①一年生草本，全体无毛。茎多分枝，且对生，方形。②叶对生，长椭圆形。③圆锥花序顶生和腋生，有多数小花，花淡紫色；花冠二唇形，上唇2裂，有紫色斑点，下唇深3裂。④蒴果长椭圆形；种子多数，四方形。⑤花期9—10月，果期10—11月。

生境分布 生于湿热的丘陵、平原地区。分布于华南、华东、西南地区。

精选验方

①**痈疖疔疮**：穿心莲15～20克。水煎服。②**多种炎症及感染**：穿心莲9～15克。水煎服。③**上呼吸道感染**：穿心莲、车前草各15克。水煎，以小火浓缩至30毫升，稍加冰糖，分3次服，每日1剂。④**支气管肺炎**：穿心莲、十大功劳叶各15克，陈皮10克。水煎取汁100毫升，早、晚各服1次，每日1剂。⑤**阴囊湿疹**：穿心莲干粉20克。纯甘油100毫升调匀擦患处，每日3～4次。⑥**感冒发热、咽喉肿痛**：穿心莲400克。水煎取浓汁，然后浓缩成浸膏；另用穿心莲100克，研为极细粉末，与浸膏混匀，制成500粒药丸，每次用温开水送服2～4粒，每日3次。⑦**肺结核、颈淋巴结核、结核性胸膜炎**：穿心莲10克，夏枯草20克。加水600毫升浸泡20分钟后，煎煮25分钟左右，滤渣再煎，混合两次煎液，早、晚分服，每日1剂。

香薷

【别名】窄叶香薷、铜草、海州香薷。

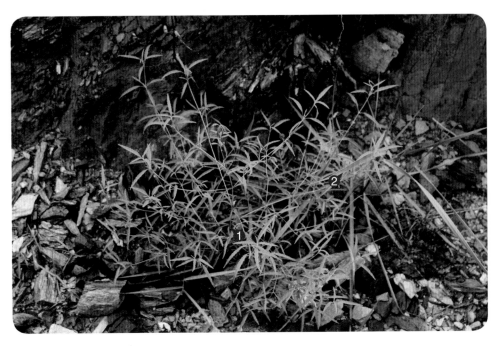

基原 本品为唇形科植物石香薷 *Mosla chinensis* Maxim. 或江香薷 *Mosla chinensis* 'jiangxiangru' 的干燥地上部分。

形态特征 ①多年生草本，高30～50厘米。茎棕红色，四棱形，具凹槽，槽内密被白色卷曲柔毛。②叶对生；柄短，密被柔毛；叶片广披针形至披针形，长2.5～3.5厘米，宽3～9毫米，先端锐尖，基部楔形，下延，边缘具疏锯齿，偶有全缘，上面深绿色，密被白色长柔毛，下面淡绿色，密布腺点。③轮伞花序顶生兼腋生，长1～3.5厘米；小苞片扁圆形，先端短尖，萼钟状，5裂，被长柔毛及腺点；花冠唇形，淡紫红色，长约6毫米，上唇2裂，下唇3裂；雄蕊4，上部2个较短。④小坚果4个，近卵圆形，棕色，藏于宿存的花萼内。⑤花期秋季。

生境分布 多生于山野路旁。分布于陕西、甘肃、江苏、安徽、浙江、河南、湖北、四川、云南、贵州等地。

精选验方

①**小便不利、头面浮肿**：香薷、白术各等份。共研细末，炼蜜为丸，每服9克，每日2～3次。
②**水肿**：香薷2500克。锉入锅中，加水久煎，去渣再浓煎，浓到可以捏丸时，做丸如梧子大。每服5丸，每日3次，药量可以逐日加一点，以小便能畅为愈。③**心烦胁痛**：香薷适量。捣汁1000～2000毫升服。④**鼻血不止**：香薷适量。研末，用开水冲服5克。

鬼针草

【别名】盲肠针、婆婆针。

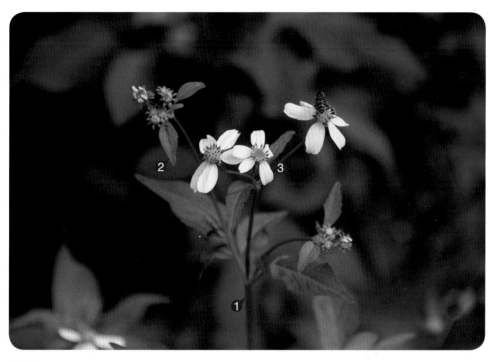

基原 本品为菊科植物鬼针草 *Bidens pilosa* L. 的干燥全草。

形态特征 ①一年生草本。茎直立，高30~100厘米，钝四棱形，无毛或上部被极稀疏的柔毛，基部直径可达6毫米。②茎下部叶较小，两侧小叶椭圆形或卵状椭圆形，长2~4.5厘米，宽1.5~2.5厘米，先端锐尖，基部近圆形或阔楔形，有时偏斜，不对称，具短柄，边缘有锯齿；顶生小叶较大，长椭圆形或卵状长圆形。③头状花序，总苞基部被短柔毛，苞片7~8枚，条状匙形，上部稍宽，开花时长3~4毫米，果时长至5毫米，革质，边缘疏被短柔毛或几无毛，外层托片披针形。④瘦果长线形，长12~18毫米，宽约1毫米，具3~4棱，有短毛；顶端冠毛芒状，3~4枚，长2~5毫米。⑤花期8—9月，果期9—11月。

生境分布 生于海拔50~3100米的路边荒地、山坡及田间。分布于全国各地。

精选验方

①**阑尾炎**：鬼针草干品25~50克（鲜品75克）。煎服；或加冰糖、蜂蜜、牛乳同服，每日1剂。②**小儿腹泻**：鲜鬼针草6~10克（干品3~5克）。水煎取浓汁，连渣倒入盆内，用于熏洗患儿两脚，腹泻轻者每日熏洗3~4次，较重者熏洗6次。1~5岁洗脚心，5~15岁洗至脚面，腹泻严重者熏洗位置可适当提高。

夏天无

【别名】一粒金丹、落水珠。

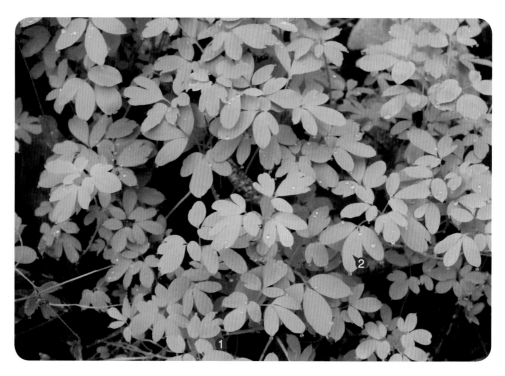

基原 本品为罂粟科植物伏生紫堇 *Corydalis decumbens* (Thunb.) Pers. 的干燥块茎。

形态特征 ①多年生草本，高约35厘米，全体光滑无毛。块茎近球形，直径0.5～1厘米，表面黑褐色，着生少数须根。茎柔弱，稀疏丛生，直立，不分枝。②基生叶2～5片，具长柄；叶片二回三出分裂，小裂片倒披针形或窄长倒卵形，先端圆钝，基部渐窄成长柄，全缘；茎生叶2片，互生，较小，一至二回三出分裂，无柄或近无柄，形似3叶生于茎的1个节上。③总状花序顶生，苞片卵形或宽披针形；花冠淡紫红色，管状唇形，一方开口，一方成距，在花梗上横向水平着生。④蒴果线形，成熟后2瓣开裂；种子细小。⑤花期4月。

生境分布 生于丘陵、山脚潮湿的草丛中及水沟边。分布于江苏、安徽、浙江、江西、福建、台湾、湖南等地。

精选验方

①腰肌劳损：夏天无全草25克。水煎服。②风湿性关节炎：夏天无适量。研为末，每次服15克，每日2次。③治各型高血压：夏天无、钩藤、桑白皮、夏枯草各等份，水煎服；或夏天无单味研末冲服，每次2～4克。④高血压、脑瘤或脑栓塞所致偏瘫：鲜夏天无适量。捣烂，每次大粒4～5粒，小粒8～9粒，每日1～3次，用米酒或开水送服，连服3～12个月。

夏枯草

【别名】棒槌草、铁色草、大头花、夏枯头。

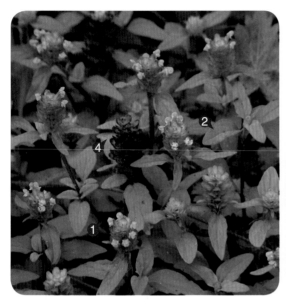
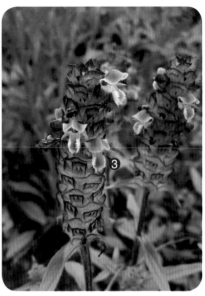

基原 本品为唇形科植物夏枯草 *Prunella vulgaris* L. 的干燥果穗。

形态特征 ①多年生草本，高约30厘米，全株被白色细毛，有匍匐根茎。茎多不分枝，四棱形，直立或斜向上，通常带红紫色。②叶对生，茎下部的叶有长柄，上部叶渐无柄；叶片椭圆状披针形或菱状窄卵形，长1.5～4.5厘米，宽0.5～1.4厘米，先端钝头或钝尖，基部楔形，全缘或有疏锯齿，两面均被毛，下面有腺点。③轮伞花序，6花一轮，下被1对宽肾形被硬毛的苞片，多轮密集成顶生穗状花序，长2～5厘米，宽约2厘米，形如棒槌；花序基部有叶状总苞1对；花萼筒状，花冠唇形，紫色或白色；上唇帽状，2裂，下唇半展，3深裂；雄蕊4个伸出花冠外；④小坚果三棱状长椭圆形，褐色。⑤花期春末夏初。夏末全株枯萎，故名"夏枯草"。

生境分布 生于路旁、草地、林边。分布于全国各地。

精选验方

①肝虚目痛（冷泪不止，羞明畏日）：夏枯草25克，香附子50克。共研为末，每服5克，茶汤调下。②黄疸型肝炎：夏枯草、金钱草各30克，丹参18克。水煎，分3次服，连服7～15日，未愈，再服7日。③跌打伤、刀伤：夏枯草适量。在口中嚼碎后敷伤处。④巩膜炎：夏枯草、野菊花各30克。水煎，分2～3次服。⑤急性乳腺炎：夏枯草、败酱草各30克，赤芍18克。水煎服，每日2次。⑥创伤出血：夏枯草150克，酢浆草100克，雪见草30克。共研为细末，撒在伤口，用消毒敷料加压1～2分钟，包扎。⑦喉癌：夏枯草、山豆根、龙葵各30克，嫩薄荷3克。水煎，每日1剂，分2次服。

益母草

【别名】益母蒿、益母艾、红花艾、坤草、茺蔚、三角胡麻、四楞子棵。

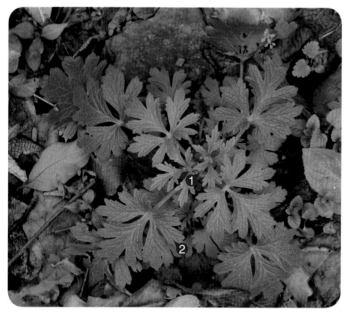
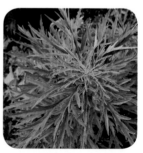
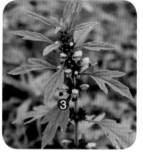

基原 本品为唇形科植物益母草 *Leonurus japonicus* Houtt. 的新鲜或干燥地上部分。

形态特征 ①一或二年生草本，高60～100厘米。茎直立，单一或有分枝，四棱形，微被毛。②叶对生，叶形多种；基出叶开花时已枯萎，有长柄，叶片近圆形，直径4～8厘米，缘有5～9浅裂，每裂片有2～3钝齿；中部茎生叶3全裂，裂片近披针形，中央裂片常再3裂，侧片1～2裂；上部叶不分裂，条形，两面均被短柔毛。③花多数，于叶腋集成轮伞；花萼钟形，先端有5个长尖齿；花冠唇形，淡红或紫红色，长9～12毫米，外被长茸毛，尤以上唇为多；雄蕊4，2强。④小坚果熟时黑褐色，三棱形。⑤花期6—8月。

生境分布 生于山野、河滩草丛中及溪边湿润处。分布于全国各地。

精选验方

①**痛经**：益母草30克，香附9克。水煎，冲酒服。②**闭经**：益母草90克，橙肉30克，红糖50克。水煎服。③**功能失调性子宫出血**：益母草50克，香附15克，鸡蛋2个。加水煮至蛋熟，去蛋壳再煮10分钟，滤去药渣，吃蛋饮汤，每日1次。④**产后腹痛**：益母草50克，生姜30克，大枣20克，红糖15克。水煎服。⑤**闭经**：益母草、乌豆、红糖、老酒各50克。炖服，连服1周。⑥**瘀血块结**：益母草50克。水、酒各半煎服。⑦**肾炎**：干益母草90～120克。加水700毫升，煎取300毫升，分2～3次温服。⑧**宫颈炎**：益母草、贯众各20克，乌贼骨、苦参、党参、白芍、生地黄各10克，茯苓15克。水煎，分3次服完，每日1剂。

积雪草

【别名】崩大碗、马蹄草、雷公根、蚶壳草、铜钱草、落得打。

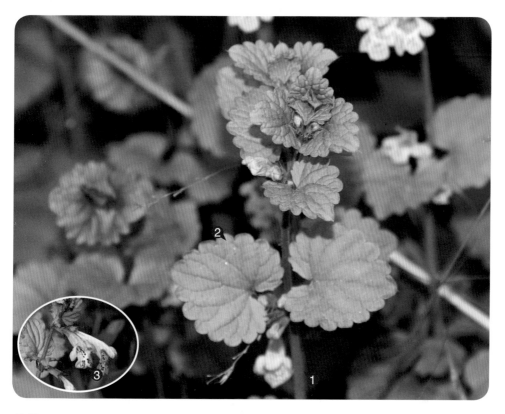

基原 本品为伞形科植物积雪草 *Centella asiatica* (L.) Urb. 的干燥全草。

形态特征 ①多年生匍匐草本。茎纤细伏地，节上生根。②叶数片自节部丛生，有长叶柄；叶片圆形或肾圆形，直径1.5～4厘米，基部深心形，如缺口的饭碗，边缘有粗钝齿，无毛或有疏毛。③1～4个伞形花序腋生；总花梗长约1厘米，上有3～6朵紫红色无柄小花；总苞片2，窄卵形，长与花略相等；花萼截头形，花瓣5，卵形；雄蕊5，短小，与花瓣互生；子房下位，花柱2，较短，花柱基不甚明显。④双悬果小，扁圆形，有极明显的主棱和次棱，棱间有横脉相连。⑤花期夏季。

生境分布 生于路旁、田埂、沟边及较低湿的草地上。分布于江苏、浙江、江西、福建、台湾、湖北、湖南、广西、广东、四川、贵州、云南等地。

精选验方

①**湿热黄疸：**鲜积雪草、冰糖各30克。水煎服。②**中暑腹泻：**积雪草鲜叶适量。搓成小团，嚼细开水吞服1～2团。③**尿结石：**鲜积雪草30克。用第2次的淘米水煎服。④**小便不通：**鲜积雪草30克。捣烂贴肚脐，小便通即去药。⑤**麻疹：**鲜积雪草30～60克。水煎服。

鸭跖草

【别名】竹节菜、鸭鹊草、耳环草、蓝花菜、翠蝴蝶、三角菜、三荚菜、桂竹草、蓝花水竹草。

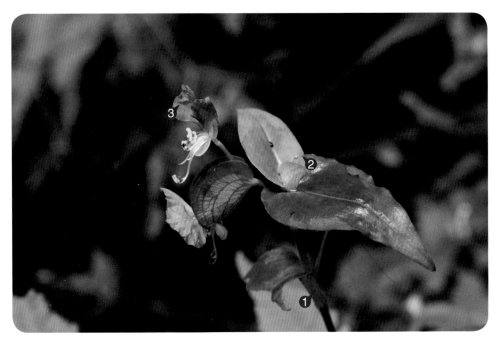

基原 本品为鸭跖草科植物鸭跖草 *Commelina communis* L. 的干燥地上部分。

形态特征 ①一年生草本，高30~60厘米。茎圆柱形，肉质，多分枝，下部匍匐状，有明显的节，节上生根，上部近直立，节稍膨大。②叶互生，披针形，长4~9厘米，宽1~1.7厘米，先端渐尖，全缘，边缘有纤毛，基部下延成膜质鞘，鞘口疏生长毛。③花3~4朵，生于二叉状聚伞花序柄上的佛焰苞内，花深蓝色，形如"蝴蝶"；佛焰苞心状卵形，褶叠状，稍弯。④蒴果椭圆形，稍扁平；种子4粒，灰褐色，有皱纹。⑤花期7—9月。

生境分布 生于阴湿处，如山坡、山涧、水沟附近的湿润草地中。分布于全国大部分地区。

精选验方

①**流感性腮腺炎并发脑膜炎**：鸭跖草适量。每日60克，水煎服。②**感冒**：鸭跖草30~60克（鲜品60~120克）。水煎，分2次服。③**膀胱炎**：鸭跖草60克，天胡荽15克，车前草50克。水煎2次，混合两煎所得药汁。每日1剂，分2次服用，服时加少许白糖。④**眼睑炎**：鲜鸭跖草茎1枝或1段。洗净，手持于酒精灯上燃烧上段，顷刻间下段即有水珠泡液体沸出，随即将沸出液体滴于睑结膜及睑缘，睑皮表面趁热涂之更好；滴药前睑结膜用生理盐水冲洗，涂药后患者有症状减轻的舒适感，无须冲药液或做其他任何处理。

淡竹叶

【别名】碎骨子、山鸡米、金鸡米、迷身草。

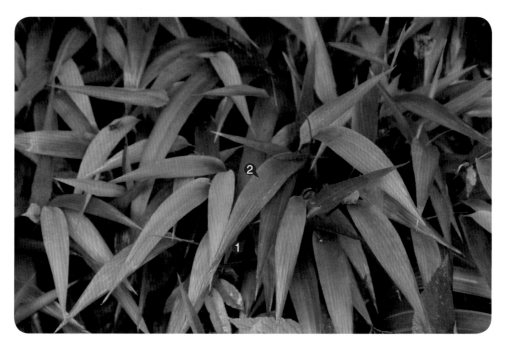

基原 本品为禾本科植物淡竹叶 *Lophatherum gracile* Brongn. 的干燥茎叶。

形态特征 ①多年生直立草本，高达1米。根茎粗短，坚硬，须根稀疏，近顶端部分常肥厚成纺锤状的块根，秆纤弱，有的木质化。②叶片广披针形，长5～22厘米，宽1～3厘米，先端渐尖或短尖，全缘，基部近圆形或楔形，无柄或有短柄，平行脉多条，并有明显横脉，呈小长方格状；叶鞘边缘光滑或有纤毛；叶舌截形，短小，质硬，有缘毛。③圆锥花序顶生，分枝较少，疏散，斜升或展开；小穗疏远，窄披针形，呈绿色，具粗壮小穗柄，长约1毫米；颖片矩圆形，边缘呈膜质，第一颖短于第二颖；外稃较颖片长，先端具短芒，内稃较外稃短。④颖果纺锤形。⑤花期6—10月。

生境分布 生于山坡林下或阴湿处。分布于长江流域和华南、西南地区。

精选验方

①**尿血**：淡竹叶、白茅根各15克。水煎服，每日1剂。②**热淋**：淡竹叶20克，灯心草15克，海金沙10克。水煎服，每日1剂。③**发热、心烦、口渴**：淡竹叶15～25克。水煎服。④**预防中暑**：淡竹叶、大青叶、埔姜叶、金银花叶各10克，一枝香6克。水煎（或开水泡）代茶饮。⑤**发热心烦口渴**：淡竹叶10～15克。水煎服。⑥**尿路感染**：淡竹叶11～15克，金沙藤、凤尾草各30克。水煎服，每日1剂。

淫羊藿

【别名】 三枝九叶草、仙灵脾、牛角花、三叉风、羊角风、三角莲。

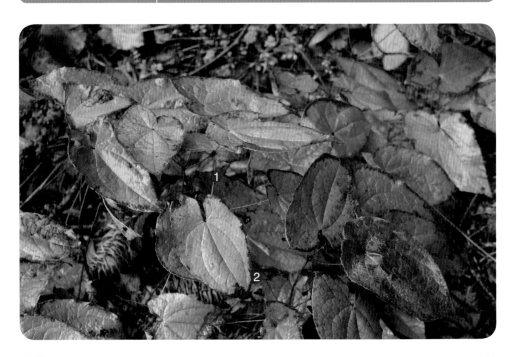

基原 本品为小檗科植物箭叶淫羊藿 *Epimedium sagittatum* (sieb. et Zucc.) Maxim.、淫羊藿 *Epimedium brevicornu* Maxim.、柔毛淫羊藿 *Epimedium pubescens* Maxim. 或朝鲜淫羊藿 *Epimedium koreanum* Nakai 的干燥叶。

形态特征 ①常绿多年生草本，高10～40厘米。根茎匍匐，呈结节状，质硬，多须根。②基生叶1～3枚，三出复叶，叶柄细长，长约15厘米；小叶片卵状披针形，长4～9厘米，先端急尖或渐尖，基部心形，箭镞形，两侧小叶片基部呈不对称心形浅裂，边缘有细刺毛。③春季开小花，集成圆锥花序或顶生总状花序；萼片8，排列为2轮，外轮较小，外面有紫色斑点，内轮白色，呈花瓣状；花瓣4，黄色，有短矩；雄蕊4；心皮1。④蓇葖果卵圆形；种子数粒，肾形黑色。⑤花期春季。

生境分布 生于竹林下及路旁岩石缝中。分布于陕西、甘肃、山西、河南、青海、湖北、四川等地。

精选验方

①**阳痿：**淫羊藿叶12克。水煎服。不可久用。②**牙齿虚痛：**淫羊藿适量。研为粗末，煎水汤漱口。③**闭经：**淫羊藿、肉苁蓉各12克，鸡血藤30克，枸杞子20克。水煎服。④**肺肾两虚、喘咳短气：**淫羊藿15克，黄芪30克，五味子6克。水煎服。⑤**肾虚阳痿、腰膝酸软：**淫羊藿100克。入白酒500毫升浸泡，每次饮1小杯。

野菊

【别名】野菊花、野黄菊、苦薏。

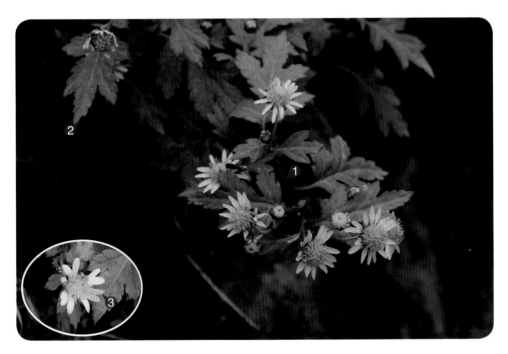

基原 本品为菊科植物野菊 *Dendranthema indicum* L. 的干燥全草。其花序（野菊花）亦供药用。

形态特征 ①多年生草本，高达1米左右，有特殊香气。茎基部常匍匐，上部多分枝，有条棱，幼时被柔毛。②叶互生，有柄；叶片卵状椭圆形，长2～3厘米，宽1～3厘米，羽状浅裂，顶端裂片稍大，侧面2对裂片椭圆形至长椭圆形，边缘具尖锐锯齿，两面均被细柔毛，上部叶逐渐变小。③头状花序，直径2～2.5厘米，有长梗，2～3个组成聚伞花序；总苞半球形，外层苞片椭圆形，较内层苞片稍短，背面中部有毛或光滑；小花黄色，外围一层舌状花，先端3浅裂，中部管状花，两性，先端5裂。④瘦果具5条纵条纹。⑤花期6—11月。

生境分布 生于路旁、山坡或杂草丛中。分布于全国南北各地。

精选验方

①预防流行性感冒：野菊茎叶、金银藤、鱼腥草各50克。加水500毫升，煎至200毫升，每服20～40毫升，每日3次。②湿疹、皮炎：野菊全草500克。加水1000毫升，煎至500毫升，过滤湿敷患处。③无名肿毒：野菊花（连茎）适量。捣烂，酒煎热服，让汗发出；另以药渣敷患处。④天泡湿疮：野菊根、枣木各适量。水煎洗患处。⑤瘰疬未破：野菊根适量。捣烂煎酒，内服；另以药渣敷患处。

萹蓄

【别名】大萹蓄、鸟蓼、扁竹。

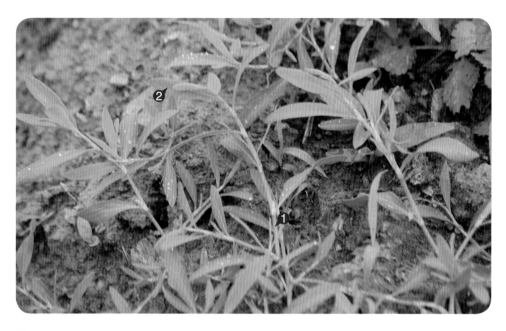

基原 本品为蓼科植物萹蓄 *Polygonum aviculare* L. 的全草。

形态特征 ①一年生或多年生草本，长10～50厘米，被有白色粉霜。茎平卧地上或斜上伸展，稀近直立，基部分枝，绿色，具明显沟纹，无毛，基部圆柱形，幼枝具棱角。②单叶互生，几无柄；叶片窄长椭圆形或披针形，长1～5厘米，宽0.5～1厘米，先端钝或急尖，基部楔形，全缘或波状，两面均无毛，侧脉明显；托叶鞘抱茎，膜质，具几条不明显的细脉，上部白色透明，先端开裂。③1～5朵小花簇生于叶腋；花梗细长，顶端有关节；花被绿色，5深裂，裂片椭圆形，边缘白色或淡红色，结果后呈覆瓦状；雄蕊8，花丝短。④瘦果三角状卵形，棕黑色至黑色，具不明显细纹及小点，无光泽。⑤花期夏、秋季。

生境分布 生于山坡、田野、路旁等处。分布于全国各地。

精选验方

①**泌尿系统感染、尿频、尿急**：萹蓄、瞿麦各25克，大黄20克，滑石50克，木通、山栀子、车前子、甘草各15克，灯心草5克。水煎服，孕妇忌服。②**输尿管结石伴肾盂积水**：萹蓄、草薢、生地黄各25克，补骨脂、杜仲、续断、泽泻、丹参、海金沙各15克，滑石50克。水煎服；如有感染，另加金银花、虎杖各25克。③**热黄**：萹蓄适量。取汁顿服1000毫升，多年者再服之。
④**蛔虫心痛、面青、口中沫出**：萹蓄300克。细锉，加水约6000毫升煎煮，去渣后以小火续煎至饴状，空腹服。

蒲公英

【别名】蒲公草、蒲公丁、黄花草、婆婆丁、羊奶奶草、黄花地丁。

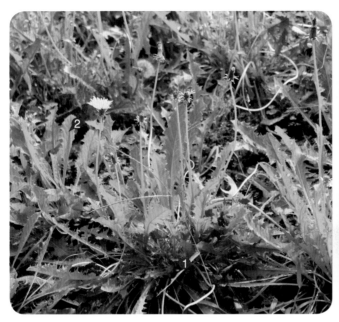
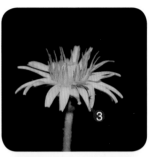
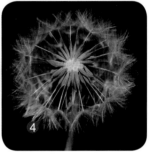

基原 本品为菊科植物蒲公英 *Taraxacum mongolicum* Hand. —Mazz.、碱地蒲公英 *Taraxacum borealisinense* Kitum. 或同属数种植物的干燥全草。

形态特征 ①多年生草本，富含白色乳汁。直根深长。②叶基生，叶片倒披针形，边缘有倒向不规则的羽状缺刻。③头状花序单生于花茎顶端，全为舌状花；总苞片多层，先端均有角状凸起；花黄色；雄蕊5枚；雌蕊1枚，子房下位。④瘦果纺锤形，具纵棱，全体被有刺状或瘤状凸起，顶端具纤细的喙，冠毛白色。⑤花期4—5月，果期6—7月。

生境分布 生于道旁、荒地、庭园等处。全国各地均有分布。

精选验方

①**感冒伤风**：蒲公英30克，防风、荆芥各10克，大青叶15克。水煎服。②**结膜炎**：蒲公英15克，黄连3克，夏枯草12克。水煎服。③**腮腺炎**：蒲公英30~60克。水煎服，或捣烂外敷。④**小便淋沥涩痛**：蒲公英、白茅根、金钱草各15克。水煎服。⑤**淋病**：蒲公英、白头翁各30克，车前子、滑石、小蓟、知母各15克。水煎服。⑥**肝胆热引发肾阴虚耳鸣、耳聋**：蒲公英30克，龙胆草、黄芩、赤芍、栀子各15克。水煎服。⑦**猩红热**：蒲公英16克，黄芩6克，生甘草3克。水煎取药汁，每日1剂，分2次服用。⑧**多年恶疮及蛇螫肿毒**：蒲公英适量。捣烂外敷患处。⑨**慢性胃炎、胃溃疡**：蒲公英干根、地榆根各等份。研末，每服10克，每日3次，生姜汤送服。⑩**胆囊炎**：蒲公英50克。煎水服。

墨旱莲

【别名】旱莲草、水旱莲、莲子草、野向日葵、墨菜、黑墨草、墨汁草、墨水草、乌心草。

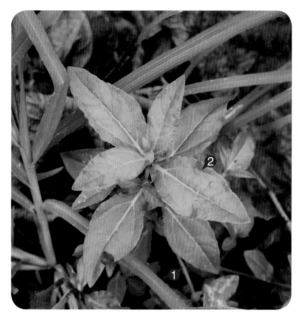

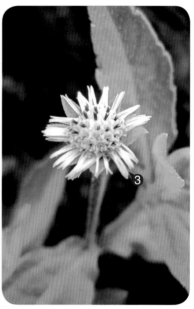

基原 本品为菊科植物鳢肠 *Eclipta prostmta* L. 的干燥地上部分。

形态特征 ①一年生草本，高10～60厘米，全株被白色粗毛。主根细长，微弯曲。茎基部常匍匐着地生根，上部直立，圆柱形，绿色或带紫红色。②叶对生，无柄或短柄；叶片披针形，椭圆状披针形或条状披针形，先端渐尖，基部渐窄，全缘或具细锯齿，两面均密被白色粗毛，茎叶折断后，数分钟后断口处即变蓝黑色，故名"墨旱莲"。③头状花序顶生或腋生，有长梗或近乎无梗；总苞钟状，苞片5～6枚，绿色，外围为舌状花2层，白色，雌性，多数发育，中部为管状花，黄绿色，两性，全育。④瘦果长方椭圆形而扁，无冠毛。⑤花期夏、秋季。

生境分布 生于沟边草丛、水田埂等较阴湿处。分布于辽宁、河北、陕西等地。

精选验方

①**斑秃**：鲜墨旱莲适量。捣汁，外涂患处，每日3～5次。②**贫血**：墨旱莲30～40克。水煎服，每日1剂；或水煎代茶饮。③**脱发**：墨旱莲18克，白菊花、生地黄各30克。水煎，代茶饮，每日2次。④**肺结核咯血**：鲜墨旱莲20克，侧柏叶25克，鲜仙鹤草50克。水煎服。⑤**黄褐斑**：墨旱莲15～30克，豨莶草、谷精草各10～15克，夏枯草6～15克，益母草10～30克，紫草6～12克。随症加减，每日1剂。⑥**头屑**：墨旱莲、蔓荆子、侧柏叶、川芎、桑白皮、细辛各50克，菊花100克。水煎，去渣滓后洗发。⑦**阴虚之经期延长**：墨旱莲、茜草各30克，大枣10枚。水煎代茶饮。⑧**尿血（非器质性疾病引起的）**：墨旱莲、白茅根各30克，炒蒲黄15克。水煎服。

薄荷

【别名】蕃荷菜、菝蔺、吴菝蔺、南薄荷、升阳菜、薄苛、夜息花、苏薄荷。

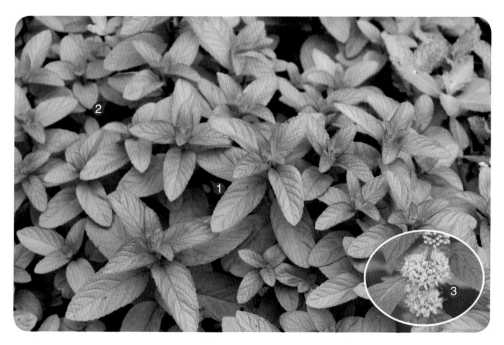

基原 本品为唇形科植物薄荷 *Mentha haplocalyx* Briq. 的干燥地上部分。

形态特征 ①多年生草本，高达80厘米，有清凉浓香。根茎细长，白色或白绿色。地上茎基部稍倾斜向上直立，四棱形，被逆生的长柔毛，并散生腺鳞。②叶对生，长圆形或长圆状披针形，长3～7厘米，宽1～2.5厘米，先端锐尖，基部楔形，边缘具尖锯齿，两面有疏短毛，下面并有腺鳞。③轮伞花序腋生，花小；苞片较花梗及萼片稍长，条状披针形；花萼钟状，外被疏短毛，先端5裂，裂片锐尖；花冠二唇形，淡红紫色，长4～5毫米，上唇2浅裂，下唇3裂，长圆形；雄蕊4，近等长，与雌蕊的花柱均伸出花冠之外。④小坚果长圆形，长1毫米，褐色，藏于宿萼内。⑤花期夏季。

生境分布 生于水边湿地、水沟边、河岸及山野湿地。分布于全国各地。

精选验方

①**皮肤瘙痒**：薄荷、荆芥各6克，蝉蜕5克，白蒺藜10克。水煎服。②**慢性鼻炎、鼻窦炎**：薄荷1.25克，苍耳子20克，辛夷、白芷各15克，葱白3根，茶叶1撮。水煎服。③**慢性鼻炎**：薄荷、辛夷各15克，炒苍耳子7.5克，白芷30克。共研为细末，每次服6克，饭前用葱汤或凉开水送服。④**风气瘙痒**：大薄荷、蝉蜕各等份。共研为末，每次用温酒调服5克。⑤**血痢**：薄荷叶适量。水煎服。⑥**衄血不止**：薄荷汁适量。滴鼻。

瞿麦

【别名】石竹子花、十样景花、洛阳花。

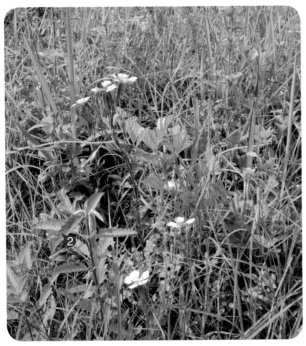

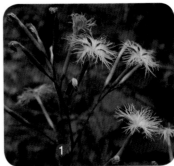

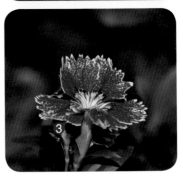

基原 本品为石竹科植物瞿麦 *Dianthus superbus* L. 或石竹 *Dianthus chinensis* L. 的干燥地上部分。

形态特征 ①多年生草本，高30~50厘米。茎簇生，直立，基部稍呈匍匐状，上部分枝，圆柱形，下部节间较短，光滑，全体呈白绿色。②单叶对生，无柄，叶片宽披针形，长3~5厘米，宽3.5毫米，先端渐尖，基部狭窄成短鞘围抱节上，边缘有细齿或全缘。③花色白或红色，花单生或数朵簇生成聚伞花序；花萼下有小苞片4~6，呈卵形，先端长尖，长约为萼管之半；萼管长2~2.5厘米，花瓣5，先端剪裂至中部以下成丝状，基部有长爪；雄蕊10，子房上位，1室，花柱2。④蒴果包于宿存的萼管内，先端4裂。⑤花期夏季。

生境分布 生于山坡疏林边及溪边草丛中。分布于全国各地。

精选验方

①**泌尿系感染：**瞿麦、萹蓄各20克，蒲公英50克，黄柏15克，灯心草5克。水煎服。②**食管癌、直肠癌：**鲜瞿麦根50~100克（干品40~50克）。水煎，分2次服。③**食管癌、直肠癌：**瞿麦根适量。晒干，研末，撒于直肠癌肿瘤创面。④**鱼脐毒疮肿：**瞿麦适量。和生油熟捣涂之。⑤**目赤肿痛、浸淫等疮：**瞿麦适量。炒黄为末，以鹅涎调涂眦头；或捣汁涂患处。

藿香

【别名】土藿香、排香草、野藿香。

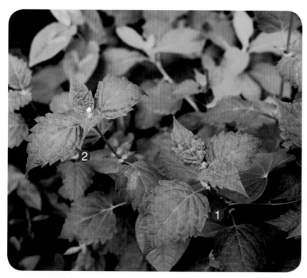
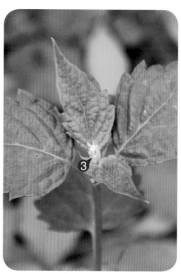

基原　本品为唇形科植物藿香 *Agastacge rygisa* (Fisch. et Mey.) Kuntze 的全草。

形态特征　①多年生草本，高30～120厘米，有香气。茎直立，四棱形，略带红色，疏被柔毛及腺体。②叶对生，叶柄长1～4厘米；叶片卵形或椭圆状卵形，长2～8厘米，宽1～5厘米，先端渐窄、渐尖或急尖，边缘有钝齿，基部圆形或近心形，上面散生透明腺点，下面有短柔毛及腺点。③轮伞花序聚成顶生穗状花序；苞片披针形，被短柔毛；花萼管状，有15条脉，具微柔毛和腺点，6裂；花冠唇形，紫色，淡紫红色或白色，上唇稍弯，顶端较凹，下唇3裂，中间裂片扇形，微反卷，边缘有波状细齿；雄蕊4，伸出花冠之外，后面1对雄蕊较长。④小坚果倒卵状三棱形，黄色，顶端有短毛。⑤花期夏季。

生境分布　生于山坡、路旁。分布于全国各地。

精选验方

①**口臭**：藿香5～10克。洗净后水煎取汁，频频含漱。②**寻常疣**：鲜藿香叶2～3片。每日擦揉患处3～5分钟。③**婴幼儿腹泻**：丁香、胡椒各等份。共研细末，装瓶备用。每次取1～2克放入小杯内，再用藿香正气水调成稀糊状，外敷于肚脐内，胶布固定，每日换药1次，连用2～3日即愈。④**鼻炎**：藿香10克，辛夷3克。开水冲泡，闷5～10分钟，频饮，每日1～2剂。⑤**小儿牙疳溃烂出脓血、口臭、嘴肿**：藿香适量。入枯矾少许为末，搽牙根上。⑥**胎气不安、气不升降、呕吐酸水**：藿香、香附、甘草各10克。共研为末，每服10克，入盐少许，沸汤调服之。⑦**冷露疮烂**：藿香叶、细茶各等份。烧灰，油调涂叶上贴。⑧**霍乱吐泻**：藿香叶（去土）、陈皮（去白）各等份。每服25克，水300毫升煎至200毫升，温服不拘时候。

北刘寄奴

【别名】风吹草、随风草、刘寄奴、除毒草、山茵陈、山天芝麻。

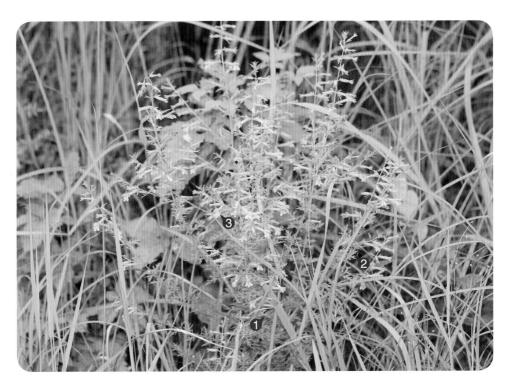

基原 本品为玄参科植物阴行草 *Siphonostegia chinensis* Benth. 的干燥全草。

形态特征 ①一年生草本，高30～70厘米。全株密被锈色短毛。根有分枝。茎单一，直立，上部多分枝，稍具棱角，茎上部带淡红色。②叶对生；无柄或具短柄；叶片二回羽状全裂，条形或条状披针形，长约8毫米，宽1～2毫米。③花对生长于茎枝上部，成疏总状花序；花梗极短，有1对小苞片，线形；萼筒长1～1.5厘米，有显著主脉10，萼齿5，长为筒部的1/4～1/3；花冠上唇红紫色，下唇黄色，长2～2.5厘米，筒部伸直，上唇镰状弯曲，额稍圆，背部必被长纤毛，下唇先端3裂，褶襞高拢成瓣状，外被短柔毛；雄蕊4，2强，花丝基部被毛，下部与花冠筒合生；花柱长，先端稍粗而弯曲。④蒴果宽卵圆形，先端稍扁斜，包于宿存萼内；种子黑色。⑤花期7—8月，果期8—10月。

生境分布 生长于山坡及草地上。遍布全国各地。

精选验方

跌打损伤，瘀滞肿痛： 北刘寄奴适量，研末以酒调服；亦可配伍骨碎补、延胡索各适量，水煎服。

冬凌草

【别名】冰凌花、冰凌草、六月令、彩花草、山香草、雪花草。

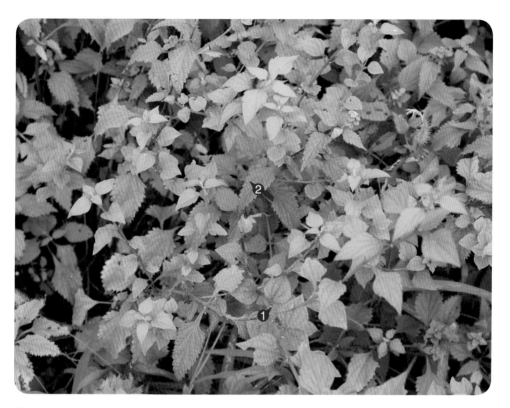

基原 本品为唇形科植物碎米桠 *Rabdosia rubescens* (Hemsl.) Hara 的全草。

形态特征 ①多年生草本植物或亚灌木。根长0.3~0.7米，多分布在0~20厘米的土壤表层中，十分发达，纵横交错，构成密集的根网。茎直立，通常高30~100厘米，部分木质化，中空，基部浅褐色，上部浅绿色至浅紫色，无毛。②叶对生，有柄；叶片皱缩，展平后呈卵形或棱状卵圆形，长2~6厘米，先端锐尖或渐尖，基部楔形，骤然下延成假翅，边缘具粗锯齿，上面为棕绿色，有腺点，下面淡绿色。③聚伞花序，有花3~5朵；花冠淡蓝色或淡紫红色，二唇形，上唇外反，先端具4圆裂，下唇全缘，通常较上唇长，常呈舟状，花冠基部上方常呈浅囊状；雄蕊4，2强，伸出花冠外；花柱先端相等，2浅裂，花盘杯状。④小坚果倒卵状三棱形，褐色无毛。⑤花期8—10月，果期9—11月。

生境分布 生于山坡、灌木丛、林地及路边向阳处。分布于河南、河北等地。

精选验方

咽喉炎：冬凌草糖浆。每次口服20毫升，每日3次，饭后半小时服。

仙鹤草

【别名】狼牙草、龙牙草、脱力草。

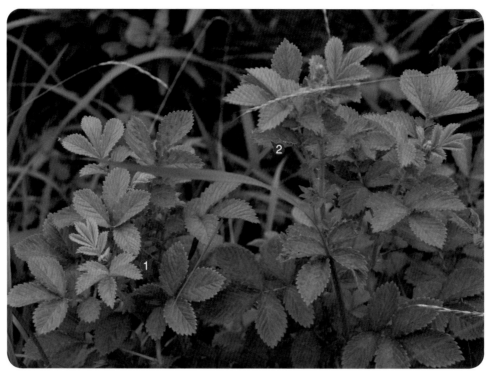

基原 本品为蔷薇科植物龙芽草 *Agrimonia pilosa* Ledeb. 的干燥地上部分。

形态特征 ①多年生草本，高30～90厘米，全株具白色长毛。根茎横走，圆柱形，秋末自先端生一圆锥形向上弯曲的白色冬芽。茎直立。②单数羽状复叶互生，小叶大小不等，间隔排列，卵圆形至倒卵形，托叶卵形，叶缘齿裂，可制取黄色染料。③穗状花序顶生或腋生，花小，黄色，萼筒外面有槽并有毛，顶端生一圈钩状刺毛；刺瘦果倒圆锥形，萼裂片宿存。

生境分布 生长于路旁、山坡或水边，也有栽培。全国大部分地区均有分布。

精选验方

①**肺痨咯血**：鲜仙鹤草（干品18克）30克，白糖50克。将仙鹤草捣烂，加冷开水入碗，搅拌，榨取液汁，再加入白糖，顿服。②**吐血**：仙鹤草、鹿衔草、麦瓶草各适量。熬水服。③**鼻血及大便下血**：仙鹤草、蒲黄、白茅根、大蓟各适量。水煎服。④**赤白痢及咯血、吐血**：鲜鹤草9～18克。水煎服。⑤**妇人月经或前或后，有时腰痛、发热、气胀之症**：鲜鹤草6克，杭白芍9克，川芎4.5克，香附3克，红花0.06克。水煎，点酒服。如经血紫黑，加苏木、黄芩；腹痛加延胡索、茴香。⑥**赤白带或兼白浊**：鲜鹤草9克，马鞭草根3克，黑锁梅根6克。点水酒服。

鸡骨草

【别名】大黄草、石门坎、黄食草、红母鸡草、细叶龙鳞草。

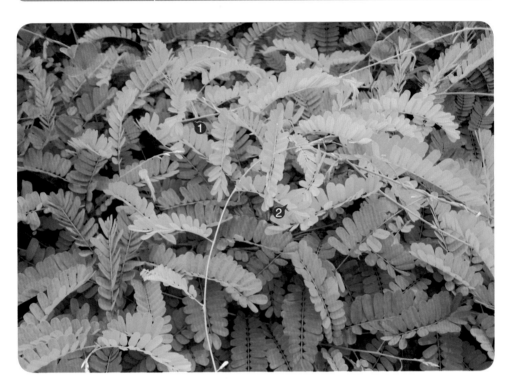

基原 本品为豆科植物广州相思子 *Abrus cantoniensis* Hance 的干燥全株。

形态特征 ①木质藤本，长达1米，常披散地上或缠绕其他植物上。主根粗壮，长达60厘米。茎细，深红紫色，幼嫩部分密被黄褐色茸毛。②偶数羽状复叶，小叶7～12对，倒卵状矩圆形或矩田形，长5～12毫米，宽3～5毫米，膜质，几无柄，先端截形而有小锐尖，基部浅心形，上面疏生粗毛，下面被紧贴的粗毛，叶脉向两面凸起；托叶成对着生，线状披针形；小托叶呈锥尖状。③总状花序腋生，花长约6毫米；萼钟状；花冠突出，淡紫红色；雄蕊9，合生成管状，与旗瓣贴连，上部分离；子房近于无柄，花柱短。④荚果矩圆形，扁平，疏生淡黄色毛，先端有尾状凸尖；种子4～5粒，矩圆形，扁平，光滑，成熟时黑褐色或淡黄色，有明显的种阜。⑤花期春、夏季。

生境分布 生于山地或旷野灌木林边。分布于广东、广西等地。

精选验方

①治黄疸：鸡骨草60克，大枣7、8枚。水煎服。②治瘰疬：鸡骨草1800克，豨莶草1200克。共研为末，炼蜜为丸，每丸重3克。每日3次，每次2丸，连服2～4周。

白屈菜

【别名】地黄连、土黄连、断肠草、山西瓜、山黄连、假黄连。

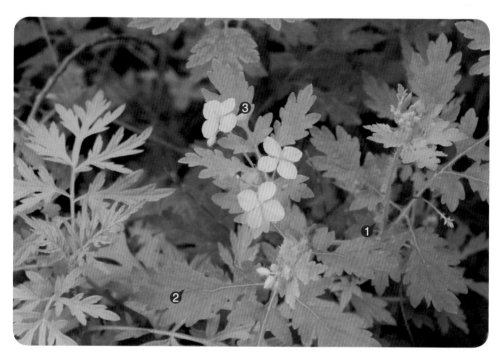

基原 本品为罂粟科植物白屈菜 *Chelidonium majus* L. 的干燥全草。

形态特征 ①多年生草本。主根圆锥状，土黄色。茎直立，高30～100厘米，多分枝，有白粉，疏被白色细柔毛，断之有黄色乳汁。②叶互生，1～2回单数羽状全裂；基生叶长10～15厘米，全裂片2～5对，不规则深裂，深裂片边缘具不规则缺刻，顶端裂片广倒卵形，基部楔形而下延，上面近无毛，下面疏被短柔毛，有白粉；茎生叶与基生叶形相同。③花数朵，近伞状排列，苞片卵形，长约1.5毫米，花柄丝状，有短柔毛；萼片2，椭圆形，外面疏被柔毛；花瓣4，黄色，卵圆形，长约9毫米；雄蕊多数，花丝黄色；雌蕊1，无毛，花柱短。④蒴果条状圆柱形，长达3.5厘米；种子多数，卵形，黑褐色，有光泽及网纹。⑤花期5—7月，果期6—8月。

生境分布 生于山坡或山谷林边草地。分布于东北、内蒙古、河北、河南、山东、山西、江苏、江西、浙江等地。

精选验方

①**青年扁平疣**：鲜白屈菜全草适量。榨汁，以棉球蘸汁擦患处，每日3次，每次5～15分钟，痊愈为止。②**肠胃疼痛**：白屈菜、丁香、海螵蛸、浙贝母、胆南星、冬瓜仁各适量。水煎服。③**顽癣**：鲜白屈菜适量。用50%的乙醇浸泡擦患处。④**疮肿**：鲜白屈菜适量。捣烂敷患处。

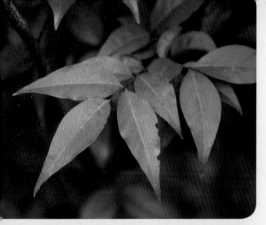

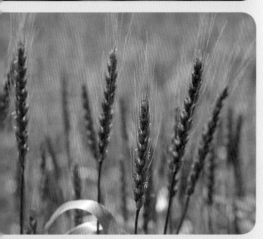

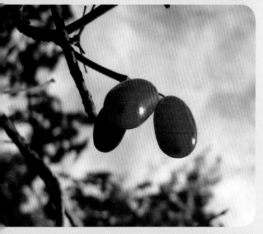

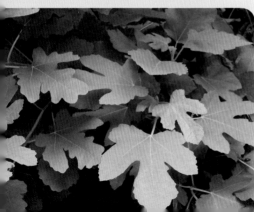

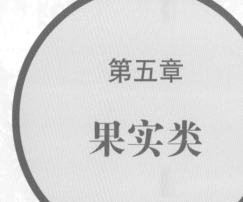

第五章

果实类

山茱萸

【别名】蜀枣、鼠矢、鸡足、山萸肉、实枣儿、红枣皮。

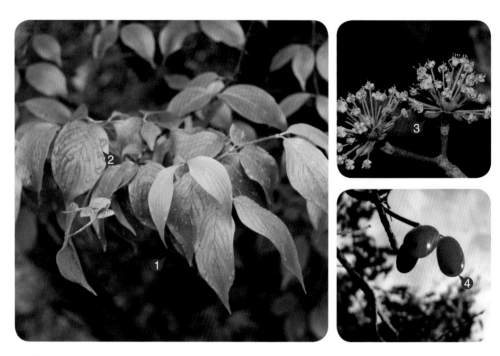

基原 本品为山茱萸科植物山茱萸 *Cornus officinalis* Sieb. et Zucc. 的干燥成熟果肉。

形态特征 ①落叶灌木或小乔木，高约4米。树皮淡褐色。枝皮灰棕色，小枝无毛。②单叶对生，具短柄；叶片椭圆形或长椭圆形，长5~12厘米，宽3~4.5厘米，先端渐尖，基部圆或楔形，全缘，上面疏生平贴毛，下面粉绿色，毛较密，侧脉6~8对，脉腋有黄褐色毛丛。③伞形花序顶生或腋生，基部具4个小型苞片；花萼裂片4，不明显；花瓣4，长约3毫米，雄蕊4，与花瓣互生；子房下位，2室，花柱1。④核果长椭圆形，光滑，熟时红色，果梗细长，果皮干后呈网纹状；种子长椭圆形，两端钝圆。⑤花期夏季，果期秋季。

生境分布 生于山坡灌木丛中。分布于山西、陕西、山东、安徽、浙江、河南、四川等地。

精选验方

①**自汗、盗汗**：山茱萸、黄芪、防风各9克。水煎服。②**大汗不止、四肢发冷、脉搏微弱、体虚欲脱**：山茱萸50~100克。水煎服。③**肩周炎**：山茱萸35克。水煎，分2次服，每日1剂；待病情好转后，剂量减为10~15克，煎汤或代茶泡服。④**遗尿**：山茱萸、茯苓、覆盆子各10克，附子3克，熟地黄12克。水煎服。⑤**阳痿**：山茱萸、巴戟天各15克，菟丝子、熟地黄各30克。水煎服，每日1剂。⑥**自汗**：山茱萸、党参各25克，五味子15克。水煎服。

山楂

【别名】山里红果、酸枣、映山红果、酸梅子、山梨。

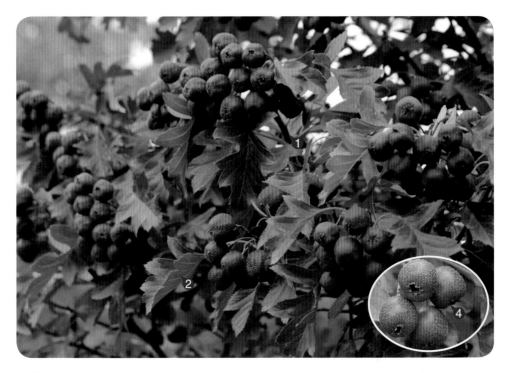

基原 本品为蔷薇科植物山楂 *C. pinnatifida* Bunge 或山里红 *Crataegus pinnatifida* Bge. var. *major* N. E. Br. 的干燥成熟果实。其根（山楂根）和叶（山楂叶）亦供药用。

形态特征 ①落叶小乔木，高约6米，分枝多，枝条无刺或有少数短刺，无毛。②单叶互生，有长柄；叶片较小，长5～10厘米，宽4～7.5厘米，三至五回羽状深裂，羽裂较深，裂片卵状披针形。③伞房花序，直径4～6厘米；花萼5齿裂；花冠白色或稍带红晕；花瓣5，宽倒卵形；雄蕊20。④梨果球形，果实较小，直径1～1.5厘米，深红色。⑤花期夏季。

生境分布 生于山坡林缘、河岸灌木丛。分布于吉林、辽宁、陕西、江苏、河南等地。

精选验方

①**伤食腹胀、消化不良**：炒山楂、炒麦芽、炒莱菔子、陈皮各15克。水煎服。②**细菌性痢疾**：山楂、红糖各50克，红茶15克。水煎服。③**一切食积**：山楂200克，白术200克，神曲100克。共研为末，蒸饼丸如梧桐子大，每次用温开水送服70丸。④**痢疾赤白相兼**：山楂肉不拘多少。炒研为末，每服5～10克。红痢蜜拌；白痢红白糖拌；红白相兼，蜜、砂糖各半拌匀，空腹温开水送服。

女贞子 【别名】爆格蚤、冬青子。

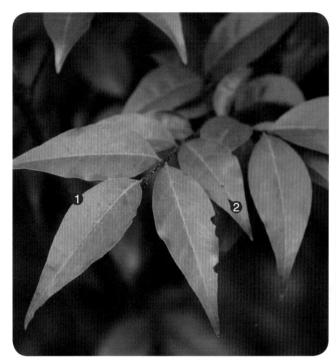
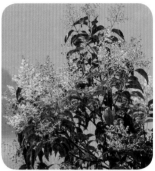
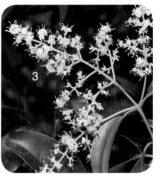

基原 本品为木犀科植物女贞 *Ligustrum lucidum* Ait. 的干燥成熟果实。

形态特征 ①常绿大灌木或乔木，高达10米。树干直立，树皮灰绿色，光滑不裂，枝开展，平滑无毛，具明显的皮孔。②叶对生；叶柄长1～2厘米；叶片卵形至卵状披针形，长6～12厘米，宽4～6厘米，先端急尖或渐尖，基部宽楔形或圆形。③白色小花，圆锥花序顶生，花芳香，密集，几无梗；花萼及花冠钟状，均4裂；雄蕊2；子房上位，花柱细长，柱头2浅裂。④浆果状核果，长圆形，一侧稍凸，长约1厘米，熟时蓝黑色。⑤花期夏季。

生境分布 生于山坡向阳处。分布于长江流域及南方各地。

精选验方

①**肾虚腰酸**：女贞子9克，墨旱莲、桑椹、枸杞子各12克。水煎服，每日1剂。②**肝虚视物模糊**：女贞子、枸杞子、生地黄、菊花、刺蒺藜各10克。水煎服，每日1剂。③**神经衰弱**：女贞子、桑椹、墨旱莲各25克。水煎服。④**慢性苯中毒**：女贞子、墨旱莲、桃金娘根各等量。共研为细末，炼蜜为丸，每丸重10～15克，每服1～2丸，每日3次，10日为1个疗程。⑤**慢性气管炎**：女贞叶皮100克，或枝叶150克（鲜品加倍）。水煎，加糖适量，分3次服，10日为1个疗程，连服2个疗程。⑥**先兆流产**：女贞子、川续断、桑寄生各20克。水煎服。

马兜铃

【别名】臭铃铛、葫芦罐、水马香果、蛇参果。

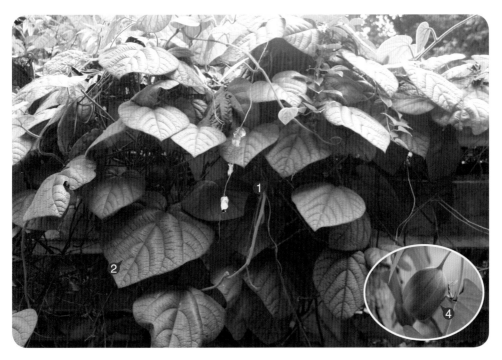

基原 本品为马兜铃科植物北马兜铃 *Aristolochia contorta* Bge 及马兜铃 *Aristolochia debilis* Sieb. et Zucc. 的干燥成熟果实。其茎叶入药名为天仙藤，根入药为青木香。

形态特征 ①多年生缠绕草本，长达1米余，全株无毛。根细长，圆柱形，外皮黄褐色，有香气，断面有油点。茎有棱，缠绕成团，捻揉有特殊臭气。②叶互生；叶片三角状心形，长3~10厘米，长宽近相等，先端钝或钝尖，基部深心形，全缘，主直脉5~7条，下面灰绿色。③叶腋簇生数朵绿紫色花；花被喇叭状，长2~3.5厘米，花被管基部膨大成球形，中部为管状，上端逐渐扩大向一侧平展成一先端具长尖尾的花被片（侧片）；雄蕊6，贴生于肉质花柱体周围；子房下位，6室。④蒴果近圆形或宽倒卵形，长3~7厘米，直径2~4厘米，成熟时开裂为6瓣，果梗亦裂成6条丝状；种子多数，扁平三角形，周围有宽翅。⑤花期5—7月，果期8—10月。

生境分布 生于林缘、溪流两岸、路旁及灌木丛中。分布于长江流域以南、河南及山东等地。

精选验方

①**肺热咳嗽：**马兜铃、桑白皮、杏仁、甘草各10克。水煎服。②**百日咳：**马兜铃、百部各10克，大蒜3头。放碗内加水适量，蒸后取汁，去渣服。

五味子

【别名】北五味子、辽五味子。

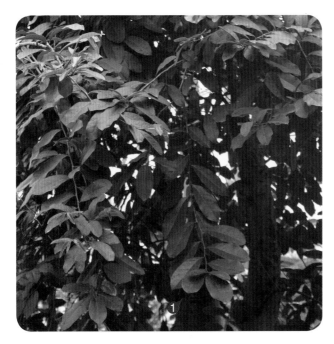
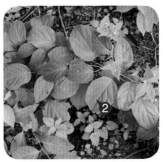
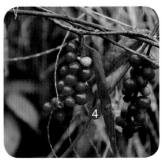

基原 本品为木兰科植物五味子 *Schisandra chinensis* (Turcz.) Baill. 的干燥成熟果实。

形态特征 ①多年生落叶木质藤本，长可达8米。茎皮灰褐色，皮孔明显；小枝褐色，稍具棱角。②单叶互生，叶柄细长；叶片薄，稍膜质，卵形，宽倒卵形至宽椭圆形，长5～11厘米，宽3～7厘米，先端急尖或渐尖，基部楔形或宽楔形，边缘疏生有腺体的细齿，上面有光泽，无毛，下面脉上嫩时有短柔毛。③黄白而带粉红色花，芳香，花单性，雌雄异株；花被片6～9，外轮较小；雄花具5雄蕊，花丝合生成短柱，花药具较宽药隔，花粉囊两侧着生；雌花心皮多数，螺旋状排列；花后花托逐渐伸长，至果成熟时呈长穗状。④肉质果，小球形，不开裂，熟时深红色，干后表面褶皱状。⑤花期夏季。

生境分布 生于山坡灌木丛中。分布于东北及河北、山西、陕西、宁夏、山东等地。

精选验方

①**肾虚遗精、滑精、虚羸少气**：五味子250克。水煎取汁，以小火浓缩成稀膏，再加适量蜂蜜，小火煎沸待冷备用。每次1～2匙，以沸水冲服，空腹服。②**失眠**：五味子6克，丹参15克，远志3克。水煎服，午休及晚上睡前各服1次。③**耳源性眩晕**：五味子、当归、山药、枣仁各10克，龙眼肉15克。水煎2次，取汁40毫升，早、晚分服。④**神经衰弱**：五味子15～25克，水煎服；或五味子50克，用300毫升白酒浸泡7日，每次饮酒1小杯。

木瓜

【别名】贴梗海棠、铁脚梨、皱皮木瓜、宣木瓜。

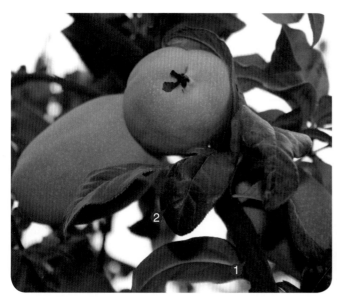

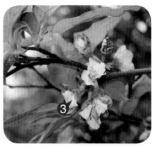

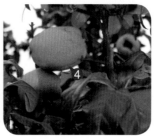

🔵**基原** 本品为蔷薇科植物贴梗海棠 *Chaenomeles speciosa* (Swsst) Nakai 的干燥近成熟果实。

🔵**形态特征** ①落叶灌木，高2~3米。枝外展，无毛，有长达2厘米的直刺。②单叶互生；叶柄长约1厘米；托叶变化较大，革质，斜肾形至半圆形，长2厘米余，边缘有齿，易于脱落；叶片卵形、长椭圆形或椭圆状倒披针形，薄革质，常带红色，长3~9厘米，宽2~5厘米，先端尖，基部楔形，边缘有尖锐重锯齿，无毛或幼时下面稍被毛。③花先叶开放或与叶同时开放，3~5朵簇生于二年生枝上；花梗短粗，长约3毫米；萼筒钟状；花瓣5，近圆形，基部有短爪，长达1.5厘米，绯红色、稀淡红色或白色；雄蕊45~50，长为花瓣之半；花柱5，基部合生。④梨果卵球形，木质，黄色或带黄绿，光滑，具稀疏不明显斑点；种子多数，扁平，长三角形。⑤花期春季。

🔵**生境分布** 生于向阳、土壤肥沃的地方。分布于陕西、山东、江苏、安徽、浙江、江西、福建、河南、湖北、湖南等地。

精选验方

①**消化不良**：木瓜10克，木香3克，麦芽15克。水煎服。②**风湿性关节炎**：木瓜、老鹳草、豨莶草各15克。水煎服。③**脚气**：干木瓜1个，明矾50克。水煎，趁热熏洗患处。④**荨麻疹**：木瓜18克。水煎，分2次服，每日1剂。⑤**银屑病**：木瓜片100克，生姜2克，蜂蜜300毫升。加水适量煮沸，改小火再煮10分钟，吃瓜喝汤。

丝瓜络

【别名】天萝筋、丝瓜网、瓜络、天罗线、千层楼。

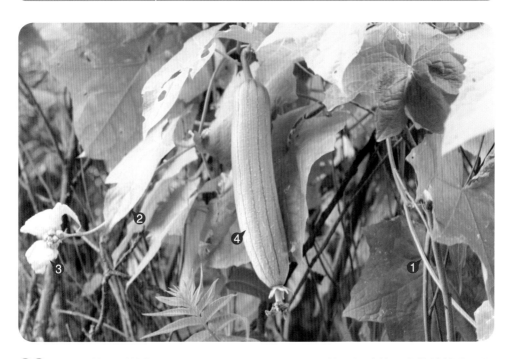

基原 本品为葫芦科植物丝瓜 *Luffa cylindrica* (L.) Roem. 的干燥成熟果实的维管束。其叶（丝瓜叶）、根（丝瓜根）、藤（丝瓜藤）、种子（丝瓜子）、花（丝瓜花）亦供药用。

形态特征 ①一年生攀缘草本，枝具棱，光滑或棱上有粗毛，卷须常3裂。②单叶互生，有长柄；叶片掌状心形，长8～30厘米，宽稍大于长，基部心形，5～7裂，裂片近三角形，边缘有波状浅齿，两面均光滑无毛，老叶较粗糙。③单性花生于叶腋，雌雄同株；雄花为总状花序，先开放；雌花单生，具长柄，花冠浅黄色，有时近白色，花瓣5，宽倒卵形，子房下位，长筒形，平滑。④瓠果长圆柱形，下垂，一般长20～60厘米，长者可达1米余；种子扁矩卵形，长约1.5厘米，黑色。⑤花期夏季，果期夏、秋季。

生境分布 生于光照较强、土壤较潮湿的地方。分布于全国各地。

精选验方

①肠风：丝瓜络适量。烧灰存性，调酒10毫升，空腹服下。②痔漏脱肛：丝瓜络（烧灰）、多年石灰、雄黄各25克。共研为末，以猪胆、鸡子清及香油调和贴患处。③肛门酒痔：丝瓜络适量。烧存性，研末调酒服，每次10克。④白崩：丝瓜络、棕榈（烧灰）各等份。研为细末，于空腹时酒调服。

石榴

【别名】安石榴、珍珠石榴、西榴皮。

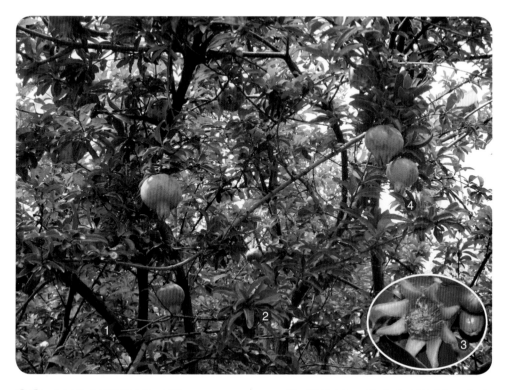

基原 本品为石榴科植物石榴 *Punica granatum* L. 的干燥果皮。其叶（石榴叶）、根皮（石榴皮）亦供药用。

形态特征 ①灌木或小乔木，高达7米。树皮灰褐色。幼枝略带4棱，先端常成刺尖。②叶多对生，有柄；叶片长方窄椭圆形或近倒卵形，长2~9厘米，宽1~2厘米，先端圆钝，基部楔形，全缘，上面有光泽，侧脉不明显。③红色花单生于枝顶叶腋间，两性，常有多花子房退化不育，有短梗；花萼肥厚肉质，红色，管状钟形，顶端5~7裂，花瓣与萼片同数，宽倒卵形，质地柔软多皱；雄蕊多数，着生于萼筒上半部；子房下位，子房室分为相叠2层。④浆果近球形，果皮厚革质，顶端有直立宿存花萼；种子多数，有肉质外种皮。⑤花期5—6月，果期7—8月。

生境分布 生于温暖向阳处。分布于全国各地。

精选验方

①**细菌性痢疾**：石榴皮25克。水煎，加红糖适量，分2次服，连服3~5日。②**脱肛**：石榴皮、大枣树皮（炒）各15克，白矾5克。共研为细末，每次便后先清洗肛门周围，然后敷患处。③**蛲虫病**：石榴皮5克，槟榔1.25克，水煎服；或石榴皮15克，煎水100毫升，睡前灌肠。

红豆蔻

【别名】大良姜、山姜。

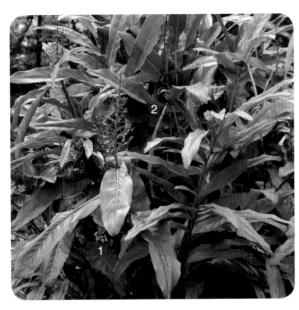
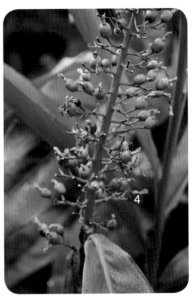

基原 本品为姜科植物大高良姜 *Alpinia galanga* (L) Willd. 的干燥成熟果实。

形态特征 ①多年生草本。根茎粗壮而横走，块状，淡棕红色，有多数环节，稍有香气。茎直立，高1~2米。②叶排生为2列，具细短柄；叶鞘长而抱茎；叶片长圆形至长披针形，长30~60厘米，宽7~15厘米，两面无毛，有光泽；叶舌短而圆，生毛。③圆锥花序顶生，长15~30厘米；花多数，直立，花序轴密生短柔毛，有多数双叉分枝，每分枝基部有长圆状披针形的苞片1，长1~2毫米；花绿白色稍带淡红色条纹，子房外露。④果短圆形，熟后橙红色，直径约9毫米，顶端有宿存花萼；种子多数，黑色，有香辣味。⑤花期6—7月，果期7—10月。

生境分布 多生于山野沟谷阴湿林下或灌木丛、草丛中。分布于广西、广东、台湾、云南等地。

精选验方

①风寒牙痛：红豆蔻适量。研为末，以少许揩鼻中，并擦牙取涎；或加麝香。②消化不良、胃肠胀痛、呕吐、腹泻：红豆蔻3克。水煎，加红糖送服。③消化不良、胃肠胀痛、呕吐、腹泻：红豆蔻、香附、生姜各9克。水煎，分2次服，每日1剂。④慢性气管炎、咳痰不爽：红豆蔻3克，莱菔子、苏子各6克。水煎，分2次服。⑤胃寒痛、呃逆不已：红豆蔻、柿蒂各6克，丁香10克。水煎服。⑥脘腹疼痛、呕吐酸水：红豆蔻6克，煅牡蛎15克（先煎），吴茱萸10克。水煎服。⑦腹寒痛、泄泻不止、尿短少：红豆蔻、干姜各6克，吴茱萸10克。水煎服。⑧酒毒寒湿停蓄胃脘、呕吐不能食、食积作呕：红豆蔻6克，神曲15克，草果10克。水煎服。

吴茱萸

【别名】吴萸、吴萸子、常吴萸、杜吴萸、淡吴萸。

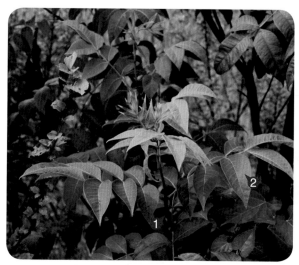

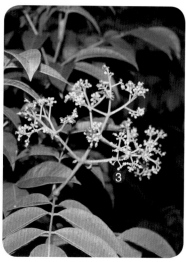

基原 本品为芸香科植物吴茱萸 *Euodia rutaecarpa* (Juss.) Benth. 、石虎 *Evodia rutaecarpa* (Juss.) Benth. var. *officinalis* (Dode) Huang 或疏毛吴茱萸 *Evodia rutaecarpa* (Juss.) Benth. var. *bodinieri* (Dode) Huang 的干燥近成熟果实。

形态特征 ①落叶灌木或小乔木，高3~10米，幼枝、叶轴及花序轴均被锈色长柔毛。树皮暗红色，有光泽。小枝紫褐色，初被毛，后渐脱落，具白色椭圆形皮孔。②奇数羽状复叶对生，小叶5~9片，对生；叶片椭圆形或卵圆形，长6~15厘米，宽3~7厘米，顶端短尖或渐尖，基部楔形或宽楔形，全缘或有不明显的钝锯齿，上面被疏柔毛，下面密被白色柔毛，有粗大透明腺点。③花单性，雌雄异株，多数小花密集成聚伞圆锥花序，顶生；花轴粗壮，密被黄褐色长柔毛；雄花萼片、花瓣、雄蕊均5数，退化子房略呈三棱形，被毛，先端4~5裂；雌花较雄花大，花瓣通常长达5毫米，质较厚；退化雄蕊5，鳞片状；子房上位，圆球形，心皮5，每心皮有2个胚珠，仅下面1个发育。④蓇葖果扁球形，长5~6毫米，直径约4毫米，两端较窄而钝，紫红色，表面有粗大腺点，顶端无喙；种子1粒，卵圆形，黑色，有光泽。⑤花期夏、秋季。

生境分布 生于温暖地带的山地、疏林下或林缘空旷地。分布于陕西、甘肃、安徽、浙江、江西、福建、湖北、湖南、广西、广东、四川、贵州、云南等地。

精选验方

①**肝火**：吴茱萸30克，黄连18克。共研为末，水丸或蒸饼丸，白汤下50丸。②**口疮、口疳**：吴茱萸适量。研末，醋调涂足心。③**牙齿疼痛**：吴茱萸适量。煎酒含漱。

苍耳子

【别名】老苍子、苍子、藁耳、苍刺头、毛苍子、痴头猛、羊带归。

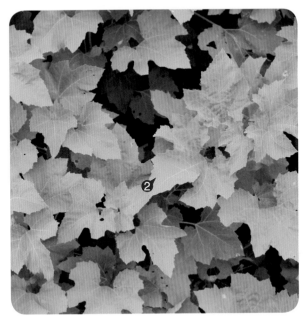
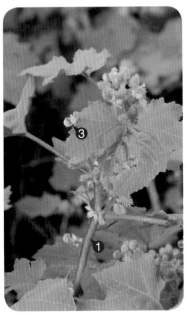

基原 本品为菊科植物苍耳 *Xanthium sibiricum* Patr. 的干燥成熟带总苞的果实。

形态特征 ①一年生草本，高40~100厘米。全株密被白色短毛。茎直立，粗糙，表面青绿色，散布黑褐色斑点，近根部略呈紫色，上部有分枝。②叶互生，具长柄；叶片呈不规则三角形，长6~10厘米，宽5~10厘米，先端尖，基部稍呈心形，边缘3~5浅裂，有不规则粗齿，两面被短毛。③头状花序几无梗，腋生、顶生或聚生；花单性，黄绿色，雌雄同株；雄花序球状，生于枝梢；雌花序在下部；总苞片2~3列，连合成2室的椭圆状总苞体，长约1.5厘米，灰褐色或黄褐色，表面生多数钩刺及短毛，顶端有1~2个嘴刺。④瘦果1~2，内含1粒种子。⑤花期夏、秋季。

生境分布 生于沟旁、路边、草地及村旁等处。分布于全国各地。

精选验方

①**慢性鼻炎、鼻窦炎**：苍耳子20克，辛夷、白芷各15克，薄荷1.25克，葱白3根，茶叶1撮。水煎服。②**深部脓肿**：苍耳草100克。水煎服；如发热加鸭跖草50克。③**疟疾**：鲜苍耳150克。洗净捣烂，加水煎15分钟去渣，打鸡蛋2~3个于药液中，煮成溏心蛋（蛋黄未全熟），于发作前吃蛋，1次未愈可继续服用。④**流行性腮腺炎**：苍耳子、金银花、板蓝根各25克，防风、薄荷各10克。每日1剂，分2次煎服。⑤**功能性子宫出血**：苍耳草50克（鲜品100克）。水煎服，每日1剂，轻者服3~5日，重者7~10日。

补骨脂

【别名】故纸、破故纸、故之纸、黑故子。

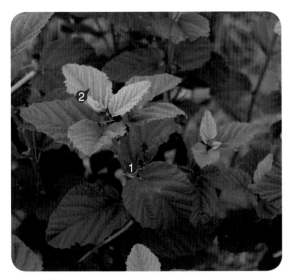
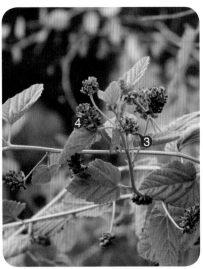

基原 本品为豆科植物补骨脂 *Psoralea corylifolia* L. 的干燥成熟果实。

形态特征 ①一年生草本，高0.5～1.5米，通体被白色柔毛及黑棕色腺点。茎直立，枝坚硬。②单叶互生，有时枝端叶有1片长约1厘米的侧生小叶；叶片宽卵圆形，长6～9厘米，宽5～7厘米，先端稍尖，基部截形或微心形，边缘有不规则粗齿，近无毛，两面均有显著黑色腺点；叶柄长2～4厘米，侧生小叶柄甚短。③叶腋抽出总状花序，总梗甚长；小花多数，密集上部而呈头状，花梗短，花萼钟状，上面2枚萼齿连合，具黄棕色腺点；蝶形花冠淡紫色，长约4毫米，旗瓣宽倒卵形；雄蕊10，连成1束，较瓣为短。④荚果椭圆状卵形，长约5毫米，黑色，熟后不开裂；种子1粒，扁圆形，棕黑色，粘贴着果皮，有香气。⑤花期夏季。

生境分布 生于山坡、溪边、田边。分布于河南、四川、陕西、山西、江西、安徽、广东、贵州等地。

精选验方

①**肾虚遗精**：补骨脂、青盐各等份。研末，每次服6克，每日2次。②**肾虚型慢性气管炎**：补骨脂、半夏、五味子、麻黄、当归各15克。水煎服。③**阳痿**：补骨脂50克，核桃仁、杜仲各30克。共研为细末，每日2次，每次9克。④**慢性腹泻**：补骨脂、神曲各15克，党参、白术各20克，炙甘草、炮姜各10克。水煎服。⑤**腰膝酸软、遗精**：补骨脂、炒杜仲、枸杞子各15克，菟丝子、沙苑子各25克。水煎服。⑥**肾虚腰痛**：补骨脂、核桃仁各150克，金毛狗脊100克。共研为细末，每服15克，每日2次，温水调下。⑦**脾肾虚寒泄泻**：补骨脂、肉豆蔻各15克。水煎服；或研为末制成丸，每日2次，每次服15克。

连翘

【别名】黄寿丹、黄链条花、黄奇丹、青翘、落翘。

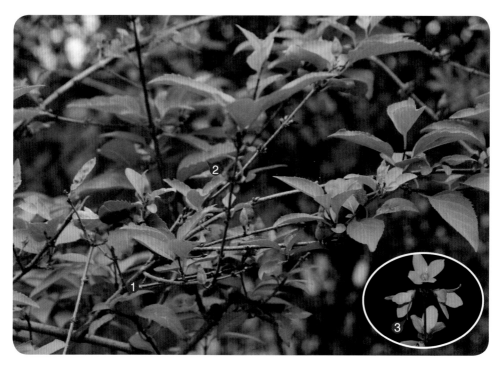

基原 本品为木犀科植物连翘 *Forsythia suspensa* (Thunb.) Vahl 的干燥果实。

形态特征 ①落叶灌木，高2～3米。枝条细长开展或下垂，小枝浅棕色，稍四棱，节间中空无髓。②单叶对生，具柄；叶片完整或3全裂，卵形至长圆状卵形，长6～10厘米，宽1.5～2.5厘米，先端尖，基部宽楔形或圆形，边缘有不整齐锯齿。③先叶开花，花通常1～3朵簇生于叶腋；花萼4深裂，裂片长椭圆形；花冠黄色，具4长椭圆形裂片，花冠管内有橘红色条纹；雄蕊2，着生于花冠的基部，花丝极短；花柱细长，柱头2裂。④蒴果木质，有明显皮孔，卵圆形，顶端尖，长约2厘米，成熟2裂；种子多数，有翅。⑤花期春季。

生境分布 生于低山灌木丛或林缘。分布于河北、山西、陕西、甘肃、宁夏、山东、江苏、江西、河南、湖北、四川、云南等地。

精选验方

①**肠痈：** 连翘15克，黄芩、栀子各12克，金银花18克。水煎服。②**舌破生疮：** 连翘25克，黄柏15克，甘草10克。水煎含漱。③**麻疹：** 连翘6克，牛蒡子5克，绿茶1克。研末，沸水冲泡。④**阴道毛滴虫症：** 连翘100克。放砂锅中加水600～700毫升，煎取200毫升，过滤去渣，待温度适宜时用小块无菌纱布浸药汁后塞入阴道，每日1次，每次保留3～4小时，连用至愈。

使君子

【别名】留球子、史君子、冬均子、病柑子。

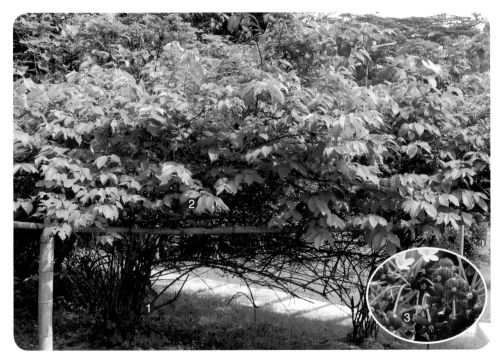

基原 本品为使君子科植物使君子 *Quisqualis indica* L. 的干燥成熟果实。

形态特征 ①落叶藤状灌木，长2～7米，幼株被锈色短柔毛。②单叶对生；叶柄长约1厘米，叶落后宿存而成刺状；叶片椭圆形或卵状椭圆形，长5～15厘米，宽2～6厘米，先端渐尖，基部宽楔形或微心形，全缘，幼时被毛，老叶仅在脉上及边缘被毛。③顶生伞房式穗状花序，10余朵花着生较疏，下垂，苞片窄细；萼筒延伸于子房外成纤细管状，长约6厘米，先端5裂；花冠初放时白色，渐变成红色，芳香，花瓣5，倒卵状长圆形，长约1厘米，先端浑圆；雄蕊10，排为2轮，上轮5个外露；雌蕊1，子房下位，花柱细长，条形，下部与萼筒合生，上端伸出筒口，柱头甚短，略平，微褐色。④果实橄榄形，稍木化，长约3厘米，熟后暗棕色，有5棱，断面五角星状，内有种子1粒，气微香。⑤花期初夏，果期秋末。

生境分布 生于山野林间。分布于江西、福建、台湾、湖南、广东、四川、贵州、云南等地。

精选验方

①**肠道蛔虫**：使君子仁适量。小火炒黄嚼服，每日每岁2～3粒，晨起空腹服用，连用2～3日。

②**小儿蛲虫**：使君子仁、百部各等量。共研为细末，每次3克，空腹时服。

大枣

【别名】枣、红枣。

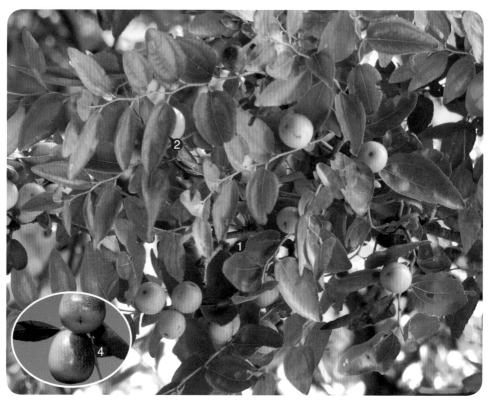

基原 本品为鼠李科植物枣 *Ziziphus jujuba* Mill. 的干燥成熟果实。

形态特征 ①灌木或小乔木，高达10米。②小叶有成对的针刺，嫩枝有微细毛。叶片椭圆状卵形或卵状披针形，先端稍钝，基部偏斜，边缘有细锯齿，基出三脉。③花较小，淡黄绿色，2～3朵集成腋生的聚伞花序。④核果卵形至长圆形，熟时深红色，果肉味甜，核两端锐尖。⑤花期4—5月，果期7—9月。

生境分布 生于海拔1700米以下的山区、丘陵或平原。分布于河南、河北、山东、陕西等地。

精选验方

①腹泻：大枣10枚，薏苡仁20克，干姜3片，山药、糯米各30克，红糖15克。共煮粥服食。②贫血：大枣、绿豆各50克。同煮，加红糖适量服用，每日1次。③中老年人低血压：大枣20枚，太子参、莲子各10克，山药30克，薏苡仁20克，大米50克。煮粥食用。④气虚乏力、脾虚泄泻：大枣、山药各15～25克，土党参25～50克。水煎服。⑤小儿过敏性紫癜：大枣500克。每日煮，分5次食完。

罗汉果

【别名】拉汗果、假苦瓜。

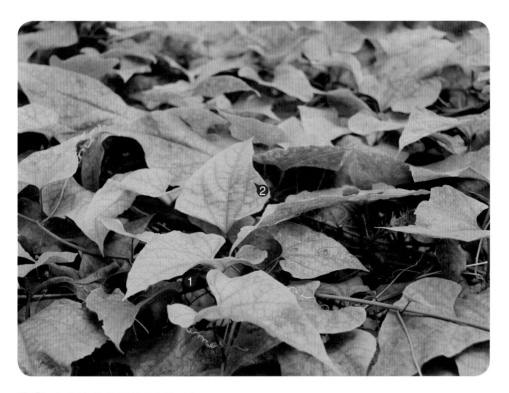

基原 本品为葫芦科植物罗汉果 *Siraitia grosuenorii* (Swingle) C. Jeffrey ex Lu et Z. Y. Zhang 的干燥果实。

形态特征 ①一年生草质藤本，长2~5米。根块状。茎纤细，具纵棱，暗紫色，被紫色或黄色柔毛。卷须二分叉。②叶互生；叶柄长2~7厘米，稍扭曲，被短柔毛；叶片心状卵形，膜质，先端急尖或渐尖，基部耳状心形，全缘，两面均被白色柔毛，背面尚有红棕色腺毛。③花单性，雌雄异株；雄花腋生，数朵排成总状花序，长达12厘米；花萼漏斗状，被柔毛。④种子淡黄色，扁长圆形，边缘具不规则缺刻，中央稍凹。⑤花期6—8月，果期8—10月。

生境分布 生于海拔300~500米的山区。分布于广西、广东、湖南等地。

精选验方

①**咽喉炎**：罗汉果1个，胖大海3枚。泡水，徐徐咽下。②**百日咳**：罗汉果1个，柿饼15克。水煎服。③**颈部淋巴结炎、百日咳**：罗汉果1个，猪肺100克（切小块）。同煮汤食用。④**喉痛失音**：罗汉果1个。切片水煎，频频饮服。⑤**急性扁桃体炎**：罗汉果1个，桔梗10克，岗梅根30克，甘草6克。水煎服，每日1~2次。

金樱子

【别名】糖罐子、刺头、倒挂金钩、黄茶瓶。

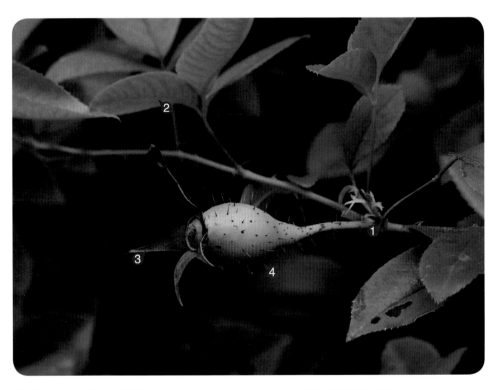

基原 本品为蔷薇科植物金樱子 *Rosa laevigata* Michx. 的干燥成熟果实。

形态特征 ①常绿攀缘灌木，长达5米。茎具倒钩状皮刺和刺毛。②奇数羽状复叶互生，小叶多为3，有时5；叶柄长达2厘米，有棕色腺点及细刺；托叶条状披针形，与叶柄分离，早落，长约8毫米；小叶片椭圆状卵形，革质，长2～7厘米，宽1.5～4.5厘米，先端渐尖，基部阔楔形，边缘有锐尖锯齿，两面无毛，上面有光泽，叶柄和叶轴具小皮刺和刺毛。③大花，单生于侧枝顶端；花梗粗壮，长达3厘米，与萼筒均密被刺毛；萼片先端有时扩大呈叶状，被腺毛；花冠白色，芳香，直径5～9厘米，花瓣5，平展，三角状阔倒卵形，长约3厘米，宽大于长，先端近截形，有波状弯曲；雄蕊多数。④果黄红色，味甜，多为长倒卵形，外被刺毛。⑤花期春末夏初。

生境分布 生于山崖石隙以及阳坡灌木丛等处。分布于广东、四川、云南、湖北、贵州等地。

精选验方

①**失眠**：金樱子15克，芡实、小金梅草各25克。水煎服。②**慢性痢疾、肠结核**：金樱子、金樱花、罂粟壳各3克。醋炒，共研为细末，炼蜜丸如梧桐子大，每次服3克，每日3次。

枸杞子

【别名】苟起子、枸杞红实、甜菜子、西枸杞、狗奶子、红青椒、枸蹄子、枸杞果、地骨子、枸茄茄、红耳坠。

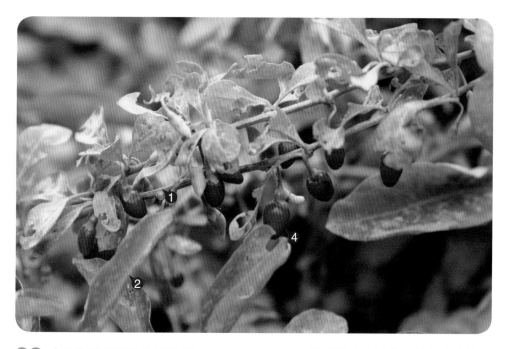

基原 本品为茄科植物宁夏枸杞 *Lycium barbarum* L. 的干燥成熟果实。其根皮（地骨皮）亦供药用。

形态特征 ①灌木，高1～2米，全体光滑无毛。主根长，有支根，粗糙。茎多分枝，枝条细长，先端通常弯曲下垂，外皮灰色，小枝常刺状。②叶互生或有时簇生，有短柄；叶片卵状披针形至菱状卵形，长2～6厘米，宽0.6～2.5厘米，先端尖或钝，基部窄楔形，全缘。③花单生或3～5朵簇生于叶腋；花冠漏斗状，淡紫色，先端5裂，裂片基部有紫色条纹，筒内雄蕊着生处有毛1轮；雄蕊5，挺出花外，花药"丁"字状着生，花盘5裂，围绕子房下部；子房2室，花柱细长，伸出花外。④浆果卵形至卵状长圆形，长0.5～2厘米，熟时深红色至橘红色；种子多数。⑤花期夏季。

生境分布 生于原野及山野阳坡。分布于全国各地。

精选验方

①**肝肾不足、头晕盗汗、迎风流泪：**枸杞子、熟地黄、菊花、山药各20克，牡丹皮、山茱萸、泽泻各15克。水煎服。②**肾虚腰痛：**枸杞子、金毛狗脊各20克。水煎服。③**血脂异常症：**枸杞子、女贞子、红糖各适量。制成冲剂，每日2次，每次6克，4～6周为1个疗程。④**萎缩性胃炎：**枸杞子适量。晒干，每日20克，分2次空腹时嚼食，2个月为1个疗程。

荜茇

【别名】椹圣、鼠尾、荜拨、蛤蒌、荜拨梨。

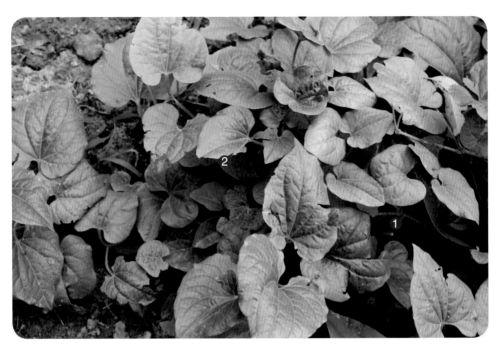

基原 本品为胡椒科植物荜拨 *Piper longum* L. 的干燥近成熟或成熟果穗。

形态特征 ①多年生攀缘藤本。茎下部匍匐。枝有粗纵棱，幼时密被粉状短柔毛。②单叶互生，下部叶柄最长，顶端近无柄，密被毛；叶片卵圆形或卵状长圆形，基部心形，全缘，两面脉上被短柔毛，下面密而显著。③花单性异株，穗状花序与叶对生，无花被；雄花序长约5厘米，直径3毫米，花小，苞片1，雄蕊2；雌花序长约2厘米，于果期延长，子房上位，下部与花序轴合生，无花柱，柱头3。④果穗圆柱状，果穗表面黄褐色至深褐色，具多数紧密交错排列聚集的细小浆果；浆果卵形，基部嵌于花序轴并与之结合，顶端有脐状凸起。

生境分布 生于海拔约600米的疏林中。分布于云南、海南等地，福建、广东、广西有栽培。

精选验方

①**头痛、鼻渊、流清涕**：荜茇适量。研细末吹鼻。②**风牙痛**：荜茇、牡荆茎、荆芥各适量。煎水漱口。③**牙痛**：荜茇10克，细辛6克。每日1剂，煎水漱口，每日漱3～5次，每次漱口10～20分钟，不宜内服。④**妇人血气不和、疼痛不止及下血无时、月经不调**：荜茇（盐炒）、蒲黄（炒）各等份。共研为末，炼蜜和丸如梧桐子大，每次30丸，空心温酒吞下，如不能饮，米汤下。

栀子

【别名】黄栀子、黄果子、山栀子、红枝子。

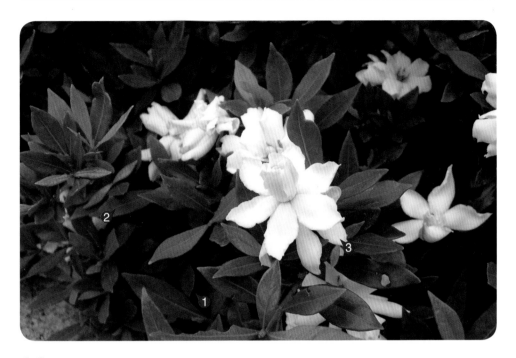

基原 本品为茜草科植物栀子 *Gardenia jasminoides* Ellis 的干燥成熟果实。

形态特征 ①常绿灌木，高可达2米。根淡黄色。茎多分枝。②叶对生或3叶轮生，披针形，长7～14厘米，革质，光亮；托叶膜质，在叶柄内侧通常2片连合成筒状，包围小枝。③花单生于枝端或叶腋，较大；花萼绿色，圆筒形，基部渐窄，先端有数裂片，筒部与裂片近于等长；花冠开放后呈高脚碟状，通常6瓣，有时5或7瓣，栽培者常见重瓣，白色，肉质，有香气；雄蕊通常6，有时稍多，无花丝，药条形；子房1室，下位，胚珠多数。④蒴果倒卵形或椭圆形，果熟时金黄色或橘红色，长2.5～4.5厘米，有翅状纵棱5～8条，顶端有5～8条窄披针形宿存花萼，长与果体几相等。⑤花期夏初，果期秋季。

生境分布 生于低山坡温暖阴湿处。分布于浙江、江西、福建、湖北、湖南、四川、贵州等地。

精选验方

①**跌打损伤**：栀子300克，红花50克，大黄、姜黄各150克，土鳖虫50克。共研为细末，白酒调敷患处，每日换药1次。②**热毒下血**：栀子30枚。加水1500毫升，煎取500毫升，去滓服。
③**小便不通**：栀子仁27枚，盐少许，独头大蒜1枚。捣烂，摊纸花上贴脐；或涂阴囊上，良久即通。

砂仁

【别名】砂仁、阳春砂仁、阳春砂、春砂仁、春砂、广砂仁、砂米、砂壳。

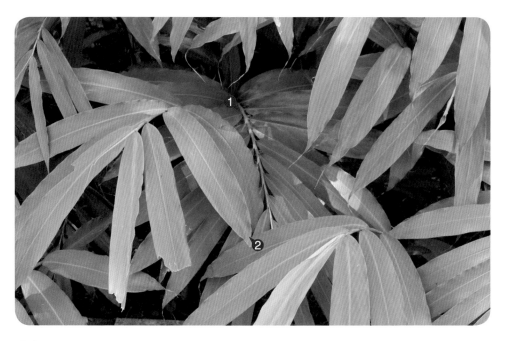

基原 本品为姜科植物阳春砂 *Amomnm villosum* Lour、绿壳砂 *Amomum villosum* Lour. var. *xanthioides* T. L. Wu et Senjen 或海南砂 *Amomum longiligulare* T. L. Wu 的干燥成熟果实。

形态特征 ①多年生草本，高可达1.5米。根茎圆柱形，横走，有节，节上生有筒状的膜质鳞片，棕色，在根茎上生出分枝。茎直立，无分枝。②叶排生为2列，无柄；叶片窄长圆形或条状披针形，先端渐尖呈尾状或急尖，基部渐狭，全缘，上面光滑，下面有微毛；叶鞘开放，抱茎；叶舌短小，长1～2毫米，边缘有疏短毛，淡棕色。③花葶从根茎上生出，其上有细柔毛，并覆以鳞片叶；穗状花序球形，花萼管状，长约1.6厘米，先端3浅裂，裂片近于三角状；花冠管细长，长约1.8厘米，花冠3裂，裂片长圆形，白色，长1.2厘米，宽约5毫米，先端兜状，唇瓣倒卵状呈匙形，亦为白色，并稍带黄色且有红色斑点，先端有不整齐缺刻，基部具爪；侧生退化雄蕊呈细小的乳状凸起，雄蕊1个，药隔附属物3裂；子房下位，球形，有细毛。④蒴果椭圆形或卵圆形，长1.5～2厘米，直径1～1.5厘米，熟时红棕色，有肉刺凸起；种子多数，芳香。⑤花期3—6月，果期6—9月。

生境分布 生于山谷林下、阴湿处。分布于广东、广西、云南等地。

精选验方

妊娠呕吐：砂仁适量。研细末，每次6克，姜汁少许，沸汤服。

瓜蒌

【别名】果裸、王菩、地楼、泽巨、泽冶、王白、天瓜、泽姑、栝楼。

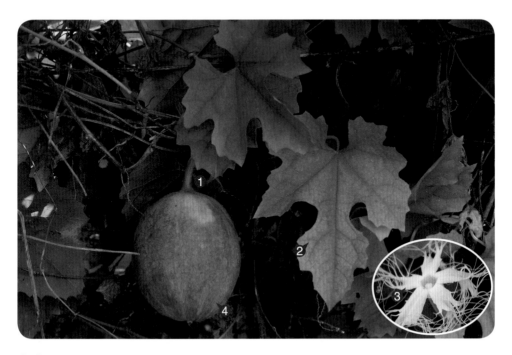

基原 本品为葫芦科植物瓜蒌 *Trichosanthes kirilowii* Maxim. 或双边瓜蒌 *Trichosanthes rosthornii* Harms 的干燥成熟果实。其种子（瓜蒌子）、其块根（天花粉）、果皮（瓜蒌皮）均供药用。

形态特征 ①多年生草质藤本，长达10米。块根粗长柱状，肥厚，稍扭曲，外皮灰黄色，断面白色，肉质，富含淀粉。茎多分枝，有浅纵沟。②单叶互生，具粗壮长柄；卷须腋生，常有2~3分枝；叶形多变，通常近心形，不裂或掌状3~9浅裂至中裂，裂片常再浅裂或有齿，基部心形，凹入甚深，幼叶被毛，渐脱落，老叶下面具糙点。③白色花，雌雄异株；花萼5裂，裂片条形至条状披针形；花冠管细长，上部5裂，裂片倒三角形，先端细裂呈流苏状；雄花有3雄蕊，花药，成熟时分开；雌花子房下位。④瓠果广椭圆形或近球形，长约10厘米，橙黄色；种子多数，瓜子状，卵形，长约1.5厘米，棕色。⑤花期夏季。

生境分布 生于山坡草丛、林缘溪旁及路边。分布于华北、西北、华东和辽宁、河南、湖北等地。

精选验方

①**发热头痛**：瓜蒌1枚。取瓤细锉，置于瓷碗中，加热水浸泡，去滓服。②**小便不通、腹胀**：瓜蒌适量。焙研，每次10克，热酒下，频服，以通为度。

益智

【别名】益智仁、益智子。

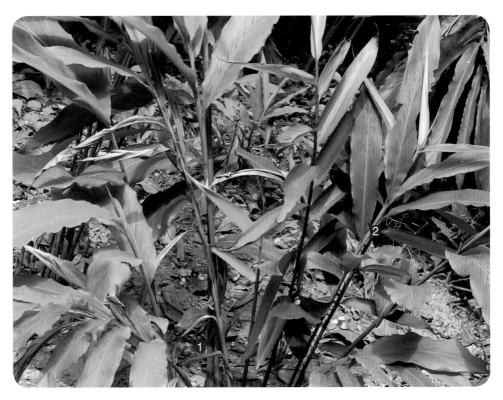

基原 本品为姜科植物益智 *Alpinia oxyphylla* Miq. 的干燥成熟果实。

形态特征 ①多年生草本，高1～3米。根茎密结延生。茎直立，丛生。②叶2列互生，具短柄；叶片窄披针形，长25～35厘米，宽3～6厘米，先端尾尖，基部阔楔形，边缘具细锯齿，两面无毛；叶舌膜质，2裂，长1～1.5厘米，有毛。③圆锥花序顶生，花蕾时包藏于鞘状的苞片内；花序轴被棕色毛，开花时稍弯曲；小花梗极短，长1～2毫米；小苞片膜质；花萼筒状，外被短柔毛；花冠管长8～10毫米，裂片3，后面一片稍大，先端稍呈兜状，外被短毛，唇瓣倒卵形，长2厘米，粉白色带红色脉纹，边缘皱波状；退化雄蕊锥状，发育雄蕊1枚，花丝线形，长1.2厘米。④蒴果椭圆形，直径约1厘米，果皮有明显的脉纹。⑤花期春、夏季。

生境分布 生于阴湿的密林或疏林下。分布于广东、海南等地。

精选验方

①**腹胀腹泻**：益智100克。浓煎饮用。②**妇人崩中**：益智（炒）适量。研末，加少许盐。米汤送服，每次5克。③**香口辟臭**：益智50克，甘草10克。研末含口中。

蛇床子

【别名】野茴香、野胡萝卜子、蛇米、蛇粟。

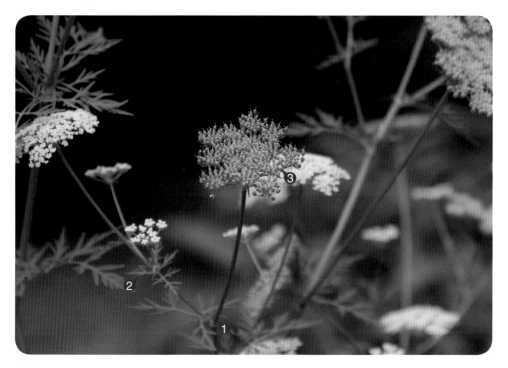

基原 本品为伞形科植物蛇床 *Cnidium monnieri* (L.) Cuss. 的干燥成熟果实。

形态特征 ①一年生草本，高达80厘米。茎直立，中空，多分枝，表面具棱。幼茎卧地似蛇状，随生长而立起。②基生叶有长柄，基部膨大成叶鞘而抱茎；叶片为二至三回羽状复叶，长3～10厘米，最终裂片窄条形或条状披针形。③小白花，复伞花序具伞幅10～30条，不等长，总苞片8～10，小总苞片2～3，均为条形，边缘有细毛；萼齿不明显；花瓣5，倒卵形，先端凹而有向内折的狭窄小舌，无毛；雄蕊5，花丝长达2毫米；子房下位，花柱2枚，长约1毫米，花柱基部圆锥形。④双悬果椭圆形略扁，灰黄色或黄褐色，有香气，成熟后分成2个，分果具5棱，果棱有窄翅，棱间凹入部有油管1个，接合面有油管2个。⑤花期夏、秋季。

生境分布 生于田野、河边、路旁草地等潮湿的地方。分布于全国各地。

精选验方

①**阴囊湿疹**：蛇床子25克。煎水洗阴部。②**阳痿**：蛇床子、菟丝子、五味子各等份。共研为末，蜜丸如梧桐子大，每次30丸，每日3次。③**滴虫阴道炎**：蛇床子25克。水煎，灌洗阴道。④**妇人阴痒**：蛇床子50克，白矾10克。煎水频洗患处。⑤**湿疹**：蛇床子25克，川椒10克，白矾、苦参各15克。每日1剂，煎水熏洗阴道1～2次。

蔓荆子

【别名】荆子、万荆子、白背风。

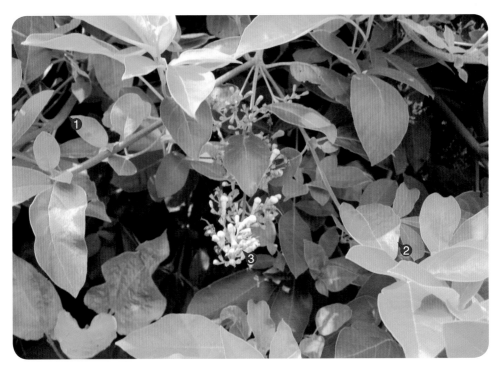

基原 本品为马鞭草科植物单叶蔓荆 Vitex trifolia L. var. simplicifolia Cham. 或蔓荆 Vitex trifolia L. 的干燥成熟果实。

形态特征 ①落叶灌木，高约3米。幼枝方形，密生细柔毛。②叶为三出复叶有时在侧枝上可见单叶；小叶倒卵形或披针形，长2.5～9厘米，全缘表面绿色。③顶生圆锥形花序；花萼钟形，顶端5浅裂；花冠淡紫色。④核果球形，大部分为宿萼所包围。⑤花期7月，果期11月。

生境分布 生于海边、河湖沙滩上。分布于山东、江西、浙江、福建等地。

精选验方

①**风寒侵目所致的肿痛出泪、涩胀羞明**：蔓荆子15克，荆芥、白蒺藜各10克，柴胡、防风各5克，甘草2.5克。水煎服。②**头屑**：蔓荆子、桑白皮、细辛、墨旱莲、侧柏叶、川芎各50克，菊花100克。水煎，去渣后洗发。③**慢性鼻炎**：蔓荆子15克，葱须20克，薄荷6克。水煎，代茶饮，每日1剂。④**劳役饮食不节、内障眼病**：蔓荆子10.5克，黄芪、人参各50克，炙甘草40克，白芍药、黄柏各15克（酒拌炒4遍）。切细，每服15～25克，水煎服。⑤**偏头痛**：蔓荆子、荆芥穗、川芎、白芷各10克，细辛3克。水煎服。⑥**感冒头痛、风火牙痛**：蔓荆子、防风、黄芩、白芷各10克，川芎6克。水煎服。

橄榄

【别名】青果、忠果、甘榄、黄榄、青橄榄、干青果、橄榄子。

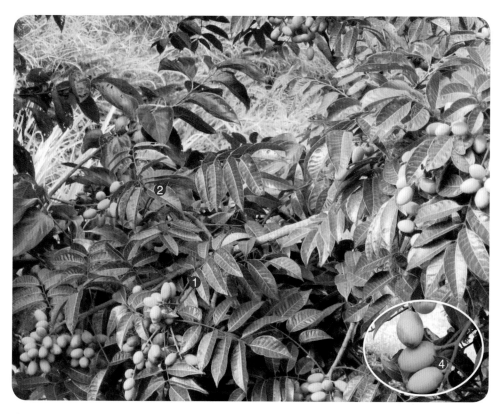

基原 本品为橄榄科植物橄榄 *Canarium album* (Lour.) Raeusch. 的成熟果实。其果核（橄榄核）亦供药用。

形态特征 ①常绿乔木，高10～20米。②羽状复叶互生；小叶9～15，对生，革质，长圆状披针形，先端尾状渐尖，下面网脉上有小窝点。③圆锥花序顶生或腋生；花小，两性或杂性；花萼杯状；花瓣白色。④核果卵形，长约3厘米，青黄色。⑤花期5—7月，果期8—10月。

生境分布 生于低海拔的杂木林中。分布于广东、福建、四川等地。

精选验方

①**肺胃热毒壅盛、咽喉肿痛**：鲜橄榄15克，鲜萝卜250克。切碎或切片，水煎服。②**癫痫**：橄榄500克，郁金25克。加水煎取浓汁，放入白矾（研木）25克，混匀再煎，约得500毫升，每次服20毫升，早、晚各1次，温开水送下。③**慢性咽炎**：咸橄榄4枚，麦冬30克，芦根20克。加水2碗半煎至1碗后，去药渣取汁服用，每日1剂。④**溃疡性结肠炎**：橄榄果、绞股蓝、香菇各20克，黄芪50克，当归、川芎各10克，丹参30克。水煎，每日1剂，分2次服，2个月为1个疗程。

覆盆子

【别名】覆盆、小托盘。

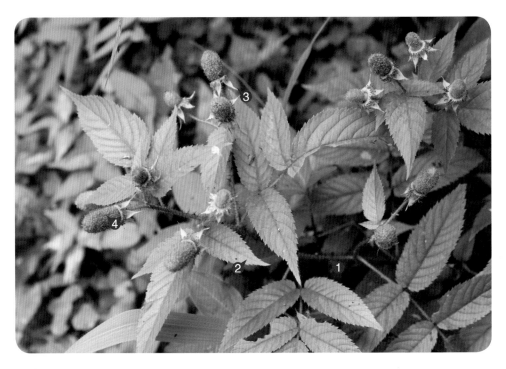

基原 本品为蔷薇科植物华东覆盆子 *Rubus chingii* Hu 的干燥果实。

形态特征 ①落叶灌木，高2～3米。幼枝有少数倒刺。②单叶互生，掌状5裂，中裂片菱状卵形，边缘有重锯齿，两面脉上被白色短柔毛；叶柄细长，散生细刺。③花单生于叶腋，白色或黄白色，具长梗；花萼卵状长圆形，内外均被毛；花瓣近圆形；雌雄蕊多数，生于凸起的花托上。④聚合果球形，红色。

生境分布 生于向阳山坡、路边、林边及灌木丛中。分布于浙江、湖北、四川、安徽等地。

精选验方

①**阳痿：**覆盆子适量。酒浸，焙研为末，每日早晨用酒送服15克。②**遗精：**覆盆子15克，绿茶适量。泡茶饮用。③**肺虚寒：**覆盆子适量。煎取汁，加少量蜜和为丸，或熬为稀膏，温服。④**遗尿：**覆盆子适量。酒拌，蒸熟为末；取鸡蛋1个，尖端开口，装入药末6～9克，搅匀，用面封口，入灰火内煨熟，为末。7岁以下每次服6克，8岁以上每次服9克，每日1次，睡前温开水送服。⑤**缺铁性贫血：**覆盆子15克，菠菜60克，大枣12克。水煎，分2次服，每日1剂。⑥**前列腺肥大：**覆盆子15克，白茅根30克，蒲黄6克。水煎，分2次服，每日1剂。⑦**尿频、遗尿：**覆盆子、沙苑子、补骨脂各10克，山药15克。水煎服。

八角茴香

【别名】大料、八角、舶茴香、八角香、八角大茴、原油茴、八月珠。

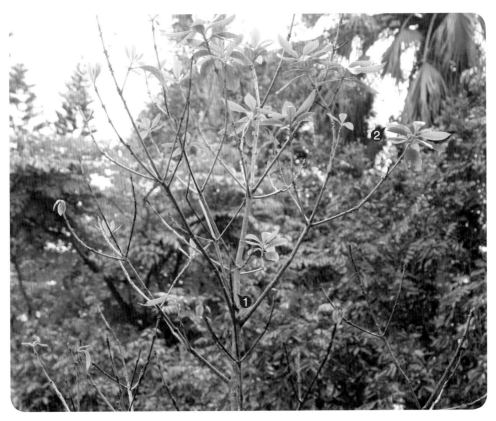

基原 本品为木兰科植物八角茴香 *Illicium verum* Hook. f. 的干燥成熟果实。

形态特征 ①常绿乔木，高达20米。树皮灰色至红褐色。②叶互生，或螺旋状排列；叶片革质，椭圆形或椭圆状披针形，长6～12厘米，宽2～5厘米，上面深绿色，光亮无毛，有透明油点，下面淡绿色，被疏毛。③花单生于叶腋，有花梗；萼片3，黄绿色；花瓣6～9，淡红至深红色；雄蕊15～19；心皮8～9；胚珠倒生。④聚合果星芒状。花期春、秋季，果期秋季至翌年春季。

生境分布 生长于气候温暖、潮湿，土壤疏松的山地。分布于福建、台湾、广西、广东、贵州、云南等地。

精选验方

①**小肠气坠：**八角茴香、小茴香各9克，乳香少许。水煎服取汗。②**疝气偏坠：**八角茴香末、小茴香末各30克。用猪尿包1个，连尿入二末内，系定罐内，用酒煮烂，连包同捣丸如梧桐子大，每服50丸，白汤下。③**腰重刺胀：**八角茴香适量。炒为末，饭前酒服6克。

余甘子

【别名】油甘、牛甘、余甘果、油甘果、油甘子。

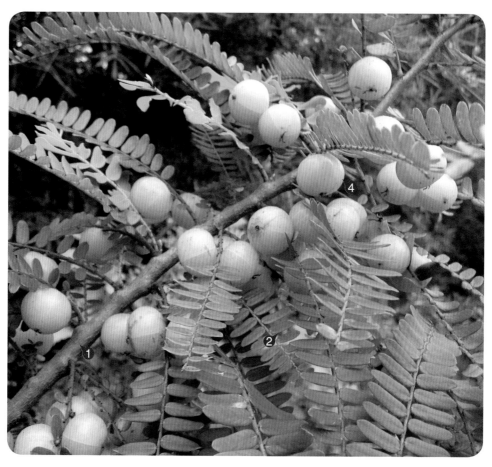

基原 本品为大戟科植物余甘子 *Phyllanthus emblica* L. 的干燥成熟果实。

形态特征 ①小枝被锈色短柔毛。②叶互生，2列；叶片，条状长圆形，革质，全缘。③花小，黄色，有短梗，簇生于下部的叶腋。④蒴果肉质，扁球形；种子稍带红色。⑤花期3—4月。

生境分布 生于山地疏林向阳处。分布于云南、广西、福建、台湾、四川、贵州、江西、湖南、浙江等地。

精选验方

①感冒发热、咳嗽、咽喉痛、口干烦渴、维生素C缺乏症：鲜余甘果10～30个。水煎服。

②哮喘：余甘子21个，猪心、猪肺各1个。先煮猪心肺，去掉浮沫再加余甘子，煮熟连汤吃。

③河豚中毒：余甘子适量。捣汁服。

胡椒

【别名】浮椒、玉椒、昧履支。

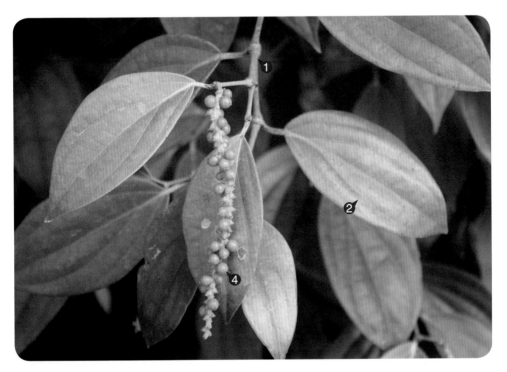

基原 本品为胡椒科植物胡椒 *Piper nigrum* L. 的干燥近成熟或成熟果实。

形态特征 ①常绿藤本。茎长达5米许，多节，节处略膨大，幼枝略带肉质。②叶互生；叶柄长1.5~3厘米，上面有浅槽；叶革质，阔卵形或卵状长椭圆形，长8~16厘米，宽4~7厘米，先端尖，基部近圆形，全缘，上面深绿色，下面苍绿色，基出脉5~7条，在下面隆起。③花单性，雌雄同株，少有杂性；穗状花序，侧生于茎节上，花穗长约10厘米；每花有一盾状或杯状苞片，陷入花轴内，通常具侧生的小苞片，无花被；雄蕊2，花丝短，花药2室；雌蕊子房圆形，1室，无花柱，柱头3~5枚，有毛。④浆果球形，直径4~5毫米，稠密排列，果穗圆柱状，幼时绿色，熟时红黄色；种子小。⑤花期4—10月，果期10月至翌年4月。

生境分布 生于荫蔽的树林中。分布于海南、广东、广西、云南等地。

精选验方

①**五脏风冷、冷气心腹痛、吐清水：**胡椒酒适量。每次饮1小杯。②**心下大痛：**胡椒49粒，乳香3克。研匀，男用生姜女用当归，以酒调下。③**胃痛：**白胡椒49粒，大枣（去核）7枚。每个大枣填入白胡椒7粒，线扎好，饭锅上蒸7次，同捣为丸如绿豆大。每服7丸，温滚水下；若壮实者用10丸，服后痛止；胃中作热作饥，以粥饭压之即安。

豆蔻

【别名】漏蔻、十开蔻、白豆蔻、圆豆蔻、原豆蔻。

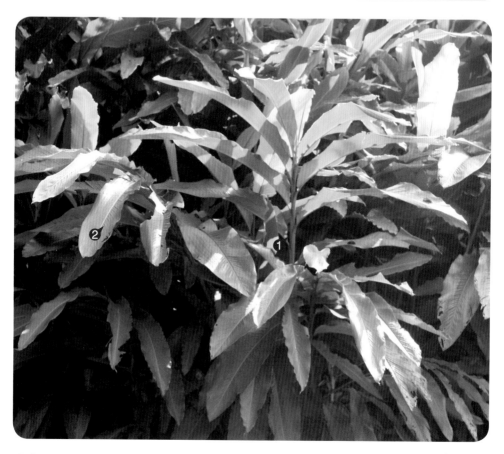

基原 本品为姜科植物白豆蔻 *Amomum kravanh* Pierre ex Gagnep. 或爪哇白豆蔻*Amomum compactum* Soland ex Maton 的干燥成熟果实。按产地不同，分为"原豆蔻"和"印尼白蔻"。

形态特征 白豆蔻：①多年生草本。②叶披针形，顶端有长尾尖，除具缘毛外，两面无毛；无叶柄；叶舌初被疏长毛，后脱落而仅有疏缘毛。③穗状花序圆柱形；苞片卵状长圆形；花萼管被毛；花冠白色或稍带淡黄；唇瓣椭圆形，稍凹入，淡黄色，中脉有带紫边的橘红色带；雄蕊1；子房被长柔毛。④花期4—6月，果期6—8月。

生境分布 生于山沟阴湿处。分布于海南、云南、广西等地。原产于印度尼西亚。

精选验方

①**胃寒作吐及作痛**：白豆蔻仁9克。研末，以酒送下。②**胃腹胀满、呕吐**：豆蔻3克，半夏、陈皮各4.5克，藿香、生姜各6克。水煎服。

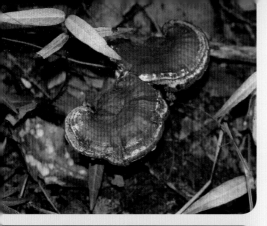

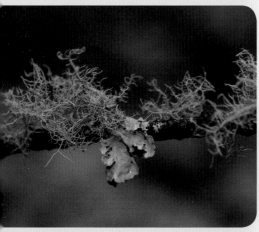

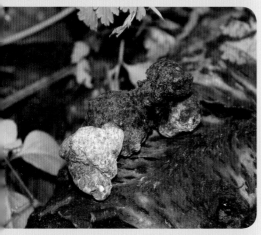

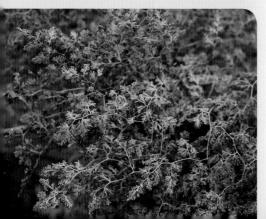

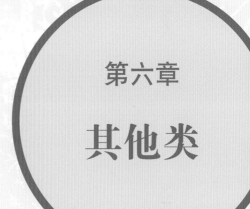

第六章

其他类

马勃

【别名】灰包、马粪包、灰色菌。

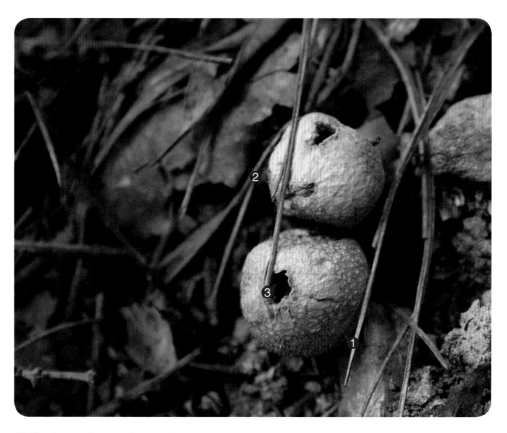

基原 本品为灰包科真菌脱皮马勃 *Lasiosphaera fenzlii* Reich.、大马勃 *Calvatia gigantea* (Batach. ex Pers.) Lloyd. 或紫色马勃 *Calvatia lilacina* (Mont. et Berk.) Lloyd. 的干燥子实体。

形态特征 脱皮马勃：①子实体近球形至长圆形，无不孕基部；包被薄，易消失，外包被成块地与内包被脱离，内包被纸状，浅烟色，成熟后全部消失，遗留成团的孢体随风滚动。②孢体紧密，有弹性，灰褐色，后渐退为浅烟色。③孢子褐色，球形，有小刺，直径4.5～5微米。

生境分布 生于湿地腐木上。分布于辽宁、甘肃、江苏、安徽等地。

精选验方

①**外伤出血、鼻出血、拔牙后出血**：马勃适量。去皮膜，取内部海绵绒样物压迫出血部位。
②**痈疽疮疖**：马勃孢子粉适量。以蜂蜜调和，涂敷患处。③**积热吐血**：马勃适量。研为末，加砂糖做成丸子，如弹子大，每次半丸，冷水化下。

冬虫夏草

【别名】虫草、冬虫草、夏草冬虫。

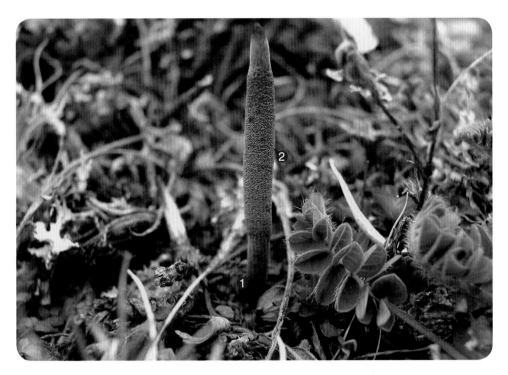

基原 本品为麦角科真菌冬虫夏草菌 *Crdyceps sinensis* (Berk.) Sacc. 寄生在蝙蝠蛾科昆虫幼虫上的子座和幼虫尸体的干燥复合体。

形态特征 ①冬虫夏草寄生在蛰居于土中的鳞翅目蝙蝠蛾科蝙蝠蛾属昆虫绿蝙蝠蛾的幼虫体内，冬季菌丝侵入虫体，吸取其养分，致使幼虫全体充满菌丝而死；夏季自虫体头部生出子座，露出土外；②子座单生，细长如棒球棍状，全长4~11厘米，头部稍膨大呈窄椭圆形，与柄部近等长或稍短，表面深棕色，断面白色；柄基部留在土中与幼虫头部相连，幼虫深黄色，细长圆柱状，长3~5厘米，有20~30环节，腹面有足8对，形略如蚕。

生境分布 生于高寒山区、草原、河谷、草丛中。分布于甘肃、青海、四川、云南、西藏等地。

精选验方

①**肺结核咳嗽、咯血、老年虚喘**：冬虫夏草30克，贝母15克，百合12克。水煎服。②**肾虚腰痛**：冬虫夏草、枸杞子各30克，黄酒1000毫升。浸泡1星期，每次饮1小盅，每日2次。③**阳痿、遗精**：冬虫夏草3~9克，枸杞子、山药、山萸萸各10克。水煎服，每日1剂。④**肺结核咳嗽、咯血**：冬虫夏草、贝母各10克，沙参20克，杏仁、麦冬各15克。水煎服。

灵芝

【别名】瑞草、赤芝、菌灵芝、木灵芝。

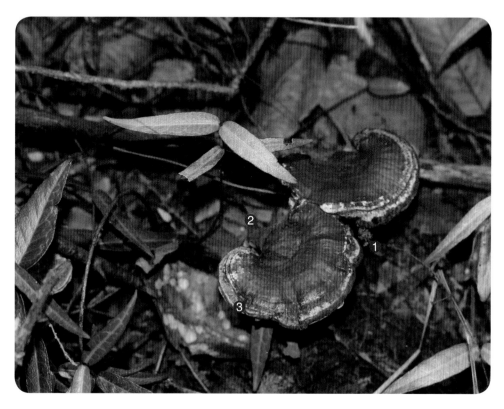

基原 本品为多孔菌科真菌赤芝 *Ganoderma lucidum* (Leyss. ex Fr.) Karst. 或紫芝 *Ganoderma sinense* zhao, xu et Zhang 的干燥子实体。

形态特征 赤芝：①腐生真菌，子实体伞状，菌盖坚硬木质，肾形或半圆形，由黄色渐变为红褐色，表面光泽如漆，有环状棱纹和辐射状皱纹；菌肉近白色至淡褐色；菌盖下面白色，后变为浅褐色，有细密管状孔洞，内生担子器及担孢子；②菌柄侧生，罕偏生，紫褐色，坚硬，亦有漆状光泽。③担孢子褐色，卵形，很小。

生境分布 腐生于栎及其他阔叶树的根部或枯干上。分布于吉林、河北、山西、陕西、山东、安徽、江苏、浙江、江西、福建、广西、广东、四川、贵州、云南、西藏等地。

精选验方

①**神经衰弱、心悸头晕、夜寐不宁**：灵芝1.5～3克。水煎服，每日2次。②**慢性肝炎、肾盂肾炎、支气管哮喘**：灵芝适量。焙干研末，开水冲服。③**过敏性哮喘**：灵芝、紫苏叶各6克，半夏4.5克，厚朴3克，茯苓9克。水煎，加冰糖服。④**失眠**：灵芝15克，西洋参3克。水煎代茶饮。

茯苓

【别名】云苓、白茯苓、赤茯苓。

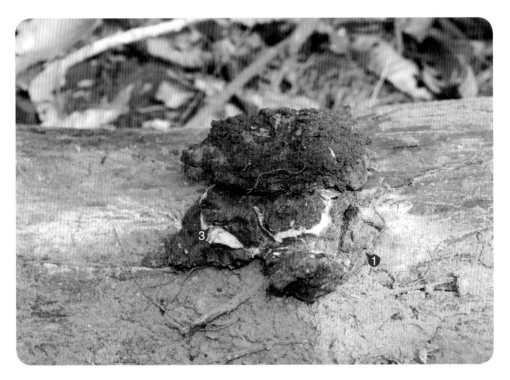

基原 本品为多孔菌科真菌茯苓 *Poria cocos* (Schw.) Wolf 的干燥菌核。

形态特征 ①寄生或腐寄生。菌核埋在土内，大小不一，表面淡灰棕色或黑褐色，断面近外皮处带粉红色，内部白色。②子实体平伏，伞形，直径0.5～2毫米，生于菌核表面成一薄层，幼时白色，老时变浅褐色。③菌管单层，孔多为三角形，孔缘渐变齿状。

生境分布 生于松科植物赤松或马尾松等树根上，深入地下20～30厘米。分布于湖北、安徽、河南、云南、贵州、四川等地。

精选验方

①**水肿：**茯苓、木防己、黄芪各15克，桂枝10克，甘草5克。水煎服。②**咳嗽、呕吐：**茯苓、清半夏、陈皮各15克，炙甘草5克。水煎服。③**神经性呕吐：**茯苓、半夏、生姜各15克。随症加减，反酸烧心加黄连5克、吴茱萸0.09克；舌红苔少加麦冬、枇杷叶各15克。水煎服。④**湿痰蒙窍、神志不清：**茯苓、石菖蒲、远志、郁金、半夏各15克，胆南星10克。水煎服。⑤**尿路感染、小便不利：**茯苓皮25克，冬葵子、泽泻各15克，车前子20克。水煎服。⑥**脾虚湿盛、小便不利：**茯苓、猪苓、泽泻、白术各20克，桂枝10克。水煎服。⑦**脾虚食少脘闷：**茯苓25克，白术、党参各15克，枳实、陈皮、生姜各10克。水煎服。

猪苓

【别名】野猪粪。

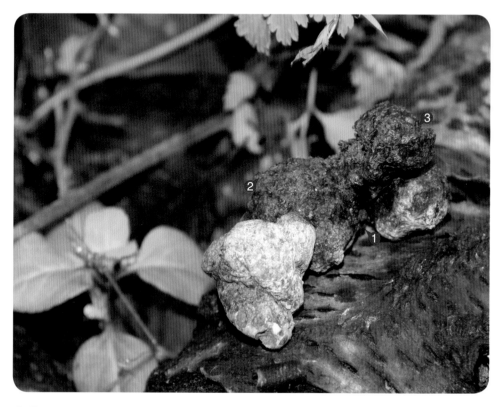

基原 本品为多孔菌科真菌猪苓 *Polyporus umbellatus* (Pers.) Fries 的干燥菌核。

形态特征 ①菌核埋生于地下，为不规则块状，表面凸凹不平，皱缩，多肿疣，黑褐色，有油漆光泽，内部白色或淡黄色。子实体多数由菌核上生长，伸出地面，有柄，柄多次分枝，每枝顶端有一菌盖。②菌盖肉质，干后硬而脆，圆形，中部脐状，近白色至浅褐色，无环纹，边缘薄而锐，常内卷。③菌肉薄，白色；菌管与菌肉同色。

生境分布 寄生于桦、柞、槭及山毛榉科植物的树根上。分布于全国大部分地区。

精选验方

①脉浮发热、渴欲饮水、小便不利：猪苓（去皮）、茯苓、泽泻、滑石（碎）、阿胶各50克。加水4000毫升，先煮前4味，取煎液2000毫升，去滓，纳阿胶烊化，温服10.5克，每日3次。②妊娠从脚上至腹肿、小便不利、微渴引饮：猪苓250克。研末，热水服2克，每日3次。③疟疾不分新旧：猪苓50克，茯苓25克，柴胡20克，半夏15克，甘草5克，生姜3片，大枣2枚。加水3碗，煎取1碗，未发前服，渣再煎，发后服。

拼音索引

活学活用百草良方